KB263164

PREFACE 머리말

간호조무사는 의료 현장에서 환자와 가장 가까운 위치에서 돌봄을 제공하며, 의료진과 환자를 연결하는 중요한 역할을 합니다. 본 교재는 현직 간호사로서의 임상경험과 간호조무사 국가시험 출제 경향을 면밀히 분석하여 집필한 시험 대비 요약 및 예상문제 교재입니다.

간호조무사 국가시험은 단순한 암기보다는 기본 개념에 대한 정확한 이해와 출제되는 핵심 포인트를 정리하는 능력이 합격을 좌우합니다. 이에 방대한 이론을 모두 담기보다는, 시험에 반복적으로 등장하는 핵심 내용과 출제 가능성이 높은 부분만을 선별하여 구성하였습니다. 각 단원은 수험생이 효율적으로 학습할 수 있도록 불필요한 설명은 줄이고, 중요한 개념과 시험에 직접 연결되는 내용을 명확하게 정리하는 데 중점을 두었습니다.

본 교재는 다음과 같은 구성으로 이루어져 있습니다.

✔ **PART 01 합격비법 핵심요약**

시험에 자주 출제되는 핵심 개념을 중심으로 체계적으로 정리하였습니다.

✔ **PART 02 정답이 보이는 합격모의고사 8회분**

실제 시험 흐름을 반영하여 핵심 이론이 문제로 어떻게 출제되는지를 확인할 수 있도록 구성하였습니다.

✔ **PART 03 파이널 CBT 실전모의고사 2회분**

실제 시험 환경과 동일한 형태로 구성하여 시간 관리 능력과 문제 해결 능력을 최종 점검할 수 있도록 하였습니다.

✔ **PART 04 최빈출 105제**

반복 출제되는 유형을 중심으로 시험 직전 최종 점검이 가능하도록 구성하였습니다.

본 교재는 단순한 문제 풀이용이나 암기용 교재가 아니라, 핵심을 파악하고 스스로 정리하는 사고력을 익히는 데 목적을 두고 있습니다. 따라서 이 교재를 정리 노트처럼 활용하여 반복 학습하고 충분히 숙지한다면, 시험 합격은 물론 현장에서 요구되는 기본적인 사고력과 판단력을 갖춘 간호조무사로 성장하는 데 큰 도움이 될 것입니다.

간호조무사 국가시험을 준비하는 여러분의 합격을 진심으로 응원하며, 이 책이 가장 효율적이고 신뢰할 수 있는 학습 동반자가 되기를 바랍니다.

편저자 박지혜

1 간호조무사란?

- 개요

  간호조무사는 각종 의료기관에서 의사 또는 간호사의 지시하에 환자의 간호 및 진료에 관련된 보조업무를 수행하는 자를 말한다.

- 수행직무 – 간호법 제15조(간호조무사의 업무)

  ① 간호조무사는 「의료법」에도 불구하고 간호사를 보조하여 제12조 제1항 제1호부터 제3호까지의 업무를 수행할 수 있다.

  > **간호법 제12조(간호사의 업무) 제1항**
  >
  > 1. 환자의 간호요구에 대한 관찰, 자료수집, 간호판단 및 요양을 위한 간호
  >
  > 2. 「의료법」에 따른 의사, 치과의사, 한의사의 지도하에 시행하는 진료의 보조
  >
  > 3. 간호 요구자에 대한 교육 · 상담 및 건강증진을 위한 활동의 기획과 수행, 그 밖에 대통령령으로 정하는 보건활동

  ② ①에도 불구하고 간호조무사는 「의료법」에 따른 의원급 의료기관에 한정하여 의사, 치과의사, 한의사의 지도하에 환자의 요양을 위한 간호 및 진료의 보조를 수행할 수 있다.

  ③ ① 및 ②에 따른 구체적인 업무의 범위와 한계에 관하여 필요한 사항은 보건복지부령으로 정한다.

2 2026년도 간호조무사 국가시험 일정

구분	응시원서 접수기간	시험 일정	합격자 발표 예정일시
상반기	2026.1.12.(월) ~ 1.29.(목)	2026.3.13.(금) ~ 3.21.(토)	2026.3.25.(수) 10:00
하반기	2026.7.13.(월) ~ 7.30.(목)	2026.9.11.(금) ~ 9.19.(토)	2026.9.23.(수) 10:00

※ 시험 응시는 반기(상반기/하반기)별 시험 일정 내 1회만 가능합니다.

※ 지역별 예상 응시인원에 따라 시험센터별 시험 일정을 배정하여 시행하며, 시험 세부일정 공개 후 응시원서 접수 상황에 따라 시험 세부일정이 일부 변경될 수 있으므로, https://www.kuksiwon.or.kr에서 확인하시기 바랍니다.

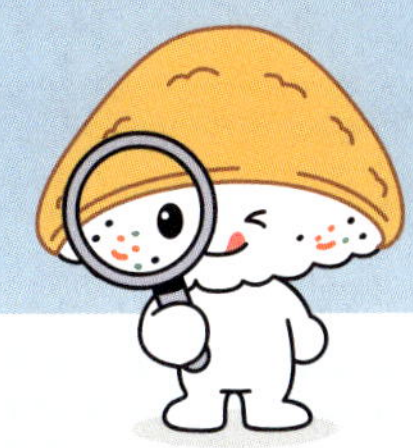

3 시험과목 및 시험시간

시험과목	문제수	배점	문제형식	시험시간
1. 기초간호학 개요 (치의학기초개론 및 한의학기초개론을 포함한다)	35문제	1점/1문제	객관식 (5지 선다형)	105분
2. 보건간호학 개요	15문제			
3. 공중보건학개론	20문제			
4. 실기	35문제			

4 합격자 결정방법

- 「간호조무사 및 의료유사업자에 관한 규칙」에 의거 매 과목 만점의 40퍼센트 이상, 전 과목 총점의 60퍼센트 이상 득점한 자를 합격자로 한다.
- 응시자격이 없는 것으로 확인된 경우에는 합격자 발표 이후에도 합격을 취소한다.

5 합격률

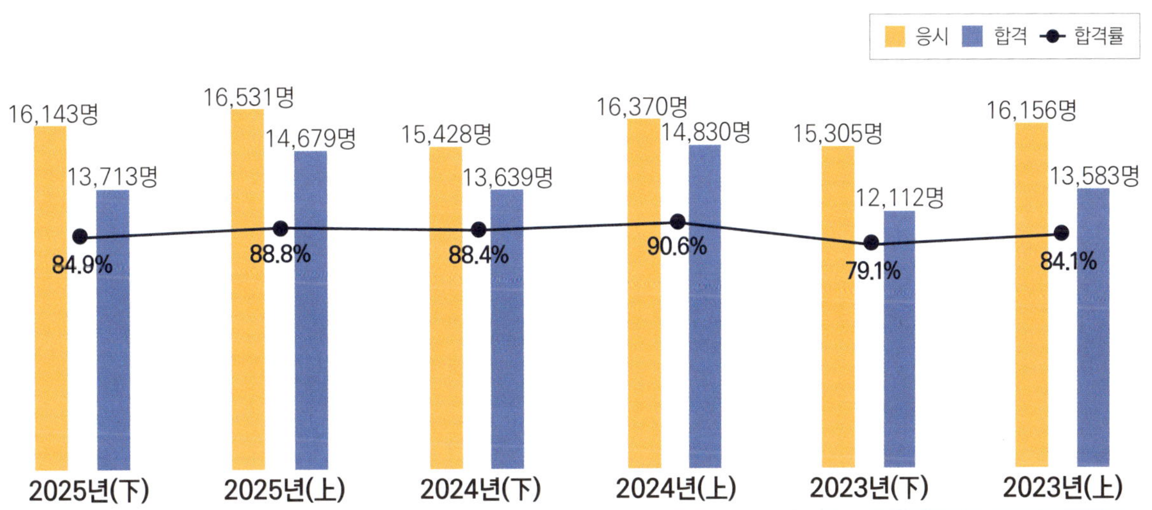

✅ 합격비법 핵심요약(필기 + 실기)

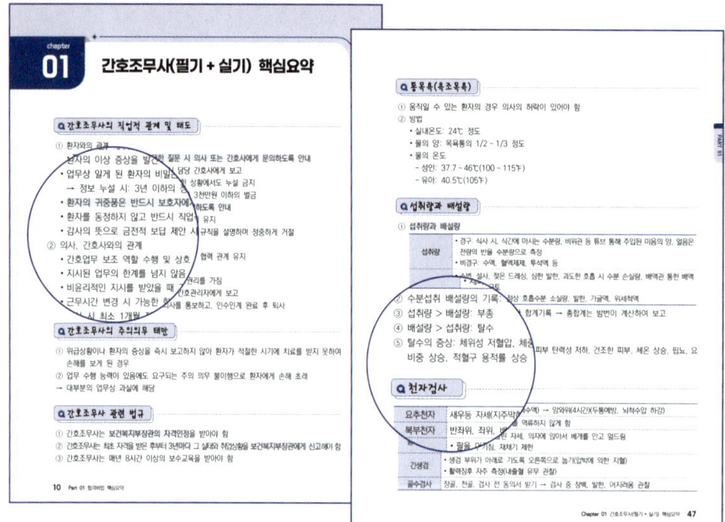

| Point 1

필기·실기시험에서 자주 출제되는 핵심 이론을 완벽하게 정리하였습니다.

| Point 2

가독성을 높인 도식화 구성으로, 단기간에 빠른 이해와 암기가 가능하도록 정리하였습니다.

✅ 정답만 보이는 합격모의고사 (제1회~제8회)

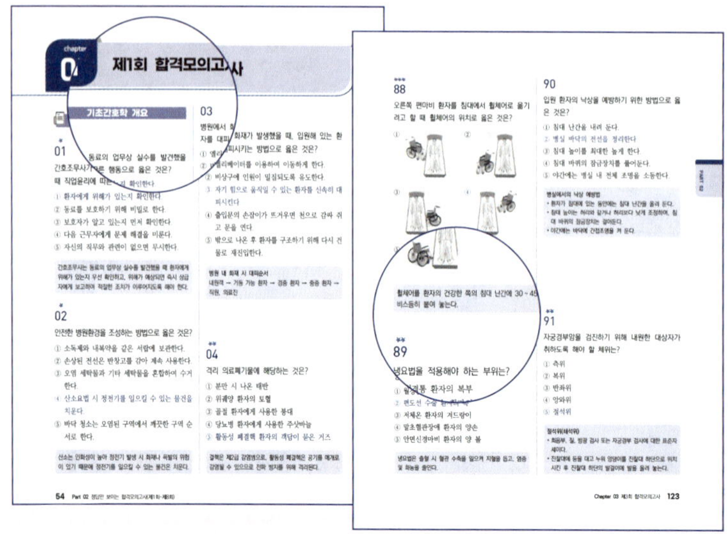

| Point 1

실제 시험과 유사한 문제들로 구성된 모의고사 8회분을 수록하였습니다.

| Point 2

빠른 정답 확인으로 학습 효율을 높이고, 핵심만 찍어주는 해설로 능률적인 학습이 가능합니다.

✅ 파이널 CBT 실전모의고사(1회 · 2회)

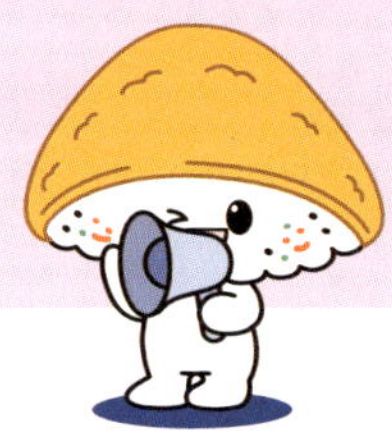

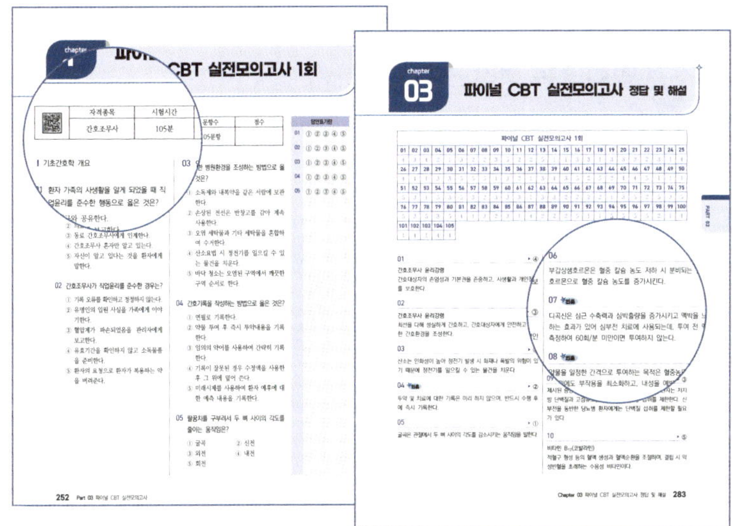

I Point 1

실제 시험과 동일한 유형의 실전 모의고사 2회분으로 실전 감각을 완성할 수 있습니다.

I Point 2

핵심만 정확히 짚어주는 해설로 문제해결 스킬을 향상시킬 수 있습니다.

✅ 최빈출 105제

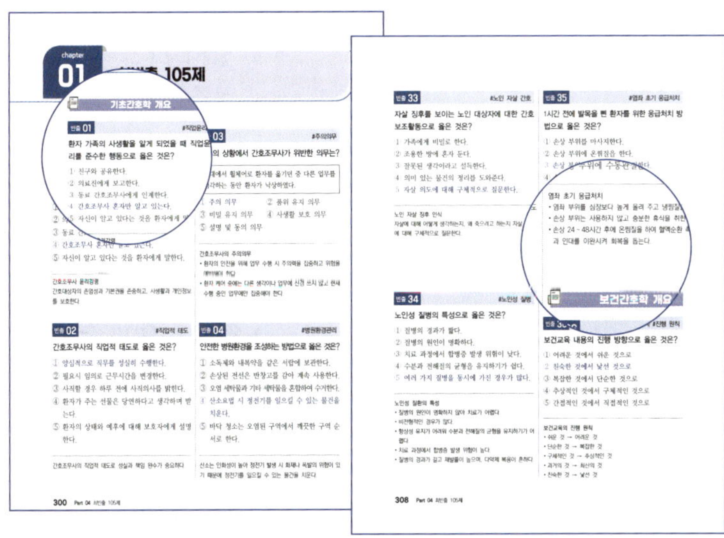

I Point 1

출제 빈도가 높은 최빈출 105제로 합격을 위한 핵심정리를 완성할 수 있습니다.

I Point 2

간단한 해설과 한눈에 보이는 정답으로 시험 직전 빠른 최종 점검이 가능합니다.

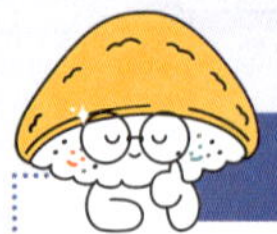

간호조무사 "7일 완성" 합격플랜

공부법 하나! 핵심요약은 꼭 출제되는 내용이므로 반드시 정확하게 숙지하기

공부법 둘! 합격모의고사와 파이널 CBT 실전모의고사는 실제 시험처럼 집중해서 풀어보기

공부법 셋! 최빈출 105문제는 무조건 맞힌다는 생각으로 공부하기

계획일정	학습범위	학습일	Check		오늘의 목표
			추가 학습	최종 점검	
Day 1	합격비법 핵심요약	월　　일	☐	☐	• 출제 경향 파악 • 핵심 개념 이해 및 정리
Day 2	제1회 · 제2회 합격모의고사	월　　일	☐	☐	• 출제 유형 확인 및 　감각 익히기
Day 3	제3회 · 제4회 합격모의고사	월　　일	☐	☐	• 전체 개념 정리 • 문제풀이 집중력 향상
Day 4	제5회 · 제6회 합격모의고사	월　　일	☐	☐	• 실전 감각 완성 • 보충학습으로 약점 보완
Day 5	제7회 · 제8회 합격모의고사	월　　일	☐	☐	• 시험 직전 최종 점검 • 마무리 복습
Day 6	파이널 CBT 실전모의고사 2회분	월　　일	☐	☐	• 실제 시험과 동일한 　환경에서 시간 관리 연습
Day 7	최빈출 105제 ※ 전 범위 복습	월　　일	☐	☐	• 반복 출제되는 핵심 내용 　최종 암기

CONTENTS 목차

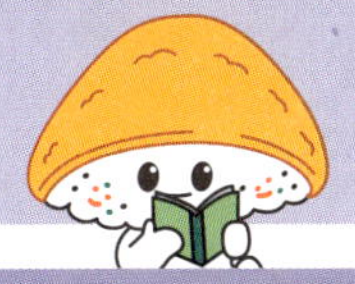

PART 01 합격비법 핵심요약

01 간호조무사(필기 + 실기) 핵심요약   10

PART 02 정답만 보이는 합격모의고사(제1회~제8회)

01 제1회 합격모의고사   54

02 제2회 합격모의고사   79

03 제3회 합격모의고사   103

04 제4회 합격모의고사   128

05 제5회 합격모의고사   152

06 제6회 합격모의고사   177

07 제7회 합격모의고사   202

08 제8회 합격모의고사   226

PART 03 파이널 CBT 실전모의고사(1회·2회)

01 파이널 CBT 실전모의고사 1회   252

02 파이널 CBT 실전모의고사 2회   268

03 파이널 CBT 실전모의고사 정답 및 해설   283

PART 04 최빈출 105제

01 최빈출 105제   300

간호조무사 만점왕 합격모의고사

합격비법 핵심요약

Chapter 01 간호조무사(필기 + 실기) 핵심요약

간호조무사의 직업적 관계 및 태도

① 환자와의 관계
- 질병, 진단, 예후, 치료에 대한 질문 시 의사 또는 간호사에게 문의하도록 안내
- 환자의 이상 증상을 발견 시 즉시 담당 간호사에게 보고
- 업무상 알게 된 환자의 비밀은 어떠한 상황에서도 누설 금지
  → 정보 누설 시: 3년 이하의 징역이나 3천만원 이하의 벌금
- 환자의 귀중품은 반드시 보호자에게 보관하도록 안내
- 환자를 동정하지 않고 반드시 직업적 관계 유지
- 감사의 뜻으로 금전적 보답 제안 시 병원 규칙을 설명하며 정중하게 거절
② 의사, 간호사와의 관계
- 간호업무 보조 역할 수행 및 상호 존중과 협력 관계 유지
- 지시된 업무의 한계를 넘지 않음
- 비윤리적인 지시를 받았을 때 거절할 권리를 가짐
- 근무시간 변경 시 가능한 한 일찍 간호관리자에게 보고
- 퇴사 시 최소 1개월 전 사직 의사를 통보하고, 인수인계 완료 후 퇴사

간호조무사의 주의의무 태만

① 위급상황이나 환자의 증상을 즉시 보고하지 않아 환자가 적절한 시기에 치료를 받지 못하여 손해를 보게 된 경우
② 업무 수행 능력이 있음에도 요구되는 주의 의무 불이행으로 환자에게 손해 초래
→ 대부분의 업무상 과실에 해당

간호조무사 관련 법규

① 간호조무사는 보건복지부장관의 자격인정을 받아야 함
② 간호조무사는 최초 자격을 받은 후부터 3년마다 그 실태와 취업상황을 보건복지부장관에게 신고해야 함
③ 간호조무사는 매년 8시간 이상의 보수교육을 받아야 함

① 환경 정비: 병실의 온도, 습도, 채광, 환기 등 환경 관리
② 환자 관찰
- 환자에게 특이증상 관찰 시 즉시 보고
- 체온, 맥박, 호흡 측정 또는 측정 보조
- 드레싱 준비(시행은 위임 시 가능)
- 환자의 투약 거부 시 거부 사유 확인 후 간호사에게 보고
- 임종 환자에 대한 관심과 경청 제공
- 연명의료 대상자의 요구가 있으면 완화·호스피스 간호 제공
- 심폐소생술금지가 결정된 연명의료 대상자에게도 기본 간호 제공
- 의사 및 간호사 부재 시 응급환자가 왔을 때는 응급처치를 하면서 급히 의사와 간호사 호출
③ 검사물 수거 및 확인(검사물 채취는 위임 시에만 가능)
④ 일상 생활 보조
- 식사 보조   • 개인위생 보조   • 환자 교육

Q 병동 물품관리

① 혈액이 묻은 곡반은 찬물로 헹군 후 더운 비눗물로 세척
② 일부라도 젖은 포에 싸여 있던 멸균물품은 오염으로 간주
③ 유효기간이 짧게 남은 물품을 앞쪽으로 보관(FIFO 원칙)
④ 사용한 주사기는 일반의료폐기물통에 폐기
⑤ 고장난 의료기구는 발견 즉시 간호사에게 보고

Q 신경계

① 중추신경계: 뇌, 척수

대뇌	시각, 청각, 지각, 후각, 운동 중추
소뇌	균형 조절
간뇌	시상, 시상하부(체온 조질)
중뇌	교뇌와 간뇌 사이, 동공 조절 중추
교뇌	중뇌와 연수 사이
연수	호흡, 심장, 혈관운동, 구토, 연하운동 중추

② 말초신경계: 뇌신경 12쌍, 척수신경 31쌍

③ 자율신경계: 교감신경, 부교감신경

교감신경 자극	• 심박동수 · 심장수축력 증가 • 혈액응고시간 단축 • 침, 눈물, 소화액 분비 억제 • 기관지 분비 억제	• 혈압 상승, 혈관 수축, 혈당 상승 • 동공 확대, 땀 분비 촉진 • 소화 연동운동 억제 • 기관지 이완, 방관 배뇨근 이완
부교감신경 자극	• 심박동수 · 심장수축력 감소 • 혈액응고시간 지연 • 침, 눈물, 소화액 분비 증가 • 기관지 분비 증가	• 혈압 저하, 혈관 이완, 혈당 저하 • 동공 축소 • 소화 연동운동 촉진 • 기관지 수축, 방관 배뇨근 수축

의식 수준

명료	정신이 뚜렷하게 깨어 있어 의식이 명확한 상태
기면	졸린 상태
혼돈(착란)	지남력 장애(질문에 대한 엉뚱한 대답)
혼미	간단한 질문에는 대답을 하나 대화를 지속하지 못하는 상태 예 강한 통증 피하려 함, 꼬집으면 피함
반혼수	강한 자극이 있을 때만 반응 예 해로운 자극에 눈을 뜨거나 찡그리는 등 간단한 반응, 꼬집으면 찡그림
혼수	어떤 자극에도 반응하지 않음 예 연수로 생명 유지, 꼬집어도 무반응

기초약리

① 약물 관리
- 약물: 30℃ 이하의 서늘하고 통풍이 잘되는 곳에 직사광선 피해 보관
- 액체 약품, 약상자, 기타 약을 담는 그릇: 언제나 뚜껑을 덮어서 보관
- 연고, 마사지용 알코올, 소독약 등: 내복약과 다른 칸막이에 분리하여 보관
- 혈청, 예방백신(예 B.C.G용액, P.P.D용액), 인슐린 등: 2~5℃의 냉암소에 보관
- 좌약: 실온에 보관
- 기름종류의 약품: 10℃ 전후로 보관
- 유효날짜가 지난 약물: 간호사에게 보고 후 바로 폐기

② 약장 관리
- 아편제제와 마약 종류는 별도의 약장에 보관
- 이중 잠금장치 필수

- 항상 수량 확인
- 열쇠는 책임 간호사가 관리
- 마약을 투여하지 않을 경우 버리지 않고 반납

🔍 기출 빈출 약물

기관지확장제 (= 천식치료제)	벤토린, 아미노필린, 에피네프린, 에페드린
위 점막 보호제	얼써민
항생제	페니실린, 암피실린, 세팔로스포린계, 클로람페니콜 테트라사이클린, 카나마이신(KM), 설파제(살균성 항균제), 스트렙토마이신(SM)
항결핵제(결핵치료제)	스트렙토마이신(SM), 리팜피신
항고혈압제	• 레저핀, 니페디핀, 하이드랄라진, 캡토프릴 • 이뇨제: 푸로세마이드(라식스)
항협심증 약물	나이트로글리세린
강심배당체	디곡신(울혈성 심부전과 빠른 심방 부정맥을 치료)
항응고제	와파린, 헤파린
전신마취제	프로포폴, 케타민, 티오펜탈
국소마취제	리도카인(치과 진료)
마약 진통제	모르핀(호흡수 측정), 코데인, 데메롤
구충제	비치오닐(폐디스토마와 조충) 피페라진(회충), 메벤다졸(광범위 구충제)
마취제	아트로핀

✅ 더 알아보기

주요 약물의 특징
- 나이트로글리세린: 협심증 치료에 사용되는 강력한 평활근 이완제로 관상동맥 확장에도 효과, 설하투여
- 리도카인: 전달되는 신경 자극을 억제하여 마취 유도, 피부에 발진 및 자극을 일으키는 부작용
- 아트로핀: 부교감신경 차단제, 마취 시행할 때 점액 분비를 제한, 수술 중 분비되는 호흡기계 분비물 억제와 기도를 깨끗이 유지하기 위해 사용

🔍 나이트로글리세린(NTG) 투약간호

① 투여경로: 설하(타액 부족 시 5ml 수분 공급), 스프레이(설하투여보다 효과↑)
② 갈색 유리병에 보관 → 햇빛 차단·건조한 곳

③ 설하투여 시 화끈거리는 느낌은 정상 반응

④ 설하투여하고 녹을 때까지 침 삼키지 말 것

⑤ 3~4분 간격으로 3알 투여 후 통증 완화 없을 시 병원에 가도록 교육

⑥ 5개월 넘은 약은 폐기

⑦ 부작용: 반응성 빈맥, 두통, 저혈압 등

Q 당뇨

① 관련 호르몬
- 인슐린: 혈당 낮추는 호르몬
- 글루카곤: 혈당 상승시키는 호르몬

② 당뇨병 분류

1형 당뇨	선천적인 인슐린의 결핍, 평생 인슐린 주사 치료 필요
2형 당뇨	비만, 음주 등에 의한 인슐린 내성의 변화

③ 치료 원칙
- 경구용 약물 및 생활습관 관리(체중관리, 운동, 식이요법)
- 조절 불가 시 인슐린 치료

④ 쿠스마울 호흡
- 당뇨성 케톤산증 혼수 시
- 호흡 시 과일 냄새(아세톤 냄새) 동반
- 비정상적인 깊고 빠른 호흡(대개 규칙적)

⑤ 인슐린 주사
- 피하주사 원칙
- 주사 후 문지르지 않고 가볍게 누르기 → 마사지하면 흡수 속도 증가
- 주사 부위 바꿔가며 주사 → 지방 조직의 비후 및 위축 예방(지방 조직 위축되면 인슐린 흡수 방해)

⑥ 저혈당
- 원인: 인슐린 투여 후 식이 부족, 과도한 활동 후
- 증상: 빈맥, 불안, 떨림, 발한, 현기증, 경련, 혼돈
- 의식이 있을 경우: 당지표가 높은 음식 섭취(예 오렌지주스, 설탕물)
- 의식이 없을 경우: 50% 포도당의 정맥 주입, 글루카곤의 피하나 근육주사

⑦ 당뇨병 환자의 발관리
- 발톱 일자로 자르기
- 실내에서도 양말이나 실내화 착용
- 냉찜질이나 온찜질 금기(감각 저하)

- 편안하게 잘 맞는 신발과 통풍 잘되는 면양말 착용
- 티눈 등 작은 상처도 병원 방문
- 깨끗하게 씻고 건조시키기
- 보습제 사용하되 발가락 사이에는 금지(무좀 등 유발)

Q 비타민

① 지용성

구분	기능	결핍
A(레티놀)	상피세포 보호, 어둠 속 시력 유지	야맹증, 피부각화증
D(칼시페롤)	칼슘과 인의 흡수 촉진, 뼈의 대사	구루병, 골연화증
E(토코페롤)	항산화작용, 세포막의 안정성	불임, 신경손상
K	혈액응고	출혈

② 수용성

구분	기능	결핍
B_1(티아민)	탄수화물 대사 관여, 신경 기능	각기병, 신경불안, 다발성신경염
B_2(리보플라빈)	적혈구 조성, 코티솔 형성	구순, 구각염, 성장장애
B_3(니코틴산, 니아신)	탄수화물, 아미노산 대사 관여, 지방산, 스테로이드 합성	펠라그라병(피부염, 설사, 치매)
B_6(피리독신)	혈액 형성, 중추신경조직 기능 유지	빈혈, 신경상애, 경련
B_9(엽산)	세포분열, 성징, 직혈구와 백혈구 성숙	발육억제, 빈혈, 조산
B_{12}(코발라민)	조혈작용, 혈액순환, 혈액생성	악성빈혈
C(아스코르빈산)	항산화, 콜라겐 합성	괴혈병, 빈혈, 상처치유 지연

☑ 더 알아보기

수용성과 지용성
- 수용성: 체내 저장 × → 매일 섭취 필요 / 과잉은 소변으로 배설
- 지용성: 체내 축적 ○ → 과잉 시 독성 위험

Q 무기질

① 체조직 구성, 산·염기 평형 유지, 체내 수분함량 조절
② 에너지 발생하지 않음

③ 주요 무기질

칼슘(Ca)	• 뼈와 치아 형성, 혈액 응고, 근육수축과 이완 • 비타민 D는 칼슘의 흡수 촉진
아이오딘(I)	티록신 주성분, 갑상선 기능 유지
나트륨(Na)	체내 수분함량 조절, 삼투압 조절, 칼륨 – 나트륨 길항작용
칼륨(K)	• 심장박동수 조절, 나트륨을 몸 바깥으로 배설, 혈압 상승 억제 • 근육수축과 이완에 관여, 삼투압 유지(결핍 시 근육 약화)
염소(Cl)	위 염산 생성, 소화 촉진, 삼투압 조절
마그네슘(Mg)	근육 활성 조절, 뼈 구성, 신경 안정
인(P)	치아 및 뼈 구성 성분, 탄수화물 대사 관여
철(Fe)	• 헤모글로빈 구성 성분, 산소 운반 • 권장량: 남자 10mg / 여자 14mg / 임산부 24mg • 철분제 복용 시 검은색 변 나타날 수 있음 • 비타민 C(오렌지주스)와 함께 복용하면 흡수력 증가(결핍 시 철분 결핍성 빈혈) • 구강용 철분제제(액체제제)는 빨대를 사용하여 복용(치아에 착색 일으킬 수 있으므로)
불소(F)	충치 예방(과잉증: 반상치아 1.5ppm)

Q 기초대사량(BMR)

① 혈액순환 및 호흡, 체온유지, 신경전달, 심장박동 등 생명을 유지하는 데 필요한 최소한의 에너지
② 영향요인
   • 성별: 남자 > 여자
   • 연령: 젊은이 > 노인
   • 체격: 근육질 > 비만
   • 계절: 겨울 > 봄 > 가을 > 여름
   • 임신 및 월경: 생리 때 최저, 생리 2~3일 전 최고, 임신 · 수유부 증가
   • 수면 시: 10% 감소
   • 체온 1℃ 상승 시: 약 13% 증가

Q 질환별 식이요법

통풍 환자	저퓨린 식이
고혈압 환자	저지방 식이, 저염/저탄수화물/고단백/고칼슘
당뇨병 환자	• 저열당/저지방/저염식이 → 1일 총열량과 식염 제한 • 탄 : 단 : 지 = 6 : 2 : 2

당뇨병 환자	• 균형, 규칙적인 식사와 고섬유소 식이(저혈당 방지) • 단순 당질, 동물성 지방 콜레스테롤 제한
만성 변비	고섬유 식이
심혈관계 질환	저지방, 저염식이
만성 설사	수분과 전해질 공급, 장 자극성 음식 제한
만성 신부전증	저염식이, 단백질, 수분 제한
신부전증 환자	저지방, 저염, 저탄수화물, 고칼슘, 고단백 식이
고지혈증 환자	• 저탄수화물, 저지방, 콜레스테롤 섭취 제한, 고단백, 고칼슘, 저염 • 충분한 섬유소 섭취, 달걀노른자는 콜레스테롤이 높으므로 제한
간 질환	• 저지방, 저염, 저수분, 고단백, 고탄수화물, 고비타민 식이 • 지방간 방지 및 회복: 지방 빼고 골고루 섭취 • 복수, 부종: 저염식이, 수분 제한 • 간성혼수: 단백질 제한 식이(요소 전환 안 되므로)
결핵 환자	• 고탄수화물, 고단백, 고지방, 고비타민 • 고칼슘(결핵균 석회화에 중요) 식이, 비타민 C 섭취 중요 • B_6 항결핵제(아이나) 부작용 예방
갱년기 여성	미네랄 비타민 섭취 늘리기
비뇨기계 질환	• 저염, 저단백식이, 수분 제한 • 신장결석: 수분 섭취 충분(결석 제거 도움), 저칼슘 식이(칼슘, 인 결석 방지) • 부종, 혈압 상승 시: 수분. 염분 제한 • 요독증: 질 높은 단백질 소량 섭취로 예방(혈중 요소 감소)

Q 위 절제술 후 덤핑증후군(급속 이동 증후군) 간호보조활동

① 반좌위로 식사, 식후 20 ~ 30분 횡와위로 휴식 유도
② 소량씩 자주 천천히 먹기
③ 저탄수화물, 고단백, 고지방 식이 권장
④ 식사 중 물 섭취 제한

☑ 더 알아보기

덤핑증후군(dumping syndrome)
• 위 절제술 후 음식이 너무 빨리 소장으로 이동해 발생하는 소화기 증상
• 종류
  – 조기 덤핑: 식사 후 10 ~ 30분 내에 발생하는 구역, 구토, 설사, 복통 등
  – 후기 덤핑: 식사 후 1 ~ 3시간 후에 발생하는 저혈당, 어지러움, 발한 등

① 치과 장비 및 기구
- 치경: 진료 시 빛을 반사하여 구강을 직접 관찰하는 기구
- 코튼플라이어(치과용 핀셋): 보존치료 시 구강 내 소형재료의 삽입·제거 기구
- 탐침: 접근하기 어려운 구강의 손상부위 감지 기구
- 고속 핸드피스: 보존, 근관, 비철치료, 발치 시 치아 삭제
- 저속 핸드피스: 치질 제거

② 치과진료 시 간호조무사의 기본적인 임무: 진공흡입기(석션) 사용
③ 영구치 교환 시 제일 먼저 되는 곳: 하악유중절치
④ 불소농도: 0.05%/매일 1회, 0.2%/주 1회, 정기적 구강검진 6개월마다
⑤ 치과진료 시
- 간호조무사의 의자는 의사 의자보다 높게 함
- 세면대 설치는 필수(보이지 않는 곳에 설치)
- 진료대는 항상 청결하게 관리
- 시술 시 조명은 눈에 직접 비치지 않게 함

⑥ 치아우식증 예방: 당분 섭취 제한, 구강청결 유지, 불소치약 사용

Q 임플란트(인공치아 이식수술) 시 주의사항

① 입안에 고인 피나 침은 빨아서 뱉지 말고 삼키기
② 수술 후 1~2시간 정도 거즈 물고 있기(지혈)
③ 격한 운동·과로·목욕은 3일 정도 제한
④ 수술 후 뺨에 냉찜질(24시간)
⑤ 자극적이거나 뜨거운 음식 제한 및 유동식(2일) 섭취
⑥ 임플란트 고정체가 잇몸뼈에 자리 잡기까지는 6개월 소요
⑦ 금연, 금주
⑧ 단백질 음식
⑨ 임플란트도 치면세균막과 치석 형성 가능 → 철저한 구강위생 필요

Q 발치 환자 간호보조활동

① 치과에서 가장 많이 이용되는 마취법: 국소마취(리도카인 사용)
② 입안 피: 삼킴 / 코피(비출혈): 뱉음

③ 빨대 사용 금지(압력 상승 방지)
④ 3일간 금주, 금욕(구강 내 염증을 예방)
⑤ 음주 및 흡연(발치 후 3일간)과 온수 통목욕 금지(당일 목욕 금지)
⑥ 냉찜질과 높은 베개 사용
⑦ 발치 부위에 자극 금지
⑧ 1 ~ 2시간 정도 거즈 물고 있기(지혈)
⑨ 식사는 유동식이나 부드러운 음식
⑩ 발치 당일 칫솔질 금지, 구강양치액으로 가볍게 양치

🔍 의치 관리

① 휴지나 거즈 이용하여 위쪽부터 빼기
② 세면대 바닥에 수건을 깔아 의치 파손 예방
③ 흐르는 미온수나 찬물로 세척 · 헹굼
④ 뚜껑이 있는 불투명한 컵에 물에 잠기게 보관(의치 변형 방지)
⑤ 의치 삽입 전 입 헹굼
⑥ 의치를 빼야 하는 경우(질식 우려): 수술, 무의식, 수면, 경련

🔍 특별 구강 간호보조활동

① 대상: 무의식 환자, 장기간 금식 환자, 비위관 사용 환자, 산소요법 시행 환자
② 체위: 측위
③ 사용 용액: 생리식염수, 과산화수소(H_2O_2), 글리세린, 붕산수, 중조수, 미네랄 오일, 클로로헥
  시딘(알코올은 사용하지 않음)
④ 식욕부진 환자: 식사 전 구강 간호 실시
⑤ 곡반 위치: 곡반 휘어진 쪽이 턱 밑으로 오도록 받침 위치
⑥ 마무리: 구강 간호 후 입술에 글리세린 발라줌

🔍 기초한방

① 뜸(구법)
  - 혈액순환 촉진, 면역 증진, 진통, 흥분 유도(경혈에 뜸을 두면 혈액순환, 신진대사 증가)
  - 허증 질환에 사용
  - 금기: 심장질환, 고열, 음주 상태, 알러지, 임산부, 당뇨, 염증질환, 복막염환자 금지

② 부항요법
  • 음압(진공) 펌프질로 공기를 빼내어 경혈상 피부표면에 흡착(5 ~ 15분)
  • 혈액순환 촉진 및 어혈 제거
  • 금기: 식사 직후, 출혈성 소인이 있는 경우, 정맥류, 골절부위 금지

🔍 한방 제형의 종류

탕제	물에 넣고 끓여서 만든 기본 제형 / 가장 많이 사용 / 급성 질환, 용량 가감 가능
주제	약주 / 간편 사용 / 관절통, 근통 등 통증질환
고제	약을 끓여 보조제 넣고 농축한 제형 / 자운고, 경옥고, 홍삼고
산제	가루약 / 간편 복용, 약효 빠름
환제	동그란 모양 / 흡수 완만, 약효 오래 지속 / 감기환, 청심환
과립제	보험약
전제	좌약

🔍 충수염(충수돌기염)

① 터지면 복막염 · 패혈증 위험 상태
② 반드시 금식: 충수염 진단 시 구강 섭취를 중단하고 금식 → 수술 전까지 유지
③ 온팩 사용금지: 장운동을 촉진하거나 합병증 위험 증가 우려
④ 장내 자극을 피하기 위해 관장 금지
⑤ 진통제, 하제 금지

🔍 채혈(헌혈) 금지 대상자

① 체중: 남자 50kg 미만 / 여자 45kg 미만
② 체온: 37.5C 초과
③ 수축기 혈압: 90mmHg 미만 180mmHg 이상
④ 이완기 혈압: 100mmHg 이상
⑤ 맥박: 분당 50회 미만, 100회 초과

🔍 금식이 필요한 검사

① 금식 필요 검사: 기관지경 검사, 상부위장관 촬영, 간기능 검사, 기관지 촬영 검사, 기초대사량
  (BMR) 측정, 정맥신우촬영(IVP)

② 금식 불필요 검사: 심전도 검사(EKG 검사), CBC(전혈) 검사, 흉부 단순 촬영, 일반 X–ray 촬영

③ 수술 전 금식 목적: 수술 도중 기도로 이물 흡입 방지, 수술 후 구토 경감, 위 내용물 비움

④ 금식 대상자가 검사 전 음식을 먹었을 경우: 검사 연기

Q 수술 후 환자가 갈증 느낄 때(수분 섭취할 수 없는) 간호보조활동

① 얼음 한두 조각을 입에 넣어주기

② 입술에 적신 거즈를 대주기

③ 가습기 틀어주기

Q 산전검진

① 임신 28주(7개월)까지: 4주마다 1회

② 임신 29주 ~ 36주(8 ~ 9개월)까지: 2주마다 1회

③ 임신 37주 ~ 분만(10개월)까지: 매주 1회

Q 모성간호

① 산욕기 유방관리
- 세척 시 중성비누(수유부: 비누 사용 ×)
- 수유 후 남은 젖은 짜서 유방을 비우도록 함
- 비수유부 유방울혈: 탄력붕대, 유즙 짜내지 않고 유두 자극 ×, 유방에 얼음주머니(냉찜질), 가벼운 진통제 사용

② 분만단계별 특징과 분만간호

분만단계	특징	분만간호
분만 1기 (개구기)	자궁 개대, 회음부 삭모	• 보행 권장, 유동식 • 2시간마다 배뇨(방광팽만 예방), 관장 • 전신목욕 금지, 진통이 오면 누워있게 함, 좌측위 (자궁태반 관류 촉진)
분만 2기 (만출기)	• 자궁경관의 완전 개대부터 태아 민출이 끝날 때까지 • 복압 높여야 할 시기(수축기)	신생아 출생 직후 가장 먼저 관찰해야 할 사항 → 호흡
분만 3기 (태반기)	태반 및 부속물이 배출되는 시기	• 출혈 유무, 산도의 열상 확인 • 자궁 수축 상태, 활력징후 사정, 방광 팽창 여부 확인

분만 4기 (회복기)	• 태아 만출 후 시작하여 4시간까지 • 산후출혈, 방광 팽만	• 출혈 시 가장 먼저 하지상승 후 보고 • 자궁저부 마사지, 자궁저부 얼음주머니 적용(혈관 수축)

Q 아프가(Apgar) 점수 측정 항목

① 피부색　　　② 심박동수　　　③ 반사반응
④ 근긴장도　　　⑤ 호흡

Q 미숙아(조산아)

① 정의: 임신 37주 미만 출생 신생아
② 특징
- 솜털이 많고 피하지방이 부족하거나 없음
- 신체에 비해 머리가 큼
- 피부색은 적색에서 분홍색, 정맥이 보임
- 손, 발바닥에는 주름이 적거나 없고, 귀 연골의 발달 미약
- 체온 조절 능력이 미숙하여 저체온증의 위험이 높음
- 팔꿈치, 손목, 무릎, 발목이 개구리 모양을 하고 있음
- 남아: 음낭 발달 미약, 고환 하강이 안 됨 / 여아: 음핵 돌출
- 활동적인 움직임이 거의 없음

Q 아동기 운동발달

2~3개월	목 가누기	7~9개월	기기
4개월	뒤집기, 잡아주면 앉기	8~9개월	손가락으로 잡기
5개월	손으로 발가지고 놀기, 손바닥으로 우유병 잡기	10개월	혼자 서기, 붙잡아주면 걷기
6개월	혼자 앉기	12개월	혼자 걷기

Q 노인건강 문제의 특성

① 노화와 병리적 상태를 구분하기 어려움
② 한 가지 질병만 발병하기보다는 동시에 두 가지 이상의 질병이 발생함

③ 원인이 명확하지 않아 완치가 어려움
④ 특정 질병과 위험 요인이 관련성이 없음
⑤ 의식장애나 정신장애를 동반하기 쉬움
⑥ 체력반응, 항상성 유지가 어려움
⑦ 노인질환은 질병의 증상과 징후의 발현이 비전형적임
⑧ 질병이 만성적이고, 복잡해서 장기적인 관리와 폭넓고 다양한 준비가 요구됨
⑨ 질병 경과가 길고 재발률이 높아 가족의 경제적 부담 증가
⑩ 의학, 간호학, 사회심리학, 경제학 등의 통합적 접근에 의해서만 치료 가능
⑪ 보건의료 요구가 높고, 의료비 부담능력이 없어 가족의 부담 증가
⑫ 건강관리 방법에 대한 지식 부족으로 전문가의 도움 필요
⑬ 임종에 대한 관리 필요

신체 역학의 원리

① 환자와 가능한 한 가까운 거리 유지
② 엉덩이를 들어올릴 때 팔꿈치로 침상면 지지
③ 등을 펴고 무릎을 구부림
④ 방향을 바꿀 때는 몸통과 사지를 같이 돌림
⑤ 운반하려는 목적물에서 30cm 가량 떨어진 곳에 위치함
⑥ 두 발을 앞뒤로 30cm 정도 벌리고 서고, 대퇴, 복부, 상지, 히지, 골반의 근육 함께 사용
⑦ 양발을 약간 벌리고 무게중심을 낮추어 기저면에 넓고 가까이 위치

경련 환자의 간호 돕기

① 응급처치: 가장 먼저 환자가 혀를 물지 않도록 구강 내에 압설자나 깨끗한 수건을 삽입
  예 뇌전증(간질), 열성 경련, 견병, 파상풍 등
② 간호 돕기
  • 기도 확보, 필요시 처방된 산소 공급
  • 외상을 입지 않도록 주변의 물건 제거
  • 경련 시에는 보호대가 오히려 손상을 입힐 수 있으므로 보호대는 적용하지 않음
  • 측위나 고개를 옆으로 돌려 이물질이 흡입되지 않도록 함
  • 환자를 바로 눕히고 환자의 목과 가슴 주변의 옷을 풀어줌
  • 처방에 따라 항경련제 투여
  • 경련 양상을 주의 깊게 관찰하고, 이를 기록함

- 경련 후에는 분비물을 닦고 바로 눕혀 기도를 유지하고, 피부 손상, 상처, 혀의 깨물림 등의 손상이 없는지 관찰
- 경련 환자의 병실은 소음이 없고 프라이버시가 유지되며 간호사실과 가까운 곳이 좋음
- 환자가 완전히 회복될 때까지 구강 섭취를 금하고, 필요시에는 수액을 주입
- 활력징후를 자주 측정하고, 섭취량·배설량을 측정
- 예방적 조치로 침상 난간을 올리고 패드를 대어 줌

🔍 쇼크 환자의 응급처치

① 쇼크의 증상: 일반적으로 체온·혈압 저하, 청색증, 호흡 증가, 빠른 맥박(빈맥), 심계항진, 중심정맥압 하강 등
② 쇼크의 유형

저혈량성 쇼크	출혈, 화상으로 인한 혈액 및 혈장 손실 등 체액 손실로 혈관 내의 혈액량이 부족한 경우 초래되는 쇼크
심인성 쇼크	심근경색증의 가장 흔한 합병증으로, 심장의 수축력이 직·간접적으로 방해를 받을 때 일어나는 쇼크
아나필락시스 쇼크	• 급성 알레르기 반응의 하나로 항원과 항체 IgE가 매개하는 항체 간의 급격한 항원 – 항체 반응으로 일어나는 쇼크 • 매우 위급한 상황을 초래하여 즉각 치료하지 않으면 생명이 위독할 수 있음
신경성 쇼크	척추 손상을 입거나 척추 마취 후에 혈관조절중추가 자극을 받아 일시적으로 혈관 운동의 수축과 이완 능력이 상실되어 발생하는 쇼크

③ 쇼크 시 응급조치
- 환자가 토하는 경우 몸을 옆으로 돌려서 입안의 물질이 기도로 넘어가지 않고 흘러나오도록 하고, 척수 손상이 의심되는 경우에는 더욱 조심해야 함
- 환자를 눕히고 다리를 30cm 이상 올려 줌
  ※ 머리, 목이나 가슴 등 척추 손상을 입은 것이라면 다리를 똑바로 해줌
- 출혈 부위는 지혈하고, 골절 부위에는 부목을 고정함
- 환자를 따뜻하게 보온하여야 하지만 뜨겁게 해서는 안 됨(예 환자 밑에 담요를 깔아 주고 날씨에 따라 얇은 담요 등을 덮어줌, 더운 장소에 환자가 위치한 경우에는 시원하게 유지해줌)
- 5분마다 환자의 맥박을 재고, 환자가 불안을 덜 수 있도록 위로해줌
- 외상으로 인한 출혈이 심화되면 일단 상처 부위의 출혈을 주의깊게 관찰함
- 저혈량으로 인하여 쇼크가 발생한 환자의 경우 가장 먼저 다리를 올려 줌

화상

① 1도(발적), 2도(수포), 3도(무감각), 4도(뼈까지 손상)
② 처치 원칙
- 찬물 세척
- 부종 생기기 전에 반지 등 제거
- 화상 부위에 붙은 옷은 가위로 자름
- 수포는 제거하지 않음
- 드레싱하지 않고 바세린은 바르지 않음
- 깨끗한 거즈 덮기, 화상연고 사용
③ 얼굴 화상: 호흡 상태를 확인하고 기도유지
④ 눈에 화학약품이 들어간 경우 낮은 수압의 흐르는 물에 20분간 세척
⑤ 화재현장: 일산화탄소(CO) 중독 환자 → 신선한 공기가 있는 곳으로 옮김

제세동기(자동심장충격기) 사용법

① 전원 켜기
② 두 개의 패드 부착(오른쪽 빗장뼈 바로 아래, 왼쪽 젖꼭지 옆 겨드랑이선)
③ 심전도 분석 시 환자와 접촉 피하고 기다림
④ '심장충격이 필요합니다.'라는 메시지가 나오면 충전되는 동안 가슴압박
⑤ 에너지 충전 후 '심상충격버튼을 누르세요.' 하면 모두 물러나게 하고 한 번만 충격버튼을 누름
⑥ 심징충격버튼을 누른 후 즉시 가슴압박 실시

더 알아보기

제세동기 사용 시 주의사항
- '제세동(심장충격)이 필요하지 않습니다.'라고 분석 시, 즉시 가슴압박 심폐소생술을 다시 시작
- 자동제세동기는 2분마다 환자의 심전도를 자동으로 분석하여 심장충격의 필요성을 판단하므로 심폐소생술과 제세동을 반복하여 실시해야 함

심폐소생술 순서

① 의식 확인 → 도움 요청 → 가슴압박 → 기도개방 → 인공호흡 → 제세동기(자동심장충격기)
- 맥박 확인: 성인 – 경동맥 / 영아 – 상완동맥
- 기도개방: 경추손상 의심 시 → 턱 밀어올리기, 머리 신전 ×

- 가슴압박: 흉골 아래 1/2 지점
- 압박깊이: 성인 5cm, 소아 4~5cm, 영아 4cm
- 압박속도: 분당 100~120회

② 영아의 심폐소생술
- 아래턱 올려 기도 개방(과신전되지 않도록 주의)
- 발바닥을 두드려 의식 확인
- 두 손가락으로 흉골 아래 1/2 지점 가슴압박
- 가슴압박 : 인공호흡 = 30 : 2 / 소아, 영아 2인 이상 15 : 2

🔍 보건교육방법

① 집단교육 토의법

심포지엄 (Symposium)	어떤 문제의 여러 면을 다루기 위해 2~5명의 전문가가 각자의 의견을 15~20분 정도 발표하고 사회자가 청중을 공개토론 형식으로 참여시키는 방법으로, 다양한 지식과 경험을 들을 수 있음
패널토의 (Panel discussion, 배심토의)	어떤 주제에 관하여 상반된 의견을 가진 전문가 4~7명이 사회자의 안내에 따라 토의 진행 후 청중과 질의응답을 통해 결론을 얻는 방법
분단토의 (Buzz session)	참여자의 수가 많을 경우 전원의 의견을 상호교환하기 위하여 전체를 수 개의 분단으로 나누어 토의시키고 다시 전체회의에서 종합하는 방법
브레인스토밍 (Brainstorming)	아이디어의 자유로운 흐름으로 창의성을 활용할 수 있고, 제공된 아이디어의 질을 향상시킬 수도 있으나 토의 초점이 어긋날 수 있고, 시간이 많이 소모될 수 있음
세미나 (Seminar)	토의, 연구 및 선정된 문제를 과학적으로 분석하기 위해서 이용되는 집회형태로, 참가자 모두가 새로운 어떤 것을 발견하는 것에 중점을 두는 유도토의

② 경험 및 실기를 통한 교육방법: 실물이나 실제상황을 교육매체로 사용 → 실생활에 적용 용이

시범	실무에 적용 가능하며 현실적으로 교육내용을 실천 가능하게 하는 효과적인 방법으로, 시범교육 준비 시 다음을 고려해야 함 • 가장 최근의 내용과 시범에 사용할 기구를 미리 준비 • 중요한 부분은 반복해서 연습하고, 단상은 잘 보이는 위치에 미리 준비
역할극 (Role Play)	교육대상자들이 다른 사람의 역할을 해 봄으로써 실제 그 상황에 놓인 사람들의 입장이나 처지를 이해할 수 있는 방법
견학 (Field visit)	교육장소를 실제 현장으로 옮겨 직접 관찰하고 경험하여 목표한 학습의 효과를 유도하는 방법

| 전시교육
(Exhibition) | 보건 및 보건관리 홍보활동을 위한 전시일 때 전시용 벽보판의 설치장소는 주민의 왕래가 빈번한 곳이 좋음 |

🔍 보건교육 평가

① 반복 측정 시 평가 도구: 신뢰도
② 평가 시점

진단평가	보건교육 시행 전 참가자들의 교육 주제에 대한 지식, 태도, 행동의 수준을 파악하고 학습자들의 요구를 확인하는 평가
형성평가	보건교육 중 학습 내용을 학습자들이 얼마나 잘 이해하고 있는지 수시로 점검하고, 학습자들의 수업 능력, 태도, 학습 방법 등 확인함으로써 교육 과정이나 수업 방법을 개선하고 교재의 적절성을 확인할 수 있는 평가
총괄평가	보건교육 실시 후 평가

🔍 평가 기준

① 절대평가: 미리 도달할 목표 설정(일정한 기준), 기준에 도달되었는지 평가, 목표 지향적 방법, 타당도가 중요 **예** 간호조무사 시험
② 상대평가: 전체 인원 중에서 몇 %에 해당하는지 확인, 경쟁을 통해 학습동기를 유발하는 방법, 신뢰도가 중요

🔍 보건교육 학습 내용 진행 방향

① 구체적인 것 → 추상적인 것
② 아는 것 → 모르는 것
③ 단순한 것 → 복잡한 것
④ 쉬운 것 → 어려운 것
⑤ 직접적인 것 → 간접적인 것
⑥ 친숙한 것 → 낯선 것

🔍 평가 방법

① 질문지법: 질문을 읽고 이해할 수 있는 사람에게 사용
② 구두 질문법: 구두로 질문하여 평가
③ 관찰법: 정의적 행동, 상호작용이나 기술, 감수성 등을 평가 **예** 인슐린 주사 방법 교육, 신생아 목욕법 교육, 모유수유 교육
④ 자가 보고, 자기 감시법: 척도법을 사용한 설문지나 개방식 질문지 등의 양식에 따라 평가

건강지표	인간 건강 수준이나 특성을 나타내는 수량적인 척도로, 보건지표보다 축소된 개념
보건지표	• 국민 보건에 대한 전반적인 수준과 특성을 나타낸 지표 • 보건지표가 의미를 갖기 위해 필요한 조건: 이용 가능성, 일반화, 수용성, 재현성, 특이성, 민감성, 정확성
출산지표	• 조출생률(보통 출생률, 인구재생산 주요 지표, 인구 천 명당 새로 태어난 사람 비율): 같은 해 총 출생아 수/특정 연도 7월 전체 인구수 × 1,000 • 일반출산율: 1년간 총 출생아 수/해당 연도 가임기 여성 인구수 × 1,000

🔍 **사망지표**

조사망률	• 인구 천 명당 새로 사망한 사람 비율 • 일 년간 총 사망자 수/같은 해 7월 전체 인구 × 1,000
영아사망률	• 국가별 보건지표 및 지역사회 건강 상태나 모자보건사업 수준을 평가할 때 가장 많이 이용, 건강 수준 지표 • 같은 해 1세 미만 사망자 수/특정 연도 총 출생아 수 × 1,000 • 모자보건 수준, 경제 상태, 환경위생 상태가 좋으면 영아기 사망을 예방할 수 있음 • 영아 사망 수 중에서 신생아 사망 수가 차지하는 비율이 커질수록 해당 지역 건강 수준이 높다고 할 수 있음(a-index가 1에 가까워질수록 건강 수준이 높음)
신생아사망률	같은 해의 생후 28일 미만의 사망아 수/특정 연도의 총 출생아 수 × 1,000
주산기사망률	• 같은 해 임신 28주 이후의 태아 사망 수 + 생후 1주 미만의 신생아 사망 수)/특정 연도의 총 출생아 수 × 1,000 • 모성사망비: 같은 해 임신, 분만, 산욕으로 인한 모성 사망자 수/같은 해 연간 총 출생아 수× 100,000 • 모성사망률: 같은 해 임신, 분만, 산욕으로 인한 모성 사망자 수/같은 해 15 ~ 49세 가임기 여성 수 × 100,000

※ 지역사회 인구 특성을 파악할 때 지표: 조출생률, 조사망률

🔍 **질병 관련 지표**

① 발생률
- 급성질환은 발생률이 높음
- 새로이 특정 질병이 발생한 사람 수/건강한 전체 인원수 × 1,000

② 유병률
- 만성질환은 유병률이 높음

• 현재 특정 건강 문제를 가진 사람 수/전체 인구수 × 1,000
③ 질병 발생률과 유병 기간에 의해 영향을 받음 → 발생률이 큰 질병일수록 유병률 증가

🔍 중앙보건 행정조직

① 우리나라: 이원화된 행정구조(보건복지부 · 행정안전부)
② 보건복지부와 행정안전부

보건복지부	행정안전부
• 보건 행정, 보건 의료 사업에 대한 지도 · 감독, 보건위생, 방역 사회보장 등 업무 담당 • 지역 보건 조직 기술 지도 · 감독 담당하는 보건 행정조직	행정 지도 · 감독 및 인력, 예산 지원받음(시장 · 군수 · 구청장)

🔍 보건진료소

① 설치 지역: 도서 · 농어촌 등 보건 의료 취약지역
② 설치 연도: 1981년
③ 근거 개념: 1978년 알마아타 회의에서 나온 일차보건의료(건강은 인간의 기본권이라는 인식 대두)
④ 설치 목적: 일차보건의료 제공
⑤ 법적 근거: 「농어촌 등 보건의료를 위한 특별 조치법」(농특법, 1980년)
⑥ 보건 진료소장(= 보건 진료, 전담 공무원)
   • 보건 진료소 핵심 인력
   • 간호사, 조산사 면허를 가지고 24주 직무교육을 받은 자
   • 독자적 · 포괄적 보건 업무 수행

🔍 보건소 임신부 산전관리

① 정기검진: 혈압, 체중, 소변 검사, 복부 청진
② 산전 관리: 영양, 유방 관리, 모유수유 교육, 일상생활교육
③ 임신 합병증을 예방하여 임부와 태아 건강을 유지 · 증진(건강한 아기를 안전하게 분만하기 위함)

🔍 세계보건기구(WHO)

① 국제적인 보건 사업을 지휘 및 조정하는 기구
② 1948년 창설, 6개 지역 사무소

③ 세계 보건의 날: 4월 7일, WHO 헌장이 채택되어 WHO가 정식 발족한 날을 기념
④ 본부: 스위스 제네바
⑤ 우리나라: 1949년 가입
⑥ 서태평양(필리핀 마닐라) 지역 사무소

Q 일차보건의료의 기본 개념

① 보편성: 지역사회의 주된 건강 문제를 관리
② 접근성(=근접성): 지역사회 주민 누구나 쉽게 이용
③ 주민들의 지불 능력에 맞는 의료 수가 제공
④ 지역주민의 기본적인 건강요구에 기본
⑤ 주민과 보건 의료팀과의 접근성과 수용성이 필요
⑥ 건강은 인간의 기본권이라는 개념에 기초
⑦ 지역사회 주민의 적극적인 참여가 필요 예 보건 진료소에 운영 협의회나 마을 건강원 제도 운영
⑧ 높은 차원의 의료가 필요한 경우를 위해 후송 의뢰체계가 잘 이루어져야 함
⑨ 기본적이고 보편적, 포괄적인 지역사회 건강 문제를 관리
⑩ 의사, 간호사만이 아닌 보건 의료팀을 통한 접근
⑪ 수용 가능성: 지역사회개발사업의 일환으로 지역사회가 쉽게 받아들일 수 있는 방법으로 사업이 제공

Q 진료비 보수 지불 제도 유형

우리나라는 행위별 수가제를 근간으로 포괄수가제를 병행
① 사후 결제방식: 진료를 받은 후 진료비를 합산하여 지불하는 방식

행위별 수가제 (Fee-for-Service)	• 가장 오래된 방법이자 가장 시장적인 방법 • 진료에 드는 약제 또는 재료비 등 진료행위당 수가를 정하여 보상 • 장점: 양질의 서비스 제공, 의료 서비스 제공에 있어 의사 재량권이 큼, 새로운 의료기술 적극적 도입과 연구개발 촉진 • 단점: 과잉진료 및 의료 오남용 우려, 치료 중심 서비스에 치중, 시설 및 장비에 대한 과잉투자, 의료인과 보험자 간 마찰 증가 우려, 국민의료비 증가

② 사전 결정방식: 진료를 받기 전에 병원비가 미리 결정되어 실제 발생한 진료비와는 관계없이 의료기관에 진료비를 지불하는 방식

인두제 (Capitation)	• 지역 내 의사에게 등록된 환자나 인구수에 따라 사전에 일정한 보상액을 받는 방식 • 일정 지역주민 수에 일정 금액을 곱하여 이에 상응하는 보수를 지급(영국의 일반가정의)

봉급제 (Salary)	• 일정 기간에 따라 보상, 국영 의료체계 병원급 의료기관의 근무의에게 주로 적용되는 방식 • 장점: 의사 간 불필요한 경쟁 억제, 의료비 억제 효과, 과잉진료 예방, 의사 수입 안정 • 단점: 의사의 관심이 환자 진료보다는 승진 또는 높은 보수만 바라봄
총액계약제 (총액예산제)	• 보험자와 의료 제공자가 사전에 총 진료비를 계약하고 정부는 양자 간 관계를 조정하는 방식 • 장점: 총 진료비에 대한 억제 효과, 과잉진료 예방
포괄수가제 (Bundled-Payment)	• 의사에게 환자나 진료 일당 또는 병원별 단가를 정하여 보상하는 방법 • 질병군(또는 환자군)별로 미리 포괄적으로 책정된 일정액 진료비를 지급 　※ 우리나라 7개 질병군: 수정체 수술, 편도선 수술, 치질 수술, 탈장 수술, 충수절제술, 자궁 적출 수술, 제왕절개 수술 등 • 장점: 과잉진료 예방(적정 의료 서비스 제공), 진료비 청구 및 심사업무의 간소화, 행정업무의 간편성, 의료기관의 효율적 경영 • 단점: 제공하는 서비스양의 최소화 가능성 존재, 진료코드조작을 통한 과잉진료 우려, 중증도가 높은 질병군은 기피(환자 떠넘기기)

🔍 우리나라 국민건강보험제도

① 목적: 국민 질병, 부상에 대한 예방, 진단, 치료, 재활과 출산, 사망 및 건강증진에 대해 보험급여를 실시, 국민 보건을 향상시키고, 사회보장을 증진
② 대상자: 의료급여 혹은 보호 대상자를 제외한 생활 유지 능력이 있는 모든 국민(1989년 7월 1일 직장가입자와 지역가입자)
③ 보험자: 국민건강보험공단
④ 특징: 강제적, 보험료 차등 부과, 보험급여 균등 수혜, 단기 보험, 소득재분배 기능, 본인에게도 부담을 줌으로써 불필요한 의료 서비스를 이용하지 않게 함
⑤ 보험급여 형태
   • 현물급여: 서비스, 요양급여, 건강검진
   • 현금 급여: 요양비, 장애인 보장구 급여비, 본인 부담 상한액, 본인 부담금 환급금 등
   • 바우처: 임신, 출산 진료비, 불산일 이후 2년
⑥ 제삼자 지불 제형: 환자(피보험자)가 의료기관 이용 시 일부만 부담
⑦ 국민건강보험 관련 기관: 보건복지부, 국민긴강보험공단, 건깅보험심사평가원

☑ 더 / 알아보기

건강보험심사평가원
국민건강보험 관련 기관, 요양급여 비용 심사, 요양급여 적정성 평가 업무기관

① 장기요양급여 종류

재가급여	방문요양, 방문목욕, 방문간호, 주·야간보호, 단기보호, 기타재가급여
시설급여	노인요양시설, 노인요양공동생활가정
특별현금급여	가족요양비, 특례요양비, 요양병원간병비

② 방문간호의 자격
- 2년 이상의 간호업무 경력이 있는 간호사
- 3년 이상의 간호보조업무 경력이 있는 간호조무사(700시간 교육 이수)

🔍 **환경보건**

① 환경보건의 이해
- 환경은 인간을 둘러싸고 있는 모든 외부조건
- 환경은 건강수준에 영향을 주는 절대적 요소
- 우리의 생활이 다변화되면서 환경의 의미는 복잡화됨
② 쾌적한 환경의 요소: 환기(가장 중요한 요소), 온도, 습도, 소음방지, 문화시설 등

🔍 **환경 관련 협약**

파리협정	지구온난화의 규제와 방지를 위한 기후협약인 교토협약을 대체하는 것으로 2016년 발효
몬트리올협약	오존층 파괴 물질인 염화불화탄소의 생산과 사용을 규제하려는 목적에서 제정
람사르협약	물새 서식지로서 국제적으로 중요한 습지에 관한 협약, 3년마다 습지에 관한 보고서 제출

🔍 **기온**

① 지상 1.5m에서의 백엽상에서 측정
② 인간이 실내에서 활동하기 가장 적합한 온도: 18±2도
③ 일교차
- 하루의 최고기온(오후 1~3시)과 최저기온(일출 전)의 차이
- 산악지역, 내륙, 고위도에서 큼
④ 기온역전: 높이의 증가에 따라 기온이 높아지는 경우, 대기오염이 잘 발생함
⑤ 기온측정기구: 수은온도계, 최고최저온도계, 아스만 통풍 건습계, 자기온도계
⑥ 감각온도: 기온, 기습, 기류의 요소를 종합한 체감온도

⑦ 최적온도: 체온을 조절하는 데 가장 적절한 온도
⑧ 쾌적감각온도: 감각적으로 가장 쾌적하게 느끼는 온도

Q 기습

① 인간의 체온조절에 중요한 온열요소
② 기온과 반비례 관계, 비교습도가 낮으면 호흡기 질병을 일으키고, 높으면 피부질환이나 식중독 등이 잘 발생할 수 있음
③ 적당한 온도에서 쾌적한 습도: 40 ~ 60%
④ 절대습도: 공기 1m^3 중에 함유된 수증기량
⑤ 포화습도: 공기 1m^{3}가 포화상태에서 함유할 수 있는 수증기량
⑥ 비교습도(상대습도): 포화습도와 현재 함유된 수증기량과의 차이, 공기의 건습 정도를 가장 잘 표시함

Q 기류

① 바람은 신체의 신진대사와 방열작용을 촉진시키고, 실내 자연환기의 원동력이 됨
② 대기의 확산과 희석에 영향을 미쳐 기후를 변화시키는 작용을 함
③ 기류 측정 기구: 카타한란계(카타온도계)
④ 쾌적 기류: 실내의 경우 0.2 ~ 0.3m/sec, 실외의 경우 1 ~ 2m/sec
⑤ 불감 기류: 0.5m/sec 이하의 기류
  • 느끼지 못하나 실내나 의복 내에 끊임없이 존재
  • 인간의 신진대사 특히 생식선 발육을 촉진시키며 냉한의 저항력을 강화시킴
⑥ 무풍: 0.1m/sec 이하의 기류

Q 불쾌지수(DI)

① 기온과 기습에 따라 사람이 느끼는 불쾌감의 정도를 수치로 나타낸 것
② 기류와 복사열이 고려되지 않아 실내에서만 적용됨

Q 군집독

① 환기가 불량한 일정한 공간에 다수인이 밀집되어 있는 경우
② 공기의 물리(기온, 습기, 냄새, 먼지 등)·화학적 성상(CO_2 증가) 변화로 인해 생길 수 있는 불편감

③ 증상

호흡기	호흡곤란, 가래 증가, 심한 기침, 호흡기질환(감기) 증가
뇌	두통, 기억력·집중력 저하, 실신
소화기	오심, 구토
눈	눈 자극, 눈물
피부	소양증

④ 군집독 예방 방법
- 창문을 열어 환기
- 자연환기: 실내외 기온차, 기압차, 기체 확산
- 실내환기: 창 면적은 방바닥 면적의 1/20 이상

Q 대기오염지표

① 아황산가스(SO_2) ② 일산화탄소(CO) ③ 이산화질소(NO_2)
④ 분진 ⑤ 미세먼지(PM-10) ⑥ 오존(O_3), 납(Pb)

Q 대기오염 물질

1차 오염물질	• 오염 발생원에서 직접 대기로 배출 • 입자상 물질(매연, 먼지, 분진)과 가스(일산화탄소, 아황산가스, 질소산화물, 탄화수소, 불화수소, 암모니아)
2차 오염물질	• 1차 오염물질의 화학반응 • 스모그, 오존, 알데히드 등

Q 대기오염이 기후에 미치는 영향

오존층 파괴	• 원인: 자동차 배기가스, 냉장고, 에어컨, 스프레이에 사용되는 프레온가스 • 최고 오존 허용농도 0.1ppm / 주의보 0.12ppm / 경보 0.3ppm / 중대 경보 0.5ppm • 오존 농도가 높아지면 호흡기계 질환과 피부암 발생
온실효과	• 지구 대기 내 이산화탄소(CO_2)와 수분(H_2O)이 축적되어 지구 복사선을 흡수하여 태양열과 복합하여 대기온도를 상승 • 산림 평형이 깨지고, 해수면 50cm 증가, 바다 생태계 변화 • 수산업에 타격, 전염병 이동 증가
열섬효과	도심지역이 변두리 지역보다 온도가 높아지는 현상으로 겨울에 더 뚜렷

산성비 (pH 5.6 이하)	• 화석 연료 연소 시 발생하는 황산화물이나 질소산화물이 빗물에 섞여 내리면서 인간에게 영향을 미침 • 생태계 파괴, 식량 생산 감소, 토양오염, 농작물이나 산림에 큰 비해 금속물 부식, 석조 건물 부식, 호수 및 하천 산성화 • 원인물질: 이산화황(아황산가스, SO_2), 삼산화황(SO_3)
기온역전	• 상부 기온이 하부 기온보다 높아 대기는 안정적이나, 공기가 수직으로 확산하지 않으므로 대기오염이 가장 심하게 발생 • 기상 고도에 따라 기온 상승
엘니뇨현상	무역풍과 상호작용하여 적도 부근 해수면 온도가 높아지는 현상
라니뇨현상	찬 해수 용승 현상 때문에 저수온 현상이 일어나는 것
스모그	• 안개 모양 불순물이 공중에 떠 있는 현상 • 시야가 흐려지고 공기가 탁하게 됨

더 알아보기

오존층
• 성층권에 존재
• 자외선과 유해 우주선을 흡수하여 지구에 도달하지 못하게 차단하여 생명체 보호

Q 하수처리

① 하수처리 과정: 스크린 → 침사지 → 1차 침전지 → 생물학적 처리(활성오니법) → 2차 침전지 → 여과, 소독 → 방류
② 호기성 처리: 살수여상법, 활성오니법, 폭기조법
③ 혐기성 처리: 부패조, 임호프탱크

Q 수질오염으로 인한 대표질환

미나마타병	원인	수은(Hg)을 함유한 공장폐수로 오염된 어패류를 장기간 대량으로 섭취해서 발생
	증상	언어장애, 선천적 신경장애, 사지마비, 청력장애, 시아 결손 등 중추신경 질환
이타이이타이병	원인	카드륨(Cd)으로 오염된 농업용수로 재배된 벼 등 오염된 농작물 섭취에 의해 중독
	증상	골연화증(뼈가 물러지는 현상), 보행 장애, 심한 요통, 관절통, 신장 기능장애(부종 혈뇨)

① 폐기물 관리 방법

소각법	가장 위생적인 생활 폐기물 처리 방법, 주변 지역 대기오염 문제(PVC-다이옥신), 고비용, 운영 관리 문제
퇴비처리법	낙엽, 음식물, 생물을 이용한 전환을 유도
투기법	폐기물을 육상이나 해상에 버리는 것
기타	파쇄, 압축, 열적 처리, 고화처리
매립법	우리나라에서 가장 많이 사용, 땅에 묻는 방법으로 공정이 간단하여 고정 폐기물 대부분을 처리

② 폐기물 부담금제도
- 폐기물 발생을 생산단계부터 억제하고 자원 낭비를 막기 위한 제도
- 폐기물처리에 드는 비용을 부담(일반의료용 폐기물, 손상성 폐기물 등)

Q 세균성 식중독

① 감염형 식중독

살모넬라증	대장균과 유사한 병균균이 장관점막에 작용함으로써 중독증상을 일으킴
장염 비브리오	여름철에 많이 발생 예 생선회, 어패류 등

② 독소형 식중독

보툴리누스	• 통조림, 소시지 등이 원인 • 신경계 급성중독으로 가장 사망률이 높은 식중독 • 혐기성 세균
포도상구균	• 우리나라에 가장 많은 식중독 • 잠복기가 가장 짧고 100℃에서 30분간 끓여도 파괴되지 않음

Q 자연독에 의한 식중독

동물성	• 복어 중독: 테트로도톡신 • 조개 중독: 미틸로톡신 • 굴 중독: 베네루핀	
식물성	• 목이버섯 중독: 무스카린 • 보리 중독: 맥각, 에르고톡신	• 감자 중독: 솔라닌 • 매실: 아미그달린

복어로 인한 식중독의 특징
- 독은 복어의 난소, 고환, 내장에 함유
- 호흡중추신경의 마비
- 독증상은 식후 30분 내지 5시간 사이에 일어남

🔍 작업환경관리 방법

대치	• 유해인자에 대한 관리 방법 중 덜 유해하거나 덜 위험한 물건을 대신 사용하는 것 • 일반적으로 물질 대체, 공정 대체, 설비 대체 / 일부에서는 물질 대체, 공정 대체, 작업 방법 대체 예 수동 자동(벤젠 이용 세척 공정 기계를 이용한 자동화 작업장 후드 설치), 가연성 물질을 유리병 대신 철제에 저장, 페인트 작업을 분무식에서 전기 흡착식으로
격리	작업자와 유해인자 사이에 장벽이 놓여 있는 것 예 유해 작업 환경에 원격장치 설치
환기	• 국소 배기: 환기방식 중 오염원에 근접하여 오염물질이 근로자에게 영향을 주기 전에 포착, 외부로 배출하는 것 • 전체 환기: 작업장 공기 중 분진, 냄새, 유해 물질 농도를 희석하는 데 쓰이기 때문에 희석 환기
적합한 보호구 사용	• 호흡용 보호구: 호흡기를 통한 유해물질 침입 차단 • 차음 보호구: 귀마개, 귀덮개 등 • 피부 보호구: 앞치마 모양, 장갑, 장화, 온몸을 둘러싸는 것

🔍 건강진단

일반 건강진단	• 상시 사용하는 근로자 건강관리를 파악하기 위하여 사업주가 주기적으로 실시하는 건강진단 • 1년에 1회, 사무직 근로자 2년 1회
특수 건강진단	유해한 사업장(납을 취급하는 작업장 등)에서 근무하는 근로자 건강 유지를 목적으로 실시하는 건강진단
배치 건강진단	특수건강진단 대상 업무에 종사하는 근로자에 대하여 배치 예정 업무에 대한 적합성 평가를 위하여 사업주가 실시하는 건강진단
수시 건강진단	특수건강진단 대상 업무로 인해 해당 유해 인자에 의한 직업성 천식, 직업성 피부염, 그 밖에 건강장해를 의심하게 하는 증상을 보이거나 의학적 소견이 있는 근로자에 대하여 사업주가 실시하는 건강진단

임시 건강진단	특수건강진단 대상 유해 인자 또는 그 밖의 유해인자에 의한 중독 여부, 질병에 걸렸는지 또는 질병 발생원인 등을 확인하기 위하여 지방고용노동관서 장 명령에 따라 사업주가 실시하는 건강진단

Q 건강진단 결과 판정

A	건강자
B	조치 불필요
C	C1(직업병으로 진전될 우려, 요관찰자) / C2(일반질병, 요관찰자)
D	D1(직업병 유소견자, 사후관리 필요) / D2(일반질병 유소견자, 사후관리 필요)
R	2차 건강진단 대상자(일반 건강진단에서 질환 의심자)

Q 직업병

① 직업병의 정의: 특정 직업에 종사하는 근로자에게 고유한 환경적 요인이나 작업 자세, 작업 방법 등 근로 조건에 의하여 발생하는 특정 질병
② 직업병의 종류

잠함병(감압병)	• 고압(고기압) 작업 후 급속히 감압이 이루어질 때 체내에 녹아 있던 질소 가스가 혈중으로 배출되어 공기색전증을 일으킴 • 예방: 천천히 감압하며 산소 공급
납 중독	• 오랫동안 노출되면 얼굴이 창백하고 사지마비, 험한 위장장애와 신장장애, 조혈 기능 장애로 빈혈증 초래 • 축전기 제조, 인쇄소, 납 용접소 등
수은 중독	중독되면 보행 착오, 수족 부전, 미나마타병, 단백뇨 등
카드뮴 중독	오심, 보행 장애, 근육통, 골연화, 단백뇨, 이타이이타이병 등이 나타남
크로뮴 중독	• 섭취량이 부족하면 당뇨병이나 동맥경화증, 많아지면 건강장해, 비중격 천공, 천식, 기관지암, 폐암 유발 • 예방: 우유와 비타민 C 섭취, 비중격 점막에 바세린 도포
레이노병(진동)	• 착암기를 많이 사용하는 근로자의 손가락이 창백해지는 말초 순환장애 • 예방: 손을 보호하고 장갑 착용
VDT 증후군	컴퓨터, 워드프로세서 등 시각표시 단말장치를 사용함으로 인해 생기는 직업성 건강장애
진폐증(규폐증, 채석증, 석면증 등)	• 분진 흡입에 의해 폐에 조직 반응을 일으킨 상태 • 호흡곤란, 지속적인 기침, 담액 과다 배출 곤란, 훈통 등이 나타남

석면폐증	• 석면섬유를 흡입함으로써 생기는 진폐증의 일종 • 석면에 노출된 후 수십 년 후에 폐암이 발생할 수 있음(암 발생률이 가장 높음) • 예방: 작업장 내 분진 발생 억제, 전파 최소화
규폐증	• 유리 규산 분진인 규사를 포함한 먼지가 쌓여 폐에 흉터가 생기는 것 • 모래, 화강암, 석탄, 주물공장, 도공, 모래를 이용한 세공업 • 증상: 가래, 만성 기침, 호흡곤란, 흉통, 만성 섬유증식성 변화, 폐결핵 유발 • 예방: 방진마스크, 규사에 노출 차단
경견환증후군 (경견완증후군)	장시간 일정한 자세로 상지를 반복하여 과도하게 사용하는 노동으로 발생하는 작업성 건강장애(예 마트 계산대 종사자, 타이피스트 등)
난청(소음)	조선공, 판금 공장 등 시끄러운 환경에서 오래 작업. 이명, 두통, 현기증
안구진탕증	낮은 조도에서 작업할 경우 눈이 본인 의사와는 상관없이 저절로 상하 또는 좌우로 떨리거나 빙글빙글 도는 질환
부적당한 조명	안정피로, 가성근시, 안구진탕증

고온에 의한 건강장해

일사병	• 직사광선(적외선) 과다 노출 • 고온환경에서 탈수로 이온 부족, 40도 이하의 열
열경련	• 고온 환경에서 심한 육체노동을 할 때 지나친 발한에 의한 탈수와 염분 소실, 팔다리 근육에 강직 • 서늘한 곳에 대상지를 눕히고 작업복을 벗김. 생리식염수 징맥주사 • 열 노출 손상 중 가장 경미
열피로	• 인체가 고온에 오랫동안 노출되어 심한 발한으로 염분, 수분이 손실 • 말초혈관 운동신경 조절장애와 심박출량 부족, 심한 순환성 쇼크가 일어난 상태 • 쾌적한 환경에서 휴식시키고, 탈수가 심하면 5% 포도당 용액을 정맥주사, 강심제 사용
열사병	• 온도 습도 높은 곳에서 발생, 급히 치료해야 하는 긴급한 상황 • 시상하부 체온조절장애, 중추신경계 장애, 땀을 흘리지 못함, 사망률 높음, 최대한 빨리 체온을 떨어뜨리기

저온에 의한 건강장해

① 참호족과 침수족: 국소적 산소결핍과 모세혈관벽 손상
② 동상
  • 조직 자체가 동결하여 조직이 손상된 상태
  • 젖은 옷 제거, 체온 유지, 따뜻한 물에 담그는 가온요법, 마른 거즈 드레싱

① B형간염: 0/1/6(개월)
② BCG(결핵, 생백신): 출생 후 4주 이내
③ 디, 파, 백(디프테리아, 파상풍, 백일해 DTaP): 2/4/6(개월), 15 ~ 18개월, 만 4 ~ 6세
④ 인플루엔자: 6개월 ~ 만 12세 매년 접종
⑤ 홍, 유, 풍(홍역, 유행성 이하선염(볼거리), 풍진 생백신 MMR)
⑥ 수두(생백신): 12 ~ 15개월, 만 4 ~ 6세
⑦ 일본뇌염: 12개월

🔍 법정감염병

제1급	• 생물테러 감염병, 치명률이 높음, 집단 발생 우려, 즉시 신고, 음압격리 • 종류: 디프테리아, 두창(천연두), 탄저, 에볼라, 페스트, 사스, 메르스, 보툴리눔독소증, 신종인플루엔자, 동물인플루엔자 감염증
제2급	• 24시간 이내 신고, 격리 • 종류: A형간염, 결핵, 백일해, 폴리오, 폐렴, MMR, 수두, 장티푸스, 파라티푸스, 콜레라, 세균성 이질, 장출혈성 대장균, 성홍열(딸기혀), 수막구균 감염병, 한센병
제3급	• 24시간 이내 신고, 격리는 하지 않고 발생 · 유행 여부를 계속 감시 • 종류: 파상풍, B형 · C형간염, 매독, 일본뇌염, 말라리아, 레지오넬라증, 비브리오패혈증, 발진열, 발진티푸스, 쯔쯔가무시증, 렙토스피라증, 브루셀라증, 공수병(광견병), 광우병, 에이즈, 황열, 뎅기열, 큐열, 지카바이러스 감염증
제4급	• 표본감시, 7일 이내 신고 • 종류: 인플루엔자, 수족구병, 임질, 연성하감, 클라미디아감염증, 사람유두종바이러스(성병) 감염증, 회충증, 요충증, 간흡충증, 폐흡충증, 코로나바이러스감염증-19

🔍 지역사회간호에서의 가계도 핵심 개념

① 지역사회간호에서 다루는 가계도(Family Tree 또는 Genogram): 가족 구성원 간의 관계, 건강 상태, 유전적 질환, 사회적 · 심리적 특성 등을 시각적으로 표현하는 도구
② 특히 보건소, 방문간호, 가족간호 등에서 대상자의 가족력을 파악하고 간호계획을 수립하는 데 매우 유용
③ 지역사회간호에서의 가계도
  • 목적
    – 가족 구성원의 건강 문제 및 유전 질환 파악

– 가족 내 역할, 관계, 갈등 등 사회심리적 요소 분석

– 간호중재 및 건강교육 방향 설정

- 기호 및 구성요소

  ○: 여성

  □: 남성

  —: 결혼 또는 동거 관계

  │: 부모 – 자녀 관계

  ×: 사망

  ■ 또는 색칠된 기호: 특정 질환 보유자(예 고혈압, 당뇨 등)

- 기입 내용

  – 이름, 성별, 나이, 직업

  – 건강 상태 및 주요 질환

  – 사망 여부 및 사망 원인

  – 가족 간의 관계(예 갈등, 지지, 단절 등)

- 활용 예시

  – 고혈압, 당뇨, 암 등 유전적 질환의 가족력 확인

  – 정신건강 문제(우울, 알코올 중독 등) 파악

  – 가족 내 돌봄 역할자 확인(예 주 보호자)

  – 취약계층(독거노인, 한부모가정 등) 간호계획 수립

Q 진료에 관한 기록의 보존

2년	처방전
3년	진단서 등의 부본
5년	환자 명부, 검사내용 및 검사소견기록, 방사선 사진(영상물 포함) 및 그 소견서, 간호기록부, 조산기록부
10년	진료기록부, 수술기록

Q 손 위생(Hand Hygiene)

① 손 위생이 가장 중요한 이유

- 의료 관련 감염의 70%가 손을 통해 전파

- 가장 간단하지만 가장 효과적인 감염 예방법

② 손 위생의 5가지 시점(WHO 권장)

- 환자 접촉 전

- 청결/무균 시술 전
- 체액 노출 위험 후
- 환자 접촉 후
- 환자 주변 환경 접촉 후

③ 손 위생 방법 비교

구분	물과 비누	알코올 손소독제
시간	40 ~ 60초	20 ~ 30초
사용 시기	눈에 보이는 오염	눈에 보이는 오염 없을 때
효과	모든 균 제거	대부분 균 제거
특수 상황	감염 시 필수	일반적 상황에서 우선

🔍 내과적 손 씻기

① 손을 팔꿈치 아래에 둠
② 손을 씻은 후에는 수도꼭지를 손으로 직접 만지지 않도록 하고, 만져야 할 경우 타월로 감싼 후 만져야 함
③ 가장 오염된 부분으로 여기는 손톱 밑이나 손가락 사이는 주의 깊게 씻으며 손톱으로 긁지 않음

🔍 외과적 손 씻기

① 손을 위로 올리고 팔꿈치가 항상 아래로 가도록 함
② 무릎과 페달을 사용하여 페달을 눌러 수도꼭지를 잠금
③ 멸균 타월을 사용하면 한 번 닦고 버림
④ 손 씻기 후 손을 가슴 이하로 내려가지 않음

🔍 무균술

고압증기멸균 (Autoclave)	• 고온 고압의 증기 사용 • 온도: 121°C 또는 134°C • 시간: 15 ~ 30분 • 가장: 효과적이고 경제적 • 적용: 금속 기구, 거즈, 린넨

건열멸균 (Dry heat)	• 온도: 160 ~ 180°C • 시간: 1 ~ 2시간 • 습기에 약한 물품에 사용 • 단점: 긴 시간과 높은 온도가 필요함 • 적용: 바세린, 분말(파우더), 유리 제품
가스멸균 (EO gas)	• 에틸렌옥사이드(EO) 가스 사용 • 열에 약한 물품 멸균 • 멸균 후 환기 필수(가스 독성 있음) • 적용: 플라스틱, 고무, 전자기기
자비소독	끓는 물에 완전히 잠기게 넣어서 뚜껑을 닫고 10 ~ 20분간 소독

🔍 소독제 종류와 사용법

소독제	농도	용도	특징	주의사항
에탄올	70%	피부 소독, 기구 소독	빠른 효과	화재 위험
포비돈	10%	수술 부위, 상처 소독	광범위 살균	아이오딘 알레르기 주의
과산화수소	3%	상처 소독	거품으로 오물 제거	눈 접촉 금지
차아염소산나트륨	0.1~0.5%	환경 소독	강력한 살균력	금속 부식
글루타알데히드	2%	내시경 등 기구 소독	고수준 소독	독성, 환기 필수

🔍 격리의 종류

① 표준주의지침(Standard Precautions)
  • 모든 환자에게 적용하는 기본 원칙
  • 손 위생, 개인 보호 장비(PPE) 사용, 호흡기 예절, 안전한 주사 행위, 안전한 요추천자 환자 배치, 환경 관리, 린넨 관리, 날카로운 기구 관리
② 전파 경로별 격리 종류

구분	접촉 격리	비말 격리	공기 격리
마스크	필요시	일반 마스크	N95 마스크
장갑	필수	필요시	필요시
가운	필수	필요시	필요시
병실	1인실 권장	1인실 권장	음압 격리실 필수
문	닫지 않아도 됨	닫아야 함	항상 닫아야 함

🔍 의료폐기물 관리

구분	내용물	보관기간	색상
격리의료폐기물	고위험감염자의 모든 폐기물	7일	빨간색
일반의료폐기물	혈액, 체액, 분비물, 거즈, 주사기, 수액세트, 기저귀 등	15일	황색(노란색)
병리계폐기물	검사실에서 사용한 것	15일	황색(노란색)
혈액오염폐기물	폐혈액백, 혈액 유출 가능성	15일	황색(노란색)
조직물류폐기물	혈액, 장기, 신체의 일부	15일	황색(노란색)
생물화학폐기물	폐백신, 폐항암제	15일	황색(노란색)
손상성폐기물	바늘, 침, 파손된 유리	30일	황색(노란색)
재활용태반	냉장보관	15일	녹색

🔍 방사선요법 피부 간호중재

① 치료부위의 피부는 건조상태 유지
② 처방되지 않은 연고 · 파우더 · 로션은 사용 금지
③ 치료부위는 비누 사용하지 않고 물로만 씻기
④ 물기 말릴 때 문지르지 않기
⑤ 피부에 표시된 그림 지우지 않기
⑥ 치료부위는 햇볕 · 찬바람 노출하지 않기
⑦ 부드러운 면소재 의복 착용

🔍 관장

① 손을 씻은 후 환자에게 설명
② 환자 자세: 좌측 심스체위
③ 1회용 장갑 착용
④ 관장통에 용액을 담고 직장관 연결 후 직장관 끝에 10cm 정도 윤활제를 바른 후 튜브(tube)는 곡반 위에 올려 놓음
⑤ 공기 제거(조절기를 열어 용액을 흘려 보냄)
⑥ 배꼽 쪽을 향하게 하여 부드럽고 천천히 직장 내로 삽입
⑦ 관장통의 높이: 40 ~ 60cm
⑧ 관장액 주입 동안 환자의 복부가 이완될 수 있도록 심호흡 또는 '아~' 소리를 내도록 권유

⑨ 장내로 공기가 들어가는 것을 막기 위해 관장통에 용액이 약간 남아 있을 때 조절기를 잠금
⑩ 변의가 있더라도 10분 후 배변하도록 할 것

Q 기도흡인(구강인두, 비강인두)

① 손을 씻은 후 환자에게 설명
② 의식이 있는 환자: 반좌위 / 의식이 없는 환자: 측위
③ 구강인두 흡인 시 목을 옆으로 돌리고, 비강인두 흡인 시 목을 과신전
④ 흡인기에 압력을 맞춤(성인: 100 ~ 120mmHg)
⑤ 흡인관에 Y-tube와 흡인카테터 연결
⑥ 카테터를 생리식염수에 담그고 흡인기를 켬
⑦ 카테터를 만질 손에 소독장갑 착용
⑧ Y-tube를 막아 식염수 통과시킨 후 멸균증류수로 한 번 더 통과시키고, Y-tube에서 엄지손가락을 떼어 압력이 걸리지 않게 한 상태로 구강인두나 비강인두로 입힘
⑨ Y-tube를 막아 흡인압이 걸리면 부드럽게 카테터를 돌리면서 분비물 제거
　→ 1회 흡인시간이 5 ~ 10초 동안 흡인을 하고 카테터 제거
⑩ 다시 한번 카테터로 멸균증류수 통과시킨 후 반복해서 분비물 제거
　→ 총 흡인시간은 5분을 넘기지 않도록 함

Q 갑상선기능저하증 대사변화

① 지질대사 감소 → 숭성지방, 콜레스테롤 증가 ⇒ 심혈관질환 발생위험성 증가
② 단백질합성, 포도당 신생·당원 저장감소
③ 추위에 민감해짐
④ 연동운동 감소(대사기능 저하로 인해)
⑤ 차갑고 건조한 피부

Q 목욕

청결 목욕	위생 목적으로 하는 목욕
완전침대목욕	환자는 침대에 누워있고 간호사와 간호조무사가 전신을 씻어 주는 것(거동이 불편한 환자)
치료적 목욕	피부에 자극을 줄이거나 회음부 등의 부위를 치료할 목적
좌욕	회음부와 직장 주위를 따뜻한 물에 담가 염증을 감소시키며 혈관 울혈을 예방(치질, 회음부염증, 출혈, 자연배뇨를 도움, 물 온도 43 ~ 46℃, 15 ~ 20분간 대야 그대로 끓임)

냉목욕	따뜻한 물로 시작하여 서서히 차게 하여 체온을 떨어뜨림
온목욕	뜨거운 물에 전신을 담가 근육의 통증을 경감
중조목욕	중조(탄산소다)를 푼 물에 몸을 담그는 것으로 피부 진정효과가 있음 예 소양증, 홍반 환자

🔍 침대목욕

① 목적
- 피부를 청결히 하여 상쾌하게 하기 위함
- 혈액순환을 증진시켜 신진대사를 촉진하기 위함
- 피로를 풀어주고 환자의 전신 피부상태를 관찰하기 위함
- 노폐물 배설 세포의 영양을 증가하기 위함

② 방법
- 순서: 얼굴 → 목 → 양팔 → 가슴 → 복부 → 다리 → 등 → 회음부
- 바람이 들어오지 않도록 창문을 닫음(병실온도: 24℃가량)
- 프라이버시를 위해 커튼 또는 스크린을 침
- 세수 수건을 가슴 위에 펴고 눈, 이마, 뺨, 코, 목, 귀(얼굴 순서)의 앞뒤를 빠짐없이 순서대로 씻겨줌(환자가 할 수 있으면 손에 쥐어줌)
- 목욕수건을 반대쪽, 팔 밑에 깔고 하박에서 상박으로 씻어 내린 후 말림(정맥귀환 돕기 위해)
- 손은 대야물에 담그고 씻을 수 있도록 목욕수건을 깔은 후 대야를 놓고 물속에서 씻기고 말림
- 손톱을 청결히 함
- 발톱은 일자로, 손톱은 둥글게 깎음
- 목 뒤에서부터 둔부까지 잘 씻고 말린 후, 분으로 등마찰(혈액순환 → 욕창 예방)을 한 다음 환의를 입힘
- 둔부 밑에 목욕수건을 깔고 물수건을 주어 환자 자신이 회음부을 씻도록 함(비눗물 사용 ×)

☑ 더 알아보기

침대목욕 시 주의사항
- 프라이버시 유지
- 한기 느끼지 않게 가능한 한 짧은 시간(5 ~ 10분)에 끝낼 것
- 피로를 피하여 안정감 있게 함
- 눈은 안쪽에서 바깥쪽으로 각기 다른 수건을 사용하여 닦고, 비누를 사용하지 않음

Q 통목욕(욕조목욕)

① 움직일 수 있는 환자의 경우 의사의 허락이 있어야 함
② 방법
  - 실내온도: 24℃ 정도
  - 물의 양: 목욕통의 1/2 ~ 1/3 정도
  - 물의 온도
    - 성인: 37.7 ~ 46℃(100 ~ 115℉)
    - 유아: 40.5℃(105℉)

Q 섭취량과 배설량

① 섭취량과 배설량

섭취량	• 경구: 식사 시, 식간에 마시는 수분량, 비위관 등 튜브 통해 주입된 미음의 양, 얼음은 전량의 반을 수분량으로 측정 • 비경구: 수액, 혈액제제, 투석액 등
배설량	• 소변, 설사, 젖은 드레싱, 심한 발한, 과도한 호흡 시 수분 손실량, 배액관 통한 배액량, 출혈, 구토 • 제외: 정상대변, 정상 호흡수분 소실량, 발한, 가글액, 위세척액

② 수분섭취 배설량의 기록: 8시간마다 합계기록 → 총합계는 밤번이 계산하여 보고
③ 섭취량 > 배설량: 부종
④ 배설량 > 섭취량: 탈수
⑤ 탈수의 증상: 체위성 저혈압, 체중 감소, 피부 탄력성 저하, 건조한 피부, 체온 상승, 핍뇨, 요비중 상승, 적혈구 용적률 상승

Q 천자검사

요추천자	새우등 자세(지주막하강-뇌척수액) → 앙와위(4시간)(두통예방, 뇌척수압 하강)
복부천자	반좌위, 좌위, 배액된 액을 역류하지 않게 함
흉강천자	• 팔을 머리 위로 올린 자세, 의자에 앉아서 베개를 안고 엎드림 • 움직이거나 기침, 재채기 제한
간생검	• 생검 부위가 아래로 가도록 오른쪽으로 눕기(압박에 의한 지혈) • 활력징후 자주 측정(내출혈 유무 관찰)
골수검사	장골, 천골, 검사 전 동의서 받기 → 검사 중 창백, 발한, 어지러움 관찰

🔍 요실금 환자 간호

① 요의가 없더라도 규칙적으로 소변을 보게 함
② 방광을 확실히 비우도록 배뇨 후 허리를 앞으로 구부리게 함
③ 회음부를 자주 공기에 노출
④ 케겔운동(골반저부 근력강화운동)을 권함
⑤ 수시로 둔부의 피부상태를 확인
⑥ 수분 섭취량 그대로 유지

🔍 치매 노인의 문제행동 간호

① 집안에서 배회하는 경우 배회코스를 만들어 줌
② 집안을 어둡지 않게 함
③ 잃어버린 물건에 대한 의심을 부정하거나 설득하지 말고 함께 찾도록 함
④ 치매 노인의 반복적 질문이나 행동 간호
   • 단순하게 할 수 있는 일거리 제공
   • 좋아하는 노래 함께 부르기

🔍 노인의 신체적 변화

① 피부 건조
② 기침 반사 및 호흡 능력 감소
③ 동공 축소, 렌즈의 황색화로 빛 반사에 매우 예민
④ 감각기능 저하
⑤ 혈관 저항 증가, 심박출량 감소, 혈압 증가, 기초대사량 감소
⑥ 기억력 감퇴, 고환의 크기 감소, 면역 능력 감소
⑦ NREM(깊은 수면) 감소, REM(얕은 수면) 증가

🔍 눈질환

백내장	• 증상: 수정체의 혼탁, 시력 저하, 흐릿한 시야 • 수술 후 간호: 심호흡, 조기이상, 안압 상승하지 않도록 기침, 코풀기 제한
녹내장	• 증상: 안압 상승(눈에 통증 호소) • 수술 후 퇴원교육: 빛을 볼 때 무지개 잔상이 보이면 즉시 병원으로 오라고 함

🔍 임종 시 간호

① 실내 온도: 21 ~ 23℃
② 조용한 공간에 있게 하되 혼자 두지 않음
③ 방은 밝게 유지
④ 청각은 마지막까지 남아 있으므로 대화에 주의하며 정상 음성으로 명확하게 이야기함
⑤ 측위(체액 배출)

🔍 회음부 간호

① 솜은 한 번 사용하면 버리고 새로운 솜 사용
② 노출 최소화
③ 자세: 남성은 앙와위 / 여성은 배횡와위
④ 대음순을 벌려서 닦음
⑤ 요도에서 항문(치골)(질) 쪽으로 닦음
⑥ 대음순, 소음순, 요도 순으로 닦음
⑦ 패드 사용 시 앞에서 뒤로 대어 줌

🔍 목발

① 길이: 신장 -40cm
② 위치: 발 앞쪽 15cm, 옆쪽 15cm
③ 팔꿈치 각도: 30도
④ 체중: 겨드랑이가 아닌 손바닥으로
⑤ 2점 보행: 좌측 목발, 우하지 – 우측 목발, 좌하지
⑥ 3점 보행: 양쪽 목발 – 환측 – 건측
⑦ 4점 보행: 좌측 목발 – 우하지 – 우측 목발 – 좌하지
　　• 계단 올라갈 때: 건측 – 양쪽 목발, 환측
　　• 계단 내려갈 때: 양쪽 목발, 환측 – 건측

① 자의입원
- 정신질환자나 그밖에 정신건강상 문제가 있는 사람은 보건복지부령으로 정하는 입원 등 신청서를 정신의료기관 등의 장에게 제출함으로써 그 정신의료기관 등에 자의입원할 수 있다.
- 정신의료기관 등의 장은 자의입원한 사람이 퇴원을 신청한 경우에는 지체 없이 퇴원시켜야 한다.
- 정신의료기관 등의 장은 자의입원한 사람에 대하여 입원한 날부터 2개월마다 퇴원할 의사가 있는지를 확인하여야 한다.

② 동의입원
- 정신질환자는 보호의무자의 동의를 받아 보건복지부령으로 정하는 입원 신청서를 정신의료기관 등의 장에게 제출함으로써 그 정신의료기관 등에 입원할 수 있다.
- 정신의료기관장은 동의입원한 정신질환자가 퇴원 신청한 경우에는 지체 없이 퇴원시켜야 한다. 다만, 정신질환자가 보호의무자의 동의를 받지 아니하고 퇴원 신청하는 경우에는 정신건강의학과 전문의 진단 결과 환자의 치료와 보호 필요성이 있다고 인정되는 경우에 한정하여 정신의료기관장은 퇴원 신청을 받은 때부터 72시간까지 퇴원을 거부할 수 있고, 퇴원 거부하는 기간 동안 입원으로 전환할 수 있다.
- 정신의료기관장은 퇴원 거부하는 경우에는 지체 없이 환자 및 보호의무자에게 그 거부 사유 및 퇴원 심사를 청구할 수 있음을 서면 또는 전자 문서로 통지하여야 한다.
- 정신의료기관장은 동의입원한 정신질환자에 대하여 입원한 날부터 2개월마다 퇴원할 의사가 있는지를 확인하여야 한다.

③ 보호의무자에 의한 입원
- 정신의료기관장은 정신질환자 보호의무자 2명 이상(보호의무자 간 입원 등에 관하여 다툼이 있는 경우에는 순위에 따른 선순위자 2명 이상을 말하며, 보호의무자가 1명만 있는 경우에는 1명으로 한다)이 신청한 경우로서 정신건강의학과 전문의가 입원이 필요하다고 진단한 경우에만 해당 정신질환자를 입원시킬 수 있다. 이 경우 정신 의료기관장은 입원할 때 보호의무자로부터 보건복지부령으로 정하는 바에 따라 입원 신청서와 보호의무자임을 확인할 수 있는 서류를 받아야 한다.
- 입원 기간은 최초로 입원한 날부터 3개월 이내로 한다. 다만, 다음의 구분에 따라 입원 기간을 연장할 수 있다.
  - 3개월 이후의 1차 입원 등 기간 연장: 3개월 이내
  - 1차 입원 등 기간 연장 이후의 입원 기간 연장: 매 입원 기간 연장 시마다 6개월 이내

④ 응급입원
- 정신질환자로 추정되는 사람으로서 자신의 건강 또는 안전이나 다른 사람에게 해를 끼칠 위험이 큰 사람을 발견한 사람은 그 상황이 매우 급박하여 규정에 따른 입원을 시킬 시간적

여유가 없을 때에는 **의사와 경찰관의 동의**를 받아 정신의료기관에 그 사람에 대한 응급입원을 의뢰할 수 있다.
- 입원을 의뢰할 때에는 이에 동의한 경찰관 또는 구급대원은 정신의료기관까지 그 사람을 호송한다.
- 정신의료기관장은 응급입원이 의뢰된 사람을 3일(공휴일은 제외) 이내 기간 동안 응급입원을 시킬 수 있다(72시간).
- 응급입원을 시킨 정신의료기관장은 지체 없이 정신건강의학과 전문의에게 그 응급입원한 사람 증상을 진단하게 하여야 한다.
- 정신질환자로서 계속하여 입원할 필요가 있다고 인정된 경우에는 규정에 따라 입원을 할 수 있도록 필요한 조치를 하고, 계속하여 입원할 필요가 없다고 인정된 경우에는 즉시 퇴원시켜야 한다.
- 정신의료기관장은 응급입원을 시켰을 때에는 그 사람의 보호의무자 또는 보호를 하고 있는 사람에게 입원이 필요한 사유·기간 및 장소를 지체 없이 서면으로 통지하여야 한다.

Q 「간호법」

① 목적(제1조): 이 법은 모든 국민이 보건의료기관, 학교, 산업현장, 재가 및 각종 사회복지시설 등 간호사등이 종사하는 다양한 영역에서 수준 높은 간호 혜택을 받을 수 있도록 간호에 관하여 필요한 사항을 규정함으로써 의료의 질 향상과 환자 안전을 도모하여 국민의 건강 증진에 이바지함을 목적으로 한다.
② 정의(제2조): 이 법에서 사용하는 용어의 뜻은 다음과 같다.
- "간호사"란 제4조에 따른 면허를 받은 사람을 말한다.
- "전문간호사"란 제5조에 따른 자격인정을 받은 사람을 말한다.
- "간호조무사"란 제6조에 따른 자격인정을 받은 사람을 말한다.
- "간호사등"이란 간호사·전문간호사·간호조무사를 말한다.
- "의료기관"이란 「의료법」에 따른 의료기관을 말한다.
- "보건의료기관"이란 「보건의료기본법」에 따른 보건의료기관을 말한다.
③ 간호조무사 자격인정 등(제6조)
- 간호조무사가 되려는 사람은 다음의 어느 하나에 해당하는 사람으로서 보건복지부령으로 정하는 교육과정을 이수하고 간호조무사 국가시험에 합격한 후 **보건복지부장관의 자격인정**을 받아야 한다.
  - 초·중등교육법령에 따른 특성화고등학교의 간호 관련 학과를 졸업한 사람(간호조무사 국가시험 응시일부터 6개월 이내에 졸업이 예정된 사람을 포함한다)

- 「초·중등교육법」에 따른 고등학교 졸업자(간호조무사 국가시험 응시일부터 6개월 이내에 졸업이 예정된 사람을 포함한다) 또는 초·중등교육법령에 따라 같은 수준 이상의 학력이 있다고 인정되는 사람(이하 "고등학교 졸업 이상 학력 인정자")으로서 보건복지부령으로 정하는 국·공립 간호조무사양성소의 교육을 이수한 사람
  - 고등학교 졸업 이상 학력 인정자로서 평생교육법령에 따른 평생교육시설에서 고등학교 교과과정에 상응하는 교육과정 중 간호 관련 학과를 졸업한 사람(간호조무사 국가시험 응시일부터 6개월 이내에 졸업이 예정된 사람을 포함한다)
  - 고등학교 졸업 이상 학력 인정자로서 「학원의 설립·운영 및 과외교습에 관한 법률」에 따른 학원의 간호조무사 교습과정을 이수한 사람
  - 고등학교 졸업 이상 학력 인정자로서 외국의 간호조무사 교육과정(보건복지부장관이 정하여 고시하는 인정기준에 해당하는 교육과정을 말한다)을 이수하고 해당 국가의 간호조무사 자격을 취득한 사람
  - 제4조 제1항 제1호 또는 제2호에 해당하는 사람
④ 결격사유(제7조): 다음의 어느 하나에 해당하는 사람은 간호사등이 될 수 없다.
  - 「정신건강증진 및 정신질환자 복지서비스 지원에 관한 법률」에 따른 정신질환자. 다만, 「의료법」에 따른 전문의가 간호사등으로서 적합하다고 인정하는 사람은 그러하지 아니하다.
  - 마약·대마·향정신성의약품 중독자
  - 피성년후견인·피한정후견인
  - 금고 이상의 실형을 선고받고 그 집행이 끝나거나 집행이 면제된 날부터 5년이 지나지 아니한 사람
  - 금고 이상의 형의 집행유예를 선고받고 그 유예기간이 지난 후 2년이 지나지 아니한 사람
  - 금고 이상의 형의 선고유예를 받고 그 유예기간 중에 있는 사람
⑤ 간호조무사의 업무(제15조)
  - 간호조무사는 「의료법」에도 불구하고 간호사를 보조하여 제12조 제1항 제1호부터 제3호까지의 업무를 수행할 수 있다.
  - 위의 사항에도 불구하고 간호조무사는 「의료법」에 따른 의원급 의료기관에 한정하여 같은 법에 따른 의사, 치과의사, 한의사의 지도하에 환자의 요양을 위한 간호 및 진료의 보조를 수행할 수 있다.
  - 위에 따른 구체적인 업무의 범위와 한계에 관하여 필요한 사항은 보건복지부령으로 정한다.
⑥ 보수교육(제16조): 간호조무사는 보건복지부령으로 정하는 바에 따라 보수교육을 받아야 한다.
⑦ 실태 및 취업상황 등의 신고(제17조): 간호조무사는 보건복지부령으로 정하는 바에 따라 최초로 자격인정을 받은 후부터 3년마다 그 실태와 취업상황 등을 보건복지부장관에게 신고하여야 한다.

정답만 보이는 합격모의고사

Chapter 01 제1회 합격모의고사
Chapter 02 제2회 합격모의고사
Chapter 03 제3회 합격모의고사
Chapter 04 제4회 합격모의고사
Chapter 05 제5회 합격모의고사
Chapter 06 제6회 합격모의고사
Chapter 07 제7회 합격모의고사
Chapter 08 제8회 합격모의고사

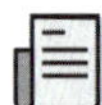

기초간호학 개요

01

간호조무사가 동료의 업무상 실수를 발견했을 때 직업윤리에 따른 행동으로 옳은 것은?

① **환자에게 위해가 있는지 확인한다.**
② 동료를 보호하기 위해 비밀로 한다.
③ 보호자가 알고 있는지 먼저 확인한다.
④ 다음 근무자에게 문제 해결을 미룬다.
⑤ 자신의 직무와 관련이 없으면 무시한다.

> 간호조무사는 동료의 업무상 실수를 발견했을 때 환자에게 위해가 있는지 우선 확인하고, 위해가 예상되면 즉시 상급자에게 보고하여 적절한 조치가 이루어지도록 해야 한다.

02

안전한 병원환경을 조성하는 방법으로 옳은 것은?

① 소독제와 내복약을 같은 서랍에 보관한다.
② 손상된 전선은 반창고를 감아 계속 사용한다.
③ 오염 세탁물과 기타 세탁물을 혼합하여 수거한다.
④ **산소요법 시 정전기를 일으킬 수 있는 물건을 치운다.**
⑤ 바닥 청소는 오염된 구역에서 깨끗한 구역 순서로 한다.

> 산소는 인화성이 높아 정전기 발생 시 화재나 폭발의 위험이 있기 때문에 정전기를 일으킬 수 있는 물건은 치운다.

03

병원에서 화재가 발생했을 때, 입원해 있는 환자를 대피시키는 방법으로 옳은 것은?

① 엘리베이터를 이용하여 이동하게 한다.
② 비상구에 인원이 밀집되도록 유도한다.
③ **자기 힘으로 움직일 수 있는 환자를 신속히 대피시킨다.**
④ 출입문의 손잡이가 뜨거우면 천으로 감싸 쥐고 문을 연다.
⑤ 밖으로 나온 후 환자를 구조하기 위해 다시 건물로 재진입한다.

> 병원 내 화재 시 대피순서
> 내원객 → 거동 가능 환자 → 경증 환자 → 중증 환자 → 직원, 의료진

04

격리 의료폐기물에 해당하는 것은?

① 분만 시 나온 태반
② 위궤양 환자의 토혈
③ 골절 환자에게 사용한 붕대
④ 당뇨병 환자에게 사용한 주삿바늘
⑤ **활동성 폐결핵 환자의 객담이 묻은 거즈**

> 결핵은 제2급 감염병으로, 활동성 폐결핵은 공기를 매개로 감염될 수 있으므로 전파 방지를 위해 격리된다.

05

외분비샘의 기능과 내분비샘의 기능을 모두 하는 신체기관은?

① 간   ② **췌장**
③ 담낭   ④ 송과선
⑤ 뇌하수체

> 췌장은 외분비 기능으로는 소화 관련 작용을 하고, 내분비 기능으로는 혈당 조절과 신체 대사에 관여한다.

★★ 06

혈중 칼슘 농도 저하 시 분비되는 호르몬으로, 뼈 속의 칼슘을 혈액 속으로 재흡수시켜 혈중 칼슘 농도를 높이는 호르몬은?

① 항이뇨호르몬   ② 갑상샘호르몬
③ **부갑상샘호르몬**   ④ 부신피질호르몬
⑤ 부신수질호르몬

> 부갑상샘호르몬은 혈중 칼슘 농도 저하 시 분비되는 펩타이드 호르몬으로 혈중 칼슘 농도를 증가시킨다.

★ 07

모르핀(morphine) 투약 전, 후에 반드시 확인해야 하는 것은?

① 체온   ② 혈압
③ 맥압   ④ **호흡수**
⑤ 맥박수

> 마약성 진통제인 모르핀, 코데인, 데메롤 투약 전에는 반드시 호흡수를 확인해야 한다. 성인의 정상 호흡수는 분당 12 ~ 20회이며, 특히 호흡수가 분당 10회 이하일 경우 호흡 억제의 위험이 높아지므로 투약을 중지한다.

★ 08

약물을 일정한 간격으로 투여하는 목적은?

① 길항작용 촉진
② **혈중농도 유지**
③ 중독작용 촉진
④ 약물내성 증진
⑤ 흡수과정 지연

> 약물을 일정한 간격으로 투여하는 목적은 혈중농도를 유지하는 것 외에도 부작용을 최소화하고, 내성을 예방하기 위함이다.

★ 09

다음 증상이 있는 환자에게 적합한 식이교육 내용은?

> 다뇨, 다식, 다음, 체중감소, 피로

① 고지방식이를 권장한다.
② 고열량식이를 권장한다.
③ **단순당 섭취를 제한한다.**
④ 섬유소 섭취를 제한한다.
⑤ 단백질 섭취를 제한한다.

> 제시된 증상은 당뇨병의 주요 증상들이다. 당뇨병 환자는 저지방 단백질과 고섬유소를 섭취하고 단순당 섭취를 제한한다. 신부전을 동반한 당뇨병 환자에게는 단백질 섭취를 제한할 필요가 있다.

10

황달을 동반한 간경화증 환자가 소양감을 호소할 때 돕는 방법으로 옳은 것은?

① 조이는 옷을 입게 한다.
② 무거운 침구를 제공한다.
③ 카페인 음료를 마시게 한다.
④ 뜨거운 물로 통목욕을 하게 한다.
⑤ **방 안의 온도를 서늘하게 유지한다.**

뜨거운 물이나 자극은 소양감을 악화시킬 수 있다. 따라서 황달을 동반한 간경화증 환자가 소양감을 호소하는 경우 긁지 않도록 교육하고, 서늘한 환경이 도움이 될 수 있다.

11

치아우식증에 관한 설명으로 옳은 것은?

① 매끄러운 표면에서 호발한다.
② 치아 표면에 무기질이 침착되는 과정이다.
③ **법랑질보다 상아질에서 더 빠른 속도로 확산된다.**
④ 치아우식증으로 치아조직이 파괴되어도 재생될 수 있다.
⑤ 치은 퇴축이 심해지면 치아우식증의 발생률이 감소한다.

치아우식증(충치)은 치아의 법랑질이 손상되어 그 아래 상아질과 치수에 충치가 생기는 질환이다.

12

치과에서 사용하는 진공흡입기(suction)에 관한 설명으로 옳은 것은?

① 진공흡입기 팁은 1일 1회 교체한다.
② 치료 중에는 진공흡입기 사용을 중단한다.
③ **진공흡입기 팁이 치경을 가리지 않게 한다.**
④ 진공흡입기로 시술 부위의 혀와 뺨을 견인할 수 없다.
⑤ 진공흡입기 내로 연조직이 빨려 들어가면 흡인력을 높여 준다.

- 진공흡입기(suction)는 구강 내 액체, 타액, 혈액 등의 액체를 흡인하여 제거하는 기구로, 환자의 혀와 뺨을 견인할 수 있다.
- 진공흡입기 팁은 환자마다 교체한다.

13

부항요법에 관한 설명으로 옳은 것은?

① 식사 직후에 적용하는 것이 좋다.
② 처음 압력은 60cmHg로 시작한다.
③ 1회 적용시간은 30분 이상으로 한다.
④ 정맥류가 있는 환자에게 적용하는 것이 좋다.
⑤ **성인의 사혈량은 1회 10cc를 넘지 않게 한다.**

- 식사 직전이나 직후, 운동 직후에는 가급적 부항요법을 하지 않는다.
- 처음 압력은 30 ~ 40cmHg로, 1회 적용시간은 5 ~ 10분으로 한다.
- 정맥류가 있는 환자는 부항요법이 금지된다.

✦ 14

자침(刺鍼) 시 간호보조활동으로 옳은 것은?

① 유침 시 환자 체위를 자주 변경해준다.
② 훈침 시 발침하지 않고 상체를 높여 준다.
③ 발침 시 침자루를 빠르고 강하게 뽑는다.
④ 발침 후 잔여 침이 남아있는지 확인한다.
⑤ 사용한 침은 알코올로 닦아 재사용한다.

침 수술 후에는 반드시 발침 개수를 재확인해야 한다. 환자와 보호자에게도 재확인한다.

✦✦ 15

수혈 중 발열과 빈호흡이 나타났을 때 가장 먼저 해야 하는 것은?

① 수혈을 중단한다.
② 수혈세트를 교체한다.
③ 혈액을 따뜻하게 데운다.
④ 임상병리 검사실에 연락한다.
⑤ 생리식염수를 혈액과 함께 주입한다.

수혈 중 발열과 빈호흡 등의 이상반응이 나타나면 즉시 수혈을 중단하고 의사나 간호사에게 바로 보고한다.

16

상부위장관 조영술이 예정된 환자를 위한 교육 내용으로 옳은 것은?

① 고주파를 이용하는 검사이다.
② 검사 전 8시간 동안 금식한다.
③ 검사 중 껌을 씹는다.
④ 검사 후 수분 섭취를 제한한다.
⑤ 검사 후 흰색 변은 이상징후이다.

• 검사 전 8시간 동안 금식해야 하며, 금식이 되어 있지 않으면 검사를 연기해야 한다.
• 검사 후 수분 섭취를 권장하며, 흰색 변은 바륨이 배출되는 것으로 정상이다.

✦✦ 17

활동성 폐결핵으로 격리 치료 중인 환자를 위한 간호보조활동으로 옳은 것은?

① 병실 방문을 자주 열어 환기한다.
② 환자가 입었던 환의는 폐기해야 한다.
③ 병실에 들어갈 때 N95 마스크를 착용한다.
④ 환자가 객혈을 할 때 뱉지 말고 삼키게 한다.
⑤ 항결핵약 복용 중 증상이 없어지면 임의로 복용을 중단하게 한다.

활동성 폐결핵 환자는 음압병실에 격리하는데, 음압병실이어도 전파 위험이 있으므로 병실에 들어가기 전 N95 마스크를 착용한다.

✦ 18

급성통증 반응에 해당하는 것은?

① 동공 확대   ② 호흡수 감소
③ 근긴장도 감소   ④ 집중력 향상
⑤ 면역기능 향상

• 급성통증 시 교감신경 활성이 증가한다.
• 교감신경 활성 증가 시 특징
  - 동공 확대   - 심박수 증가
  - 혈압 상승   - 호흡 빨라지거나 얕아짐
  - 발한   - 근긴장도 증가
  - 움직임 제한   - 창백 또는 홍조 피부
  - 심리적: 불안, 공포, 분노, 집중력 감소

★★
19

요독증이 있는 신부전 환자에게 권장되는 식이는?

① 저열량 식이 ② 저단백 식이
③ 저칼슘 식이 ④ 고칼륨 식이
⑤ 고인산 식이

요독증은 신장이 제 기능을 하지 못해 혈액 속에 노폐물과 독소가 축적되는 상태로, 요독증이 있는 신부전 환자는 저단백·저염분 식이가 권장되고, 수분이 제한된다.

★★
20

다음 노인 대상자 중 골절의 위험이 높은 경우는?

① 흡연력이 없음
② 대퇴골 골밀도가 높음
③ 규칙적으로 비타민 D를 복용함
④ 매일 30분 이상 걷기 운동을 함
⑤ 3개월 이상 부신피질호르몬제를 복용함

장기간 부신피질호르몬제를 복용하는 경우 골다공증을 유발하여 골절의 위험이 증가한다.

★★
21

두개수술을 받은 환자의 침상머리를 15 ~ 30° 정도 높이는 이유는?

① 장운동 촉진
② 수술 부위 감염 예방
③ 두개내압 상승 예방
④ 수분과 전해질의 균형 유지
⑤ 경부 근육의 긴장도 완화

두개수술 후에는 두개내압이 상승할 위험이 있으므로 침상머리를 15 ~ 30° 정도 올려 주어 두강 내 내압을 낮추어야 한다.

★★
22

흉통과 좌측 팔로 방사되는 통증을 호소하고 있는 환자를 위한 간호보조 활동으로 옳은 것은?

① 산소를 투여한다.
② 운동을 격려한다.
③ 카페인 음료를 섭취하게 한다.
④ 흉통 부위에 냉찜질을 제공한다.
⑤ 나이트로글리세린을 물과 함께 삼키게 한다.

가슴통증 등 협심증의 증상이 있는 경우, 심장 근육에 충분한 혈액 및 산소가 공급되지 않는 상황으로 비강캐뉼라 등을 통해 산소를 투여하도록 한다. 또한 즉시 나이트로글리세린을 설하투여한다.

★
23

자간전증을 진단받은 임신부가 경련을 하고 있을 때 돕는 방법으로 옳은 것은?

① 수분 공급을 위해 물을 마시게 한다.
② 손상을 방지하기 위해 억제대를 해 준다.
③ 침대 난간에 부딪히지 않게 침대 난간을 내린다.
④ 흡인을 방지하기 위해 머리를 옆으로 돌려준다.
⑤ 환자의 상태를 확인하기 위해 혈액검사를 시행한다.

자간전증으로 경련이 발생하면 기도 확보가 최우선이다. 따라서 임신부를 좌측위로 눕히고 구강 내 기도 유지기를 넣어 혀 깨무는 것을 방지하고 분비물을 흡입한다.

★★
24

초산부의 분만 1기 분만 과정을 돕는 방법으로 옳은 것은?

① 배뇨는 가능한 한 참게 한다.
② 환의가 젖었어도 갈아입히지 않는다.
③ 자궁수축을 위해 자궁저부를 마사지한다.
④ 불편감을 완화하기 위해 호흡을 참게 한다.
⑤ **자궁태반 관류를 촉진하기 위해 측위를 취하게 한다.**

분만 1기(개구기)는 자궁경부가 완전히 개대(10cm)될 때까지의 시기이다. 규칙적인 자궁 수축이 시작되어 경부가 점차 얇아지고 열리는 단계로, 측위나 체위 변경을 통해 혈액순환을 돕는다.

★
25

정상 질식분만을 한 산욕기 산모를 돕는 활동으로 옳은 것은?

① **분만 직후 회음부에 냉찜질을 해준다.**
② 분만 직후 복도를 걸어 다니며 운동하게 한다.
③ 분만 직후 땀이 많이 나는 것은 비정상이라고 설명한다.
④ 분만 후 8시간 동안 금식을 유지하게 한다.
⑤ 분만 후 자연배뇨를 못 할 경우 유치도뇨를 시행한다.

분만 직후 24시간 동안은 회음부에 냉찜질을 해주어 통증을 완화하고 혈관 수축으로 인한 출혈과 부종 감소를 유도한다. 24시간 이후에는 열요법을 시행한다.

★
26

신생아의 목욕을 돕는 방법으로 옳은 것은?

① **목욕 후 제대 부위를 소독한다.**
② 목욕하기 직전에 수유한다.
③ 목욕물의 온도는 손가락으로 확인한다.
④ 다리부터 상체, 얼굴 순서로 닦는다.
⑤ 목욕 중 피부색이 푸르게 변하면 목욕물에 몸을 담가준다.

신생아 목욕 후에는 마른 수건으로 물기를 닦고 제대(배꼽) 부위를 소독하여 감염을 예방한다. 필요시 신생아용 보습제를 발라준다.

27

우유병을 이용해 신생아에게 수유하는 방법으로 옳은 것은?

① 수유 직후 기저귀를 교환한다.
② 침대에 눕히고 우유병을 물린다.
③ **수유 중 공기가 들어가지 않게 주의한다.**
④ 수유 후 남은 우유는 냉동보관하여 사용한다.
⑤ 소독한 우유병과 젖꼭지를 1일 1회 교체한다.

우유병을 약 45도 기울여 젖꼭지 부분이 항상 모유나 분유로 채워지도록 하여 신생아가 공기를 마시지 않도록 한다. 공기를 마시게 될 경우 복부 팽만으로 인한 불편감을 호소할 수 있으므로 만약 공기를 많이 마시게 된 경우에는 수유 중간에 트림을 시킨다.

28

기저귀 발진이 있는 영아를 위한 간호보조활동
으로 옳은 것은?

① 꼭 끼는 바지를 입힌다.
② 발진 부위에 파우더를 뿌린다.
③ **기저귀가 젖으면 즉시 교환한다.**
④ 발진 부위를 알코올로 소독한다.
⑤ 피부가 접히는 부분을 습하게 유지한다.

- 기저귀가 젖으면 즉시 기저귀를 벗기고 가능하면 공기에
  노출시켜 피부를 건조하게 유지한다.
- 발진이 생긴 후에는 비누를 사용하지 않는다.

29

경련을 하고 있는 아동을 위한 간호보조활동으로
옳은 것은?

① 아동의 사지를 꽉 붙잡는다.
② 병실의 조명을 환하게 켜준다.
③ 의복의 끈과 단추를 잠가준다.
④ 의자에 앉은 채로 발작하면 그대로 앉혀둔다.
⑤ **주변에 위험한 물건이 있는지 확인하여, 있으
   면 그 물건을 치운다.**

- 주변에 날카로운 기구 등 위험한 물건이 있는지 확인하고
  물건을 치운다.
- 병실은 어둡고 조용하게 관리한다.

30

노인의 신체적 변화로 옳은 것은?

① 골밀도 증가
② 폐활량 증가
③ 심박출량 증가
④ **혈관저항 증가**
⑤ 기초대사량 증가

노인의 신체적 변화
- 골밀도 · 폐활량 · 심박출량 감소
- 혈관저항 증가
- 기초대사량 감소
- 면역력 저하
- 신장 기능 감소

31

치매 후기 단계에 있는 노인이 같은 질문을 반복
할 때 대처법으로 옳은 것은?

① 질문하는 이유에 대해 물어본다.
② 가볍게 웃어넘기며 대답을 피한다.
③ 더 이상 질문하지 말라고 이야기한다.
④ **대상자가 좋아하는 노래를 함께 부른다.**
⑤ 질문할 때마다 방금 한 질문임을 지적한다.

치매 환자의 반복적 질문이나 행동 시 대처법
- 관심을 바꿀 수 있도록 크게 손뼉을 치거나 대상자가 좋
  아하는 음식을 제공한다.
- 과거의 경험 또는 고향과 관련된 대화를 나누거나 좋아하
  는 노래를 함께 부른다.
- 나물 다듬기, 발래 개기와 같은 단순한 일거리를 준다.

32

노인의 수면을 돕는 방법으로 옳은 것은?

① 낮에 오랜 시간 자게 한다.
② 취침 시 TV를 크게 틀어 둔다.
③ 취침 전 수분 섭취를 권장한다.
④ **취침 전 카페인 섭취를 제한한다.**
⑤ 수면시간이 부족하면 정해진 기상시간을 수시로 조정한다.

오후나 늦은 저녁에 카페인이나 알코올 섭취를 제한한다.

33

1시간 전에 발목을 삔 환자를 위한 응급처치 방법으로 옳은 것은?

① 손상 부위를 마사지한다.
② 손상 부위에 온찜질을 한다.
③ **손상 부위를 압박붕대로 고정한다.**
④ 손상 부위에 체중을 실어 걷게 한다.
⑤ 손상 부위에 수동관절운동을 적용한다.

염좌 초기 응급처치
- 염좌 부위를 심장보다 높게 올려 주고 냉찜질을 시행한다.
- 손상 부위는 사용하지 않고 충분한 휴식을 취한다.
- 손상 24 ~ 48시간 후에 온찜질을 하여 혈액순환 촉진 및 근육과 인대를 이완시켜 회복을 돕는다.

34

성인 심폐소생술 중 가슴압박 방법에 관한 설명으로 옳은 것은?

① 환자의 등에 푹신한 베개를 대준다.
② 검상돌기 부위를 압박한다.
③ 검지와 중지로 압박한다.
④ 가슴을 분당 30회 압박한다.
⑤ **매 가슴압박 후 가슴이 원래 상태로 완전히 이완되게 한다.**

정맥환류량을 증가시키도록 각각의 가슴압박 이후 가슴의 이완을 최대로 한다.

35

다음 중 무의식 환자가 구토를 할 때 우선적인 간호보조활동으로 옳은 것은?

① **옆으로 눕혀준다.**
② 체온을 측정한다.
③ 배를 마사지한다.
④ 환의를 갈아입힌다.
⑤ 미지근한 물을 먹인다.

구토물에 의한 기도 폐쇄를 예방하기 위해 옆으로 눕혀준다.

36

보건교육의 일반적 특성에 관한 설명으로 옳은 것은?

① 교육내용은 교육자의 요구에 따라 선정해야 한다.
② 보건교육을 실시할 수 있는 장소는 한정되어 있다.
③ 교육내용은 어려운 것에서 쉬운 것으로 실시해야 한다.
④ **보건교육은 지역사회에서 포괄적이고 중요한 업무이다.**
⑤ 교육내용은 추상적인 것에서 구체적인 것으로 실시해야 한다.

교육내용은 쉬운 것에서 어려운 것, 구체적인 것에서 추상적인 것으로 진행하며, 대상자의 요구를 사정, 반영하여 선택한다.

37

보건교육 시 교육자와 대상자들 간 관계를 형성하고, 대상자의 학습동기를 높여 주어야 하는 단계는?

① **도입**　　② 전개
③ 정리　　④ 종결
⑤ 성과평가

보건교육의 과정 중 도입단계
본격적인 보건교육 전 흥미를 유발하고, 교육자 – 학습자, 학습자 – 학습자 간 좋은 관계를 형성하며, 학습에 대한 동기를 높여 주어야 하는 단계이다.

38

한 주제에 대해 의견이 상반된 4 ~ 7명의 전문가들이 다수의 청중 앞에서 사회자의 안내에 따라 의견을 발표하는 보건교육 방법은?

① **패널토의**
② 분단토의
③ 시범교육
④ 집단토의
⑤ 브레인스토밍

패널토의
지정된 주제에 대하여 상반된 의견을 가진 4 ~ 7명의 전문가가 사회자의 안내에 따라 다수의 청중 앞에서 발표 및 토론을 하는 방법

39

보건교육 진행 중 교육의 문제점을 파악하여 교육 방법이나 내용을 개선하기 위해 실시하는 평가는?

① 진단평가
② 구조평가
③ **형성평가**
④ 성과평가
⑤ 총괄평가

형성평가
교육 중 대상자의 학습 진행 상황 및 이해도 등을 지속적으로 조사하여 교육 내용을 조정 · 보완하거나 교육 과정을 수정 · 개선하는 데 활용할 수 있는 평가 예 교육 도중 퀴즈

✦ 40

우리나라 보건소에 관한 설명으로 옳은 것은?

① 중앙보건행정조직이다.
② 「의료법」에 따라 설치한다.
③ 매년 지역보건의료계획을 수립한다.
④ 건강 친화적인 지역사회 여건 조성의 업무를 수행한다.
⑤ 읍·면·동 단위의 보건소 설치로 지역주민의 접근이 용이하다.

보건소는 「지역보건법」에 따라 설치하는 지방정부조직으로, 지역보건법에 따라 지역주민의 건강증진 및 질병예방·관리를 위하여 시·군·구에 1개소씩 설치한다.

✦✦ 41

우리나라에서 보건진료소 설치의 근거가 되는 법은?

① 「지역보건법」
② 「국민건강증진법」
③ 「국민건강보험법」
④ 「산업재해보상보험법」
⑤ 「농어촌 등 보건의료를 위한 특별조치법」

보건진료소는 지방정부조직의 일종으로, 「농어촌 등 보건의료를 위한 특별조치법」에 따라 시장 또는 군수가 보건의료 취약지역의 주민에게 보건의료를 제공하기 위하여 읍·면 지역에 설치·운영한다.

✦✦ 42

보건의료체계 구성요소 중 인력, 시설, 장비, 지식 및 기술의 범주로 분류되는 것은?

① 경제적 지원
② 자원의 조직화
③ 보건의료자원의 개발
④ 보건의료정책 및 관리
⑤ 보건의료서비스의 제공

보건의료자원
보건의료서비스를 제공하기 위한 인력, 시설, 장비 및 물자, 지식 등이 해당한다.

✦✦ 43

우리나라 노인장기요양보험제도의 서비스 대상자는?

① 결핵으로 6개월 이상 일상생활 수행이 어려운 60세
② 파킨슨병으로 6개월 이상 일상생활 수행이 어려운 50세
③ 당뇨병으로 6개월 이상 일상생활 수행이 어려운 40세
④ 시각 장애로 6개월 이상 일상생활 수행이 어려운 30세
⑤ 조현병으로 6개월 이상 일상생활 수행이 어려운 20세

노인장기요양급여 대상자는 65세 이상의 노인 또는 65세 미만이지만 치매, 뇌혈관성 질환, 파킨슨병 등 노인성 질병을 가진 자로 거동이 불편하거나 치매 등으로 인지가 저하되어 6개월 이상 혼자서 일상생활을 수행하기 어렵다고 인정되는 자이다.

✦✦ 44

우리나라 국민건강보험제도에 관한 설명으로 옳은 것은?

① 임의로 가입한다.
② 사적계약에 의해 징수된다.
③ **소득재분배 기능을 수행한다.**
④ 위험의 정도에 따라 보험료가 부과된다.
⑤ 보험료 수준에 따른 차등보험급여가 행해진다.

> 국민건강보험은 구조상 고소득층이 더 많은 보험료를 부담하고, 저소득층은 동일한 혜택을 받음으로써 소득재분배 효과가 있다.

✦✦✦ 45

치질 수술을 받은 노인이 미리 정해진 일정액의 진료비를 부담하는 제도는?

① 인두제
② 봉급제
③ **포괄수가제**
④ 총액계약제
⑤ 행위별수가제

> 포괄수가제는 질병군별로 미리 정해진 진료비를 지불하는 제도로, 수정체 수술, 편도선 수술, 치질 수술, 탈장 수술, 충수절제술, 자궁 적출 수술, 제왕절개 수술 등 7개 질병군이 해당한다.

✦✦ 46

습지의 보호와 지속 가능한 이용에 관한 국제협약은?

① 바젤협약
② 파리협정
③ 교토의정서
④ **람사르협약**
⑤ 몬트리올의정서

> • 바젤협약: 유해폐기물 규제에 관한 협약
> • 파리협정: 온실가스 감축 관련 협정
> • 교토의정서: 지구온난화 방지 관련 협약
> • 몬트리올의정서: 오존층 파괴 물질 규제에 관한 협약

✦ 47

다음에서 설명하는 대기오염 현상은?

> 공장이나 자동차 배기가스에서 배출된 산화물이 대기 중에서 산화되어 있다가 지상으로 강하하여 생태계 교란, 삼림 황폐화, 철제 구조물 부식 등의 피해를 준다.

① **산성비**
② 기온역전
③ 열섬현상
④ 황사현상
⑤ 지구온난화

산성비
대기 중 이산화황, 질소산화물 등이 물과 반응해 황산, 질산을 형성한 뒤 강수 형태로 지표에 내리는 현상

48

도시하수처리법의 순서로 옳은 것은?

① 스크린 → 침사지 → 침전지 → 활성오니법
② 스크린 → 침전지 → 침사지 → 활성오니법
③ 침사지 → 침전지 → 활성오니법 → 스크린
④ 침사지 → 활성오니법 → 스크린 → 침전지
⑤ 침전지 → 스크린 → 활성오니법 → 침사지

하수처리 과정
스크린 → 침사지 → 1차 침전지 → 생물학적 처리(활성오니법) → 2차 침전지 → 여과, 소독 → 방류

49

어패류를 먹은 다음 날 설사, 복통, 구토, 발열을 호소할 때 의심할 수 있는 식중독은?

① 노로바이러스
② 살모넬라
③ 보툴리누스
④ 포도상구균
⑤ 장염비브리오

- 장염비브리오는 어패류(특히 날 것) 섭취 후 여름절에 흔히 발생하며, 설사, 복통, 구토, 발열이 특징이다.
- 살모넬라: 달걀, 두부, 가금류
- 보툴리누스: 통조림
- 포도상구균: 김밥, 떡, 빵

50

산업피로에 관한 설명으로 옳은 것은?

① 비가역적인 생체 변화를 의미한다.
② 정신적 · 육체적 노동부하와 관련이 없다.
③ 재해 발생 건수와 산업피로는 반비례한다.
④ 작업시간은 산업피로 발생과 관련이 없다.
⑤ 적절한 휴식과 충분한 영양 섭취로 예방하는 것이 중요하다.

산업피로
- 장시간 반복된 작업에 의하여 근로자의 신체적 · 정신적 에너지가 고갈되어 나타난 가역적 생체 변화로, 정신적 · 육체적 작업 부하 등에 의하여 발생한다.
- 적절한 휴식과 충분한 영양 섭취로 사전에 예방하는 것이 중요하다.

공중보건학개론

51

B형간염 보균자인 산모가 낳은 아이에게 B형간염 면역 글로불린을 주사했을 때 아이가 얻게 되는 면역은?

① 선천성면역
② 자연능동면역
③ 자연수동면역
④ 인공능동면역
⑤ 인공수동면역

인공수동면역
면역 혈청, 감마 글로불린, 항독소 등 항체를 직접 투여하여 전달되는 면역으로 투여 후 일정 기간 유지된다.

52

질병 발생의 요소에 관한 설명으로 옳은 것은?

① 환경요인은 병인과 숙주에 영향을 미친다.
② 숙주의 저항력이 높으면 질병이 쉽게 발생한다.
③ 매개물을 통해 병원체가 전파되는 것은 직접
전파이다.
④ 병원체의 침범을 받은 숙주의 반응 정도는 동
일하게 나타난다.
⑤ 병원체에 대한 숙주의 감수성이 높으면 질병
이 발생하지 않는다.

질병 발생의 요소 중 환경요인은 병인과 숙주 간 영향을 주
는 매개적 요인으로 작동한다. 병원체 요인은 질병의 직접
적 요인에, 숙주 요인은 병원체 침입에 따른 개개인의 감수
성, 반응성 요인에 해당한다.

★★
53

질병의 자연사 단계 중 사람이 질병에 걸리지
않은 시기로 건강증진과 위생 개선 등이 필요한
때는?

① 비병원성기
② 불현성 감염기
③ 발현성 질환기
④ 중증도 현성 감염기
⑤ 회복기

비병원성기
아직 질병에 걸리지 않아 병인에 대한 저항력이 높고 생리
적으로 건강한 시기로, 건강증진, 위생 개선 등을 시행할
수 있는 시기이다.

★
54

민물고기를 생식하는 경우 감염될 수 있는 기생
충은?

① 편충
② 회충
③ 요충
④ 간흡충
⑤ 십이지장충

민물고기, 민물 서식 갑각류 등을 날 것으로 섭취하면 흡충
류(간흡충, 폐흡충, 장흡충) 감염 위험이 있다.

★★
55

코로나바이러스감염증-19(COVID-19) 예방접
종 후에 얻게 되는 면역은?

① 선천성면역
② 인공수동면역
③ 인공능동면역
④ 자연수동면역
⑤ 자연능동면역

인공능동면역
예방접종은 체내에서 항체를 스스로 생성하게 하므로 비교
적 장기간 면역이 유지된다.

56

생산연령인구가 많이 유입되어 전체 인구의
50% 이상인 지역의 인구구조 유형은?

① 종형
② 별형
③ 호로형
④ 항아리형
⑤ 피라미드형

별형 인구구조(인구전입형)는 도시 지역에서 생산연령층 인
구가 유입되어 전체 인구의 50% 이상을 차지하는 성장형
도시에서 나타난다.

모자보건사업의 지표 중 영아사망률의 분모로
옳은 것은?

① 특정 연도 총 사망자 수
② 특정 연도 연중앙인구
③ **특정 연도 총 출생아 수**
④ 특정 연도 생후 28일 미만 사망자 수
⑤ 특정 연도 생후 1년 미만 사망자 수

영아사망률

$$\frac{\text{특정 연도 1세 미만 영아 사망자 수}}{\text{특정 연도 총 출생아 수}} \times 1,000$$

노인장기요양보험의 방문간호에 관한 설명으로
옳은 것은?

① **방문간호는 장기요양보험의 재가급여 서비스
에 해당한다.**
② 간호조무사는 장기요양 방문간호기관의 시설
장이 될 수 있다.
③ 간호조무사는 장기요양보험 대상자에게 직접
방문간호지시서를 발급할 수 있다.
④ 2년의 간호보조업무 경력이 있는 간호조무사
는 방문간호서비스를 제공할 수 있다.
⑤ 고혈압으로 신체활동이 어려운 60세 남자는 장기요
양급여 대상자로 방문간호서비스를 받을 수 있다.

방문간호
자격요건을 갖춘 간호사, 간호조무사(3년 이상의 경력,
700시간 과정 이수)가 의사, 한의사 또는 치과의사의 방문
간호지시서에 따라 수급자의 가정 등을 방문하여 간호, 진
료의 보조, 요양에 관한 상담 또는 구강위생 등을 제공하는 것

영아의 예방접종 후 주의사항에 관한 교육 내용
으로 옳은 것은?

① "접종 후 엎드리게 해서 재우세요."
② "접종 후 고열과 경련이 있으면 집에서 관찰
하세요."
③ **"접종 후 귀가하여 3시간 이상 주의 깊게 관
찰해 주세요."**
④ "접종 후 당일은 약물의 흡수를 위해 과격한
신체활동을 해도 됩니다."
⑤ "접종 후 이상반응을 관찰해야 하니 5분간 의
료기관 내에 머물러 주세요."

영아의 예방접종 후 주의사항
- 접종 직후에는 20~30분간 의료기관에 머물며 아이의
상태를 관찰한다.
- 접종 후 3~8시간 이내에는 주의 깊게 아이의 상태를 관
찰한다.
- 접종 당일에는 목욕, 과격한 운동을 가급적 피하며, 접종
부위는 청결히 유지한다.
- 접종 부위에 통증, 발적, 부종 등이 생기면 찬 물수건을
대어준다.
- 접종 후 3일 내에 심하게 보채고 울거나, 고열, 경련, 호
흡곤란 등의 증상이 발생한 경우에는 의료진의 진찰을 받
을 수 있도록 한다.

60 *

다음 대상자에게 안내할 수 있는 지역사회 서비스 기관은?

> • 1년 전 배우자와 사별하였다.
> • 모든 활동에 대한 흥미가 감소하였다.
> • 하루 종일 기분이 처지고 우울하다.
> • 잠들기가 어렵고 자다가 자주 깨는 등의 수면장애가 있다.

① 사회복귀시설
② 공동거주시설
③ **정신건강복지센터**
④ 중독관리통합지원센터
⑤ 치매전담형 주·야간보호센터

정신건강복지센터
• 지역사회 내에서 정신건강 문제를 예방, 관리하며 정신건강증진사업 등의 제공 및 연계 사업을 전문적으로 수행하는 센터이다.
• 정신건강과 관련된 교육, 상담, 치료 지원을 실시하며 각종 정신건강증진사업을 시행 및 연계한다.

61 *

노인보건사업이 필요한 이유로 옳은 것은?

① 노인 인구 감소
② 노인 진료비 감소
③ 노인의 평균 수명 감소
④ 노인의 만성질환 유병률 감소
⑤ **노인의 일상생활 수행능력 감소**

노인보건사업은 노화로 인한 신체적·정신적·사회적 변화 및 일상생활 수행능력의 감소와 만성질환의 증가, 기능 저하, 의료비 부담 증가에 대응하여 건강한 노년 유지와 삶의 질 향상을 목적으로 필요하다.

62

다음에서 설명하는 정신재활 프로그램은?

> • 환자에게 일상생활을 영위해 나가는 데 필요한 기술을 익힐 수 있는 기회를 제공한다.
> • 정신장애로 인해 결핍된 인간관계의 개선 및 독립적 생활에 필요한 기술을 교육한다.
> • 증상관리, 대인관계, 스트레스 관리 교육이 대표적이다.

① 가족교육
② 자조집단
③ 직업재활
④ 주거서비스
⑤ **사회기술훈련**

사회기술훈련
사회생활 중 원활한 의사소통 및 일상생활에서 필요한 기술을 배우고 연습할 수 있도록 돕는 프로그램이다.

63 **

산전관리를 위해 보건소에서 하는 임신중독증 검사방법은?

① 객담 검사
② 대변 검사
③ **소변 검사**
④ 심전도 검사
⑤ 흉부 X선 검사

임신중독증은 단백뇨, 고혈압, 부종이 주요 증상으로, 소변 검사를 통해 소변 내 단백질이 새어 나오는 단백뇨가 있는지 확인한다.

★★★
64

다음 대상자를 하루에 모두 방문하고자 할 때
마지막으로 방문해야 할 대상자는?

① 신생아
② 성병 환자
③ 학령전 아동
④ **결핵 환자**
⑤ 임신 8개월의 임부

신생아 → 임산부 → 학령전 아동 → 학동기 아동 → 성병
환자 → 결핵 환자 순으로 방문을 시행한다.

★★
65

「정신건강증진 및 정신질환자 복지서비스 지원
에 관한 법률」상 다음에서 설명하는 입원의 종
류는?

> 정신질환자로 추정되는 사람으로서 자신의 건강
> 또는 안전이나 다른 사람에게 해를 끼칠 위험이 큰
> 사람을 발견한 사람은 그 상황이 매우 급박하여 입
> 원 등을 시킬 시간적 여유가 없을 때에는 의사와
> 경찰관의 동의를 받아 정신의료기관에 입원을 의
> 뢰할 수 있다.

① 동의입원
② **응급입원**
③ 자의입원
④ 보호의무자에 의한 입원
⑤ 시장·군수·구청장에 의한 입원

제시문은 응급의료에 대한 설명으로, 정신의료기관의 장은
응급입원이 의뢰된 사람을 3일(공휴일은 제외한다) 이내의
기간 동안 응급입원을 시킬 수 있다.

★★
66

간호조무사는 최초로 자격인정을 받은 후부터
(A)마다 그 실태와 취업상황 등을 (B)에게 신고
하여야 하는가?

	A	B
①	1년	보건복지부장관
②	1년	시장·군수·구청장
③	**3년**	**보건복지부장관**
④	3년	시장·군수·구청장
⑤	5년	보건복지부장관

간호조무사는 최초로 자격인정을 받은 후부터 3년(A)마다
그 실태와 취업상황 등을 보건복지부장관(B)에게 신고하여
야 한다(간호법 제17조 제4항).

67

「결핵예방법」상 전염성 결핵 환자에 대하여 접
객업이나 그 밖에 사람들과 접촉이 많은 업무에
종사하는 것을 일시 제한할 수 있는 자는?

① 대통령
② 보건복지부장관
③ **시장·군수·구청장**
④ 보건소장
⑤ 담당의사

특별자치시장·특별자치도지사 또는 시장·군수·구청상
은 전염성 결핵 환자에 대하여 접객업이나 그 밖에 사람들
과 접촉이 많은 업무에 종사하거나 집단생활시설에서 수행
하는 업무에 종사하는 것을 보건복지부령으로 정하는 바에
따라 전염성 소실(消失)의 판정을 받을 때까지 정지하거나
금지하도록 명하여야 한다.

✹ 68

구강보건법령상 주 1회 양치하는 경우, 불소용액 양치사업에 필요한 불소용액 농도는 양치액의 몇 퍼센트인가?

① 0.05%
② 0.08%
③ 0.1%
④ 0.15%
⑤ 0.2%

불소용액의 농도 등
• 매일 1회 양치: 양치액의 0.05%
• 주 1회 양치: 양치액의 0.2%
• 불소 도포의 횟수: 6개월에 1회

✹ 69

「혈액관리법」상 혈액원이 헌혈자에 대하여 채혈을 하기 전에 실시하여야 하는 건강진단은?

① 심전도 검사
② 폐활량 검사
③ 산소포화도 측정
④ 체온 및 맥박 측정
⑤ 단순흉부방사선촬영

채혈 전 실시하는 건강진단
• 과거의 헌혈경력 및 혈액검사결과와 채혈금지대상자 여부의 조회
• 문진 · 시진 및 촉진
• 체온 및 맥박 측정
• 체중 측정
• 혈압 측정
• 다음의 어느 하나에 따른 빈혈검사
  − 황산구리법에 따른 혈액비중검사
  − 혈색소검사
  − 적혈구용적률검사
• 혈소판계수검사(혈소판성분채혈의 경우에만 해당)

✹✹ 70

「감염병의 예방 및 관리에 관한 법률」상 그 발생을 계속 감시할 필요가 있어 발생 또는 유행 시 24시간 이내 신고하여야 하는 감염병은?

① 탄저
② 페스트
③ 연성하감
④ 쯔쯔가무시증
⑤ 신종인플루엔자

제3급 감염병
• 그 발생을 계속 감시할 필요가 있어 발생 또는 유행 시 24시간 이내에 신고하여야 하는 감염병
• 종류: 파상풍, B형간염, 일본뇌염, 말라리아, 중증열성혈소판감소증후군(SFTS), 쯔쯔가무시증, 렙토스피라증, 브루셀라증, 신증후군출혈열 등

실기

✹✹✹ 71

성인환자의 심첨맥박 측정에 관한 설명으로 옳은 것은?

① 환자에게 우측위를 취하게 하고 측정한다.
② 부정맥이 있는 경우 1분 동안 측정한다.
③ 가슴을 노출하지 않고 옷 위에서 측정한다.
④ 청진기의 판막을 차갑게 하여 측정 부위에 댄다.
⑤ 우측 중앙액와선과 5번째 늑골간이 만나는 지점에서 측정한다.

심첨맥박은 환자를 앙와위 또는 앉은 자세에서 왼쪽 가슴을 노출시켜 옷 위가 아닌 피부에서 측정하며, 이때 청진기의 판막은 차갑게 하지 않는다.

72

환자가 눈치채지 않게 측정해야 하는 활력징후는?

① 체온
② 호흡
③ 맥박
④ 혈압
⑤ 산소포화도

호흡수는 대상자가 의식하면 호흡 양상이 달라질 수 있으므로 눈치채지 않게 측정해야 한다. 보통 맥박을 측정하는 척하며 호흡수를 측정한다.

73

환자의 일상적인 식사를 돕는 방법으로 옳은 것은?

① 가능하면 환자 스스로 먹게 한다.
② 상처 소독은 식사 직전에 시행한다.
③ 연하곤란이 있으면 죽보다 맑은 미음을 제공한다.
④ 똑바로 앉아 목을 뒤로 젖힌 자세에서 음식을 먹게 한다.
⑤ 음식물이 완전히 넘어가지 않은 상태에서 계속 음식물을 제공한다.

일반적인 식사 돕기
• 가능한 한 앉아서(바른자세 90도), 머리를 앞으로 약간 숙이고 턱을 몸 쪽으로 당겨 음식물을 삼키게 한다.
• 식사 중에는 한 번에 조금씩 주면서 서두르지 않는다.

74

환자가 일정한 간격으로 위관영양액 200mL를 주입받고 있다. 위관영양 시행 전 흡인한 위 내용물이 50mL일 때 간호보조활동으로 옳은 것은?

① 위관영양을 중단한다.
② 소화가 더 잘 되도록 침상 머리를 낮춰 준다.
③ 흡인한 위 내용물을 버리고 간호사에게 보고한다.
④ 관의 위치가 이탈되었음을 간호사에게 보고한다.
⑤ 흡인한 위 내용물을 다시 주입한 후 계획된 영양액을 주입한다.

• 흡입된 양을 확인하고 전해질 손상 방지를 위해 내용물을 다시 밀어 넣는다.
• 100mL 이상 흡인되면 지연위배출(공복지연)이며 간호사에게 보고한다.

75

관장을 할 때 간호보조활동으로 옳은 것은?

① 환자를 오른쪽으로 돌려 눕힌다.
② 항문을 통해 직장관을 배꼽 방향으로 삽입한다.
③ 용액 주입 시 용액이 새지 않도록 복부에 힘을 주게 한다.
④ 장운동을 촉진하기 위해 용액과 공기를 함께 주입한다.
⑤ 관장액이 다 들어간 직후 바로 화장실을 가도록 격려한다.

• 환자는 좌측으로 누운 자세에서 위쪽 다리를 더 많이 구부리는 좌측 심스 체위를 취한다.
• 직장관을 배꼽 방향으로 7 ~ 10cm 정도 삽입한다.

76

단순도뇨가 필요한 환자는?

① 자연 배뇨를 촉진해야 하는 환자
② 방광을 지속적으로 세척해야 하는 환자
③ **배뇨 직후 잔뇨량을 측정해야 하는 환자**
④ 방광 내에 약물을 지속적으로 투여해야 하는 환자
⑤ 수술 후 3일 동안 시간당 소변량을 측정해야 하는 환자

단순도뇨의 목적
• 방광 팽만으로 인한 불편감 해소
• 소변검사를 위한 검체 채취
• 내진이나 하복부 관련 검사 전 준비
• 수술 전 방광을 비우기 위해

77

외과적 무균술 원칙상 멸균상태를 유지하고 있는 물품은?

① 시야를 벗어난 수술기구
② 개봉한 흔적이 있는 주삿바늘
③ **다른 멸균물품과 접촉한 멸균거즈**
④ 알코올로 소독한 피부에 닿은 이동겸자
⑤ 멸균포의 가장자리 안쪽 1cm에 놓아둔 생검바늘

• 멸균 영역의 가장자리는 균이 있다고 간주한다. 안쪽 면 가장자리 경계선 2 ~ 3cm 내에서부터 멸균 영역으로 간주한다.
• 멸균물품이 멸균되지 않은 것과 접촉한 경우, 시야를 벗어난 경우는 오염된 것으로 간주한다.

78

멸균물품을 다룰 때 주의사항으로 옳은 것은?

① 이동겸자는 사용할 때마다 소독한다.
② 멸균포가 펼쳐진 위로 물건을 건넨다.
③ 소독용기는 드레싱이 끝날 때까지 열어 둔다.
④ 소독캔에서 물품을 꺼낼 때 뚜껑은 안쪽이 위로 향하게 들고 있는다.
⑤ **멸균 꾸러미 개봉 시 준비하는 사람에서 멀리 있는 쪽 멸균포 자락부터 펼친다.**

멸균 꾸러미 개봉 시 오른손으로 오른쪽 멸균포 자락을 펼치고 왼손으로 왼쪽 멸균포 자락을 차례로 펼친 후 마지막으로 가장 가까운 쪽의 멸균포 자락을 펼친다.

79

간호조무사가 병실에 들어갈 때 N95 마스크를 착용해야 하는 환자의 질병은?

① 농가진
② 봉와직염
③ 심내막염
④ 세균성 이질
⑤ **활동성 폐결핵**

공기주의에 해당되며 이와 관련된 질병은 홍역, 수두, 결핵 등이 있다.

80

붕대를 고정하기 위해 시작과 끝맺음에 사용하며 같은 부분을 여러 번 겹쳐서 감는 방법은?

① 나선대(spiral turns)
② 회귀대(recurrent turns)
③ 환행대(circular turns)
④ 8자대(figure-eight turns)
⑤ 나선절전대(spiral reversed turns)

> 환행대는 붕대의 시작과 끝맺음에 사용하며 같은 부분을 여러 번 겹쳐 감아 고정하는 방법으로, 주로 손목, 발목, 이마 등 작은 부위를 고정할 때 사용한다.

81

수술 절개 부위를 드레싱할 때 간호보조활동으로 옳은 것은?

① 배액으로 흠뻑 젖은 거즈는 그대로 둔다.
② 수술 절개 부위는 바깥에서 안쪽으로 닦는다.
③ 이동섭자의 끝을 아래로 향하게 하여 거즈를 집는다.
④ 드레싱 세트 안에 남은 소독용액을 다시 용기에 넣는다.
⑤ 사용 후 혈액이 묻은 드레싱 세트는 뜨거운 물로 먼저 씻어낸다.

> **상처 드레싱 돕기**
> 이동섭자를 사용할 때에는 무균을 유지해야 하므로 끝을 아래로 향하게 하여 멸균된 물품을 집어야 한다.

82

등마사지가 가능한 환자는?

① 사지 마비 환자
② 늑골 골절 환자
③ 혈전성 정맥염 환자
④ 심하게 허약한 말기암 환자
⑤ 등 부위 화농성 피부염 환자

> **등마사지가 금지되는 환자**
> • 염증이나 악성종양 세포가 주위 조직으로 퍼질 염려가 있을 때
> • 급성 전염성 질환이나 전염성이 있는 피부조직일 때, 골수염 환자나 심하게 허약한 사람일 때
> • 혈전 정맥염이 있어 색전의 위험이 있을 때
> • 늑골 골절 환자
> • 심근경색증 환자
> • 화농성 피부염 환자

83

노인 환자의 통목욕 시 간호보조활동으로 옳은 것은?

① 목욕 중 환기가 되도록 창문을 열어둔다.
② 목욕 중 어지러워하면 바로 일으켜 세운다.
③ 목욕 중 욕실 문을 안에서 잠그지 않게 한다.
④ 환자가 원하면 1시간 동안 물속에 있게 한다.
⑤ 편마비 환자의 경우 욕조에 들어갈 때 마비된 쪽부터 움직이게 한다.

> **노인 환자의 통목욕 시 간호보조활동**
> • 목욕 중에는 창문을 닫아 찬 공기의 유입을 방지한다.
> • 목욕 중 어지러워하면 바로 일으켜 세우지 말고, 머리를 수평이나 낮은 위치로 두고 다리를 높여 혈류가 머리로 갈 수 있도록 한다.
> • 물속에 있는 시간은 20분을 초과하지 않도록 한다.
> • 편마비 환자가 욕조에 들어가고 나올 때에는 건강한 쪽부터 움직이도록 돕는다.

84

무의식 환자에게 구강 간호를 제공할 때 올바른 체위는?

① 복위
② **측위**
③ 슬흉위
④ 배횡와위
⑤ 트렌델렌버그 체위

간호조무사 쪽으로 측위를 취하거나 고개를 옆으로 한 자세 또는 상반신을 약간 올린 자세를 하도록 한다. 이는 구강 내 액체가 폐로 들어가는 흡인을 방지하기 위함이다.

★★
85

입원 환자의 의치 관리 방법으로 옳은 것은?

① 칫솔보다는 거즈를 이용하여 닦는다.
② 마모제가 많이 함유된 치약을 사용한다.
③ **세면대에 수건을 깔아 놓고 의치를 닦는다.**
④ 물기가 없는 건조한 상태에서 의치를 끼운다.
⑤ 깨끗한 컵에 뜨거운 물을 부어 의치를 보관한다.

의치 관리 방법
- 칫솔에 전용 세정제를 묻혀 틀니를 닦은 후 흐르는 찬물에 세척한다.
- 깨끗한 컵에 찬물이나 미온수를 부어 담긴 상태로 보관한다.
- 구강이 건조하면 틀니가 잘 삽입되지 않으므로 틀니를 물에 적신 후 끼운다.
- 가능하면 스스로 착용하게 한다.

★★
86

석고붕대를 하고 있는 다리의 등척성 운동 방법으로 옳은 것은?

① 정해진 각 속도(angular velocity)로 움직이게 한다.
② 환자가 힘들어하면 보호자가 수동적 운동을 해 준다.
③ **다리의 근육을 수 초간 조였다가 푸는 것을 반복한다.**
④ 침대 위에 달려 있는 삼각대(trapeze bar)를 잡아당기게 한다.
⑤ 침대 가장자리에 걸터앉아 다리를 침상 아래로 늘어뜨리게 한다.

등척성 운동
관절을 움직이지 않고 근육을 몇 초간 조여서 수축시키고 힘을 풀어 이완시키는 운동이다.

★★
87

다음의 어깨관절 움직임은?

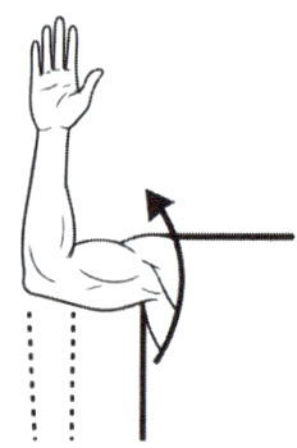

① 굴곡   ② 순환
③ 내전   ④ **외회전**
⑤ 과신전

팔꿈치를 몸에 붙이고 팔을 바깥쪽으로 돌리는 동작도 외회전이지만, 그림과 같이 팔꿈치가 90도 외전된 상태에서 위로 올리는 것은 시작점만 달라졌을 뿐 똑같은 외회전이다.

88

복도에 앉아 있는 환자를 일으킬 때 간호조무사가 자신의 무릎을 굽히는 이유는?

① 기저면을 넓게 확보할 수 있음
② **무게중심점을 낮게 유지할 수 있음**
③ 다리보다 등으로 힘을 지탱할 수 있음
④ 기저면 밖으로 중심선을 이동할 수 있음
⑤ 팔과 다리의 짧은 근육을 사용할 수 있음

신체역학의 원리
환자와 가깝게 위치하며, 두 발을 떨어뜨려서 기저면을 넓게 하고 천골의 약간 앞부분에 해당하는 무게중심점을 기저면(밑바닥)에 가까이 하여 신체의 안정성을 높인다.

***
89

혈압이 80/40mmHg인 환자가 어지럽다고 호소하여 쇼크가 의심될 때, 환자에게 적용해야 하는 체위는?

① 반좌위
② 배횡와위
③ 변형된 측위
④ 잭나이프 체위
⑤ **변형된 트렌델렌버그 체위**

쇼크나 하지 출혈이 있는 경우 침대 전체를 기울여 트렌델렌버그 자세를 취하는데 이는 환자가 불편감을 느낄 수 있어 최근에는 하지 부분만 45도 기울이는 변형된 트렌델렌버그 자세를 주고 사용한다.

*
90

가려움증이 있는 환자가 피부를 긁지 않도록 손과 손가락의 움직임을 제한하는 신체 보호대는?

① 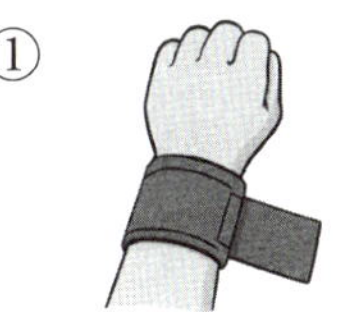
② 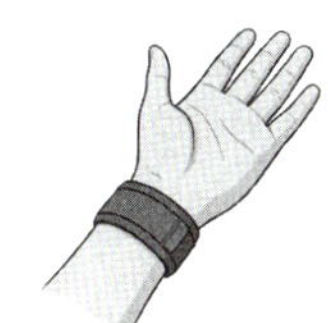
③ 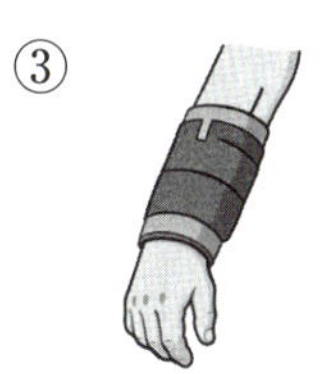
④ 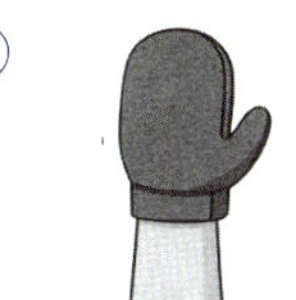
⑤ 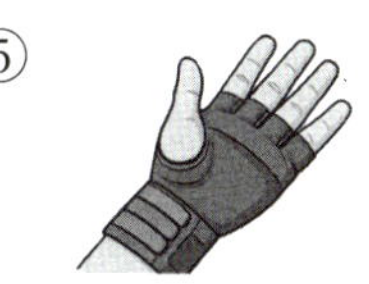

장갑보호대
벙어리 장갑과 같은 모양이며 긁는 행동을 예방하고 정맥주사나 기구, 카테터를 빼지 못하도록 하거나 드레싱한 것을 보호하기 위한 장치이다. 손과 손가락의 움직임만을 제한하며, 팔은 자유롭게 움직일 수 있다.

91

편도절제술을 받은 아동이 심한 인후통을 호소할 때 목 부분에 적용할 수 있는 것은?

① 열 램프
② **얼음 칼라**
③ 저체온 담요
④ 수분 열 패드
⑤ 알코올 스펀지 목욕

얼음 칼라
편도절제술 후의 출혈 억제, 염증 감소 및 통증 완화를 위해 사용한다.

다음 날 충수절제술이 예정된 환자에게 수술 전 금식에 대해 설명할 내용으로 옳은 것은?

① "입이 마르면 껌을 씹으세요."
② **"물을 한 모금도 드시지 않도록 하세요."**
③ "얼음을 한 조각 물고 있는 것은 괜찮아요."
④ "갈증이 심하면 이온음료를 조금씩 드세요."
⑤ "배가 고프면 사탕을 입 안에서 녹여 드세요."

수술 전날 저녁의 간호
수술 전 금식은 일반적으로 음식뿐 아니라 수분 및 약을 포함한 구강으로 섭취하는 모든 것을 금지하는 것을 의미한다.

전신마취 수술이 예정되어 있는 환자에게 수술 당일 아침에 시행하는 일반적인 간호보조활동으로 옳은 것은?

① 유동식을 제공한다.
② 가능하면 소변을 참게 한다.
③ 속옷 위에 수술가운을 입힌다.
④ **매니큐어가 지워져 있는지 확인한다.**
⑤ 귀중품은 수술실로 가지고 가게 한다.

수술 당일 아침 간호
• 환자는 금식을 유지해야 하며 수술실 가기 전에 배뇨하여 방광을 비우도록 한다.
• 틀니, 보철기는 제거하여 귀중품과 함께 보호자가 보관하도록 한다.

일반 소변검사용 소변을 채취하는 방법으로 옳은 것은?

① **소변컵에 중간 소변을 받는다.**
② 24시간소변수집용기에서 채취한다.
③ 소변으로 젖은 기저귀를 검사실로 보낸다.
④ 유치도뇨관의 소변수집주머니 배출구에서 채취한다.
⑤ 이동식 변기에 대변과 함께 본 소변을 소변 컵에 따라 받는다.

일반 소변검사
소변컵(멸균 검체 용기)에 중간 소변(깨끗한 중간뇨)을 받는 것이 적절하다.

복부천자 시 간호보조활동으로 옳은 것은?

① 천자 전 소변을 참게 한다.
② 천자 시 복위를 취하게 한다.
③ 배액주머니를 천자 부위보다 높게 둔다.
④ 복수가 빠르게 배출되도록 복부를 눌러준다.
⑤ **천자 전·후의 복부둘레를 측정하여 비교한다.**

복수천자
• 천자 전에는 소변과 대변을 보도록 한다.
• 앙와위에서 시행하나 호흡곤란이 심하면 좌위, 반좌위에서 시행하기도 한다.
• 배액주머니는 천자 부위보다 낮게 한다.
• 복수가 빠르게 배출되면 쇼크 증상이 생길 수 있으므로 적절한 속도로 너무 빠르지 않게 배액되도록 한다.

96

열요법을 적용하여 얻을 수 있는 효과로 옳은 것은?

① 혈관 수축
② 순환 증가
③ 근육긴장 증가
④ 대사 활동 감소
⑤ 근경련 강화

열요법을 적용하면 혈관 이완, 근육긴장 감소, 대사 활동 증가, 근이완의 효과를 얻을 수 있다.

★★ 97

산소 투여를 지속하면서 음식을 섭취할 수 있는 기구는?

① 소생백
② 비강캐뉼라
③ 벤추리마스크
④ 단순안면마스크
⑤ 비재호흡마스크

비강캐뉼라는 착용 중에도 의사소통과 식사가 가능하다는 장점이 있다.

98

입원 수속 후 병동에 도착한 환자에게 해야 할 일은?

① 수술 동의서 받기
② 외래 방문일자 안내
③ 질병 경과에 대한 설명
④ 간호사실에 귀중품 보관
⑤ 식사 시간 및 면회 시간 안내

입원 시 환자 간호
귀중품은 집으로 보내거나 환자 가족이 관리하도록 한다.

★★★ 99

뼈와 인대가 보이는 욕창의 단계는?

① 1단계
② 2단계
③ 3단계
④ 4단계
⑤ 심부조직 손상 단계

욕창의 단계

1단계	• 욕창 부위가 붉은색 또는 분홍색 • 피부 손상 없음
2단계	• 표피 ~ 진피까지 피부 손상 • 개방성 궤양 및 수포 발생
3단계	• 피하조직 일부까지 손상 • 노란 괴사 조직이 보임
4단계	• 심각한 조직 손상, 광범위한 조직 괴사 • 근육, 힘줄, 뼈 등이 노출되며 딱지, 가피가 관찰됨

★★★ 100

자동심장충격기(AED)의 패드(pad) 부착 부위로 옳은 것은?

① 오른쪽 빗장뼈 아래, 왼쪽 유두 바로 위
② 오른쪽 어깨 뒤쪽, 왼쪽 견갑골 아래
③ 왼쪽 빗장뼈 바로 아래, 오른쪽 젖꼭지 옆 겨드랑이
④ 양쪽 유두 바로 위와 아래
⑤ 오른쪽 빗장뼈 바로 아래, 왼쪽 젖꼭지 옆 겨드랑이

두 개의 패드 부착 시 오른쪽 패드는 오른쪽 빗장뼈 아래에, 왼쪽 패드는 왼쪽 젖꼭지 아래 중간 겨드랑이선에 붙인다.

101

붕대를 감는 방법으로 옳은 것은?

① 관절을 편 상태에서 감는다.
② **말단부에서 체간 방향으로 감는다.**
③ 최대한 얇게 감는다.
④ 돌출 부위는 강하게 감아준다.
⑤ 손가락, 발가락 끝까지 감는다.

- 관절을 약간 구부린 상태에서 감는다.
- 충분한 두께로 감으며, 혈액순환 확인을 위해 손가락, 발가락 끝은 감지 않는다.
- 돌출 부위는 패드를 대고 감는다.

102

금식을 반드시 해야 하는 검사는?

① 24시간 소변검사
② **상부 위장관 촬영술**
③ 흉부 X-ray
④ 일반 대변검사
⑤ 심전도 검사

상부 위장관 촬영술은 8시간 동안 금식해야 한다.

103

약물 흡수 속도가 가장 빠른 경로는?

① **정맥주사**   ② 근육주사
③ 피하주사   ④ 경구
⑤ 피내주사

- 정맥주사는 혈류로 직접 투여되어 흡수 과정이 없어 흡수 속도가 가장 빠르다.
- 약물 흡수 속도: 정맥 > 근육 > 피하 > 경구 순이다.

104

난청 환자와 의사소통하는 방법으로 옳은 것은?

① 긴 문장으로 설명한다.
② 입을 작게 벌려 말한다.
③ 환자와 이야기할 때 입을 가린다.
④ 보청기 착용 시 입력을 낮게 조절한다.
⑤ **눈짓으로 신호를 주면서 이야기를 시작한다.**

난청 환자와 의사소통하는 방법
- 어깨를 가볍게 두드리거나 눈짓으로 신호를 주면서 이야기를 한다.
- 짧은 문장으로 설명하고, 입을 크게 벌려 말한다.
- 환자와 이야기할 때 입모양이 보이도록 입을 가리지 않는다.
- 보청기 착용 시 입력을 크게, 출력은 낮게 조절한다.

105

다음과 같은 상황에서 간호조무사의 반응으로 바람직한 것은?

화학요법을 위해 입원한 말기 후두암 환자가 "저도 제 친구처럼 건강했으면 좋겠어요. 여행도 마음껏 다니며 즐길 수 있잖아요."라고 이야기하며 눈물을 흘리고 있다.

① "조금 우울해지시니까 다른 이야기할까요?"
② "이번 치료를 받으시면 금방 좋아지실 거예요."
③ "저라면 다른 생각하지 않고 치료에 전념하겠어요."
④ **"마음껏 여행 다니시면서 즐겁게 지내고 싶으시군요."**
⑤ "그렇게 마음이 약해지시면 어떻게 친구처럼 여행을 가실 수 있겠어요?"

치료적 의사소통 중 반영
환자가 표현한 감정이나 경험을 되돌려주어 환자가 자신의 감정과 생각을 더 잘 이해하고 표현할 수 있도록 돕는 방법이다.

 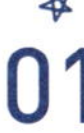

기초간호학 개요

01

간호조무사의 직업적 태도로 옳은 것은?

① 관리자와 상의하지 않고 출퇴근 시간을 변경한다.
② 환자 가족이 환자의 치료계획에 대해 질문하면 직접 설명한다.
③ 업무상 알게 된 환자의 개인정보를 동료와 사적으로 공유한다.
④ 환자가 선물을 주는 경우 병원 규칙을 설명하며 정중히 거절한다.
⑤ 환자에게 유리하면 의사가 부도덕한 행위를 요구하더라도 협조한다.

간호조무사는 직업윤리와 병원 규정을 순수해야 하며, 금품 수수는 정중히 거절하는 것이 바람직하다.

02

안전한 환경을 위한 병실관리 방법으로 옳은 것은?

① 바닥의 물기는 마를 때까지 둔다.
② 야간에는 바닥에 간접조명을 켜 둔다.
③ 불안정한 환자의 침대 난간은 내려놓는다.
④ 손상된 전선은 반창고로 감아서 사용한다.
⑤ 사용하지 않는 휠체어의 바퀴 잠금장치는 풀어 놓는다.

야간에는 바닥에 간접조명 켜 두어 낙상을 예방할 수 있다.

03

간호기록을 작성하는 방법으로 옳은 것은?

① 연필로 기록한다.
② 약물 투여 후 즉시 투약 내용을 기록한다.
③ 임의의 약어를 사용하여 간략히 기록한다.
④ 기록이 잘못된 경우 수정액을 사용한 후 그 위에 덮어 쓴다.
⑤ 미래시제를 사용하여 환자 예후에 대한 예측 내용을 기록한다.

투약 및 치료에 대한 기록은 미리 하지 않으며, 반드시 수행 후에 즉시 기록한다.

04

물품관리 방법으로 옳은 것은?

① 기준량을 초과하여 재고를 비축해 둔다.
② 물품 파손 시 물품관리 담당자에게 보고한다.
③ 멸균 유효기간이 경과한 물품은 즉시 사용한다.
④ 포장이 찢어진 멸균물품은 다시 밀봉하여 사용한다.
⑤ 유효기간이 얼마 남지 않은 물품은 보관장 뒤쪽에 배치한다.

• 물품 파손 시 물품관리 담당자에게 보고하여 수리 등의 조치를 취해야 한다.
• 멸균 유효기간이 경과하거나 포장이 손상된 물품은 절대 사용하지 않는다.
• 유효기간 임박 물품은 앞쪽에 배치한다.

05 ★★

소화기관과 기능을 올바르게 연결한 것은?

① 간 – 담즙 저장
② 대장 – 지방 흡수
③ **위 – 단백질 분해**
④ 식도 – 음식물 저장
⑤ 소장 – 내인자(intrinsic factor) 분비

> 위에서는 펩신이라는 효소를 분비하여 위산의 도움으로 단백질을 분해한다.

06 ★★

정상 호흡에서 흡기 시 사용되는 주호흡근은?

① 광배근　　　　② 대흉근
③ 승모근　　　　④ 소흉근
⑤ **외늑간근**

> 정상 호흡에서 흡기 시 사용되는 주호흡근은 외늑간근이며, 호기 시 사용되는 주호흡근은 내늑간근이다.

07 ★★★

심근 수축력과 심박출량을 증가시키고 맥박을 느리게 하는 효과가 있어 심부전 치료에 사용하는 약물은?

① 코데인　　　　② **디곡신**
③ 헤파린　　　　④ 이소니아지드
⑤ 아세트아미노펜

> 디곡신은 심근 수축력과 심박출량을 증가시키고 맥박을 느리게 하는 효과가 있어 심부전 치료에 사용되는데, 투여 전 맥박을 측정하여 60회/분 미만이면 투여하지 않는다.

08 ★★

약물을 일정한 간격으로 투여하는 목적은?

① 길항작용 촉진　　② **혈중농도 유지**
③ 중독작용 촉진　　④ 약물내성 증진
⑤ 흡수과정 지연

> 약물을 일정한 간격으로 투여하는 목적은 혈중농도를 유지하는 것 외에도 부작용을 최소화하고, 내성을 예방하기 위함이다.

09

갑상샘호르몬을 구성하는 무기질은?

① 철(Fe)　　　　② 칼슘(Ca)
③ 염소(Cl)　　　④ **요오드(I)**
⑤ 마그네슘(Mg)

> - 갑상샘호르몬인 티록신, 트리요오드티로닌은 요오드를 포함한다.
> - 부갑상샘호르몬: 혈중 칼슘 농도 저하 시 분비되는 펩타이드 호르몬으로 혈중 칼슘 농도를 증가시킨다.

10 ★★

혈액순환과 혈액 생성을 조절하며, 부족할 경우 악성빈혈을 초래하는 비타민은?

① 비타민 A　　　② 비타민 C
③ 비타민 E　　　④ 비타민 K
⑤ **비타민 B_{12}**

> 비타민 B_{12}(코발라민)
> 적혈구 형성 등의 혈액 생성과 혈액순환을 조절하며, 결핍 시 악성빈혈을 초래하는 수용성 비타민이다.

11

치근의 겉 표면을 싸고 있으며 치아를 악골에 고정하는 것은?

① 치관
② 치면
③ 치수
④ **백악질**
⑤ 법랑질

백악질은 치근의 겉 표면을 싸고 있으며 치주인대와 결합하여 치아를 치조골 및 악골에 고정시키는 역할을 한다.

12

구강질환의 삼차예방에 해당하는 것은?

① 칫솔질
② **치아 발거**
③ 치은염 치료
④ 치면열구전색
⑤ 전문가 불소 도포

구강질환의 삼차예방은 이미 진행한 구강병에 대해 치아 발거를 하거나 치료 후 회복기에 있는 환자에게 틀니 보철 등의 구강병을 관리하는 구강 보건 진료를 의미한다.

13

침요법을 적용할 수 있는 경우는?

① 갈증이 심한 경우
② **편두통이 심한 경우**
③ 피로감이 심한 경우
④ 식후에 배가 부른 경우
⑤ 산후 출혈이 많은 경우

침요법은 편두통, 긴장성 두통, 좌골신경통, 삼차신경통 등에서 통증 완화 목적으로 적용할 수 있다.

14

구법(뜸)에 관한 설명으로 옳은 것은?

① **허증 질환에 사용한다.**
② 고열 환자에게 사용한다.
③ 임신부는 복부에 뜸을 뜬다.
④ 대혈관 부위에 직접구법으로 뜸을 뜬다.
⑤ 사지에 먼저 뜸을 뜨고 나서 얼굴에 뜬다.

- 뜸은 온열 자극으로 기혈을 보강하는 치료로 허증 질환에 적합하다.
- 뜸(구법)의 금기: 고열환자, 피부질환, 출혈 경향이 있는 환자, 임산부, 심부전, 심한 당뇨병 환자

15

객담검사 방법으로 옳은 것은?

① 취침 전에 객담을 채취한다.
② 검체용기에 침을 모으게 한다.
③ 객담 배양 검사 시 객담을 일반용기에 받게 한다.
④ 클로르헥시딘 용액으로 가글한 후 객담을 받게 한다.
⑤ **수집된 객담은 검체용기에 라벨을 붙여 검사실로 신속하게 보낸다.**

수집된 객담은 라벨 부착 후 신속히 검사실로 보내는 것이 원칙이나, 만약 지연될 경우에는 냉장보관한다.

★★
16

동맥혈가스분석 검사 시 주의 사항으로 옳은 것은?

① 검사 전 금식을 하게 한다.
② 채혈 부위를 문질러 지혈한다.
③ 채혈한 혈액을 실온에 보관한다.
④ 채혈한 혈액을 공기에 노출시킨다.
⑤ **헤파린으로 코팅처리한 주사기를 사용한다.**

> **동맥혈가스분석 검사**
> • 동맥혈의 혈액 응고를 방지하기 위해 헤파린으로 코팅된 주사기를 사용한다.
> • 채혈 후 최소 5분 이상 채혈 부위를 압박한다.
> • 채취한 주사기에 공기를 반드시 제거한다.
> • 금식은 필요하지 않으며, 채혈한 혈액을 실온 보관해서는 안 된다.

★★
17

인슐린 투여 중인 환자에게 다음과 같은 증상이 나타날 때 가장 먼저 해야 하는 것은?

> • 발한
> • 떨림
> • 불안정
> • 가슴 두근거림

① 운동을 격려한다.
② 복위를 취하게 한다.
③ 수분 섭취를 격려한다.
④ **오렌지주스를 마시게 한다.**
⑤ 섭취량과 배설량을 측정한다.

> 제시된 증상은 당뇨병 환자의 저혈당 증상으로, 저혈당 증세 호소 시 즉시 당질(오렌지주스나 사탕)을 섭취하도록 한다.

★★★
18

인슐린을 투여 중인 당뇨병 환자를 위한 간호보조활동으로 옳은 것은?

① **저혈당 시 설탕물을 마시게 한다.**
② 인슐린은 피내주사로 투여한다.
③ 발에는 보습제를 사용하지 않는다.
④ 절대 안정을 위해 운동을 제한한다.
⑤ 규칙적으로 아침 식사 직후 혈당을 측정한다.

> • 저혈당 예방을 위해 항상 주스나 사탕 같은 당질 식품을 갖고 다닌다.
> • 인슐린 주사 시 피하주사로 여러 부위를 돌아가면서 투여한다.
> • 발 전체에 보습제를 바르되 발가락 사이는 바르지 않는다.

★★
19

역류성 식도염 환자를 위한 식이교육 내용으로 옳은 것은?

① 고지방 음식을 섭취한다.
② 식후 곧바로 누워서 쉰다.
③ 취침 전 초콜릿을 섭취한다.
④ **식사를 규칙적으로 소량씩 자주 한다.**
⑤ 식욕 증진을 위해 맵고 짠 음식을 섭취한다.

> • 식사를 규칙적으로 소량씩 자주 하고, 식후 바로 눕지 않는다.
> • 식사와 수면 사이에는 충분한 시간 간격을 줄 수 있도록 취침 전 음식 섭취를 피한다.
> • 취침 시 침대 머리를 높여 주며, 좌측으로 누워 잘 수 있도록 교육한다.

★★★
20

전립선 절제술 직후 지속적 방광세척을 하는 환자의 다음 상황 중, 간호사에게 보고해야 하는 경우는?

① 침상안정을 하고 있다.
② **유치도뇨관이 혈괴로 막혀 있다.**
③ 섭취량과 배설량이 기록되고 있다.
④ 소변수집주머니의 소변이 맑고 분홍색이다.
⑤ 세척액으로 멸균생리식염수를 사용하고 있다.

전립선 절제술은 요도를 통해 하는 경우가 많으며, 이때 요도를 통한 출혈이 지속된다. 이 출혈은 유치도뇨관 내에 혈괴를 만들어 도뇨관을 막아 요정체를 일으킬 수 있는 응급 상황이므로 혈괴를 빨리 해결할 수 있도록 간호사에게 보고해야 한다.

★★
21

백내장 수술을 받은 환자의 다음 상황 중, 간호사에게 보고해야 하는 경우는?

① 앙와위로 누워 있다.
② 침대 난간을 올리고 있다.
③ **발작성 기침을 하고 있다.**
④ 머리를 천천히 움직이고 있다.
⑤ 수술받은 눈에 안대를 착용하고 있다.

백내장 수술 후 기침, 재채기, 코풀기나 배변 시 힘을 주는 것은 안압을 상승시켜 수술 부위에 위험을 초래하므로, 이러한 증상 발생 시 즉시 간호사에게 보고한다.

★★
22

중이염으로 수술을 받은 환자가 수술 후 지켜야 할 사항으로 옳은 것은?

① 코를 세게 푼다.
② 수분 섭취를 제한한다.
③ 입을 다물고 재채기를 한다.
④ 고개를 숙이고 머리를 감는다.
⑤ **감기에 걸리지 않도록 주의한다.**

감기는 중이염의 원인이 될 수 있으므로 중이염 수술 후에도 감기에 걸리지 않도록 주의하는 것이 재발 방지를 위해 중요하다.

23

난자의 수정과 착상 과정에 관한 설명으로 옳은 것은?

① 수정란의 성별은 난자에 의해 결정된다.
② 수정란은 자궁에 착상한 후 분열을 시작한다.
③ 수정란이 자궁에 착상하기까지 3주 이상 걸린다.
④ **난관의 팽대부에서 수정이 이루어지는 것이 정상적이다.**
⑤ 수정란은 22쌍의 보통염색체와 2쌍의 성염색체로 되어 있다.

- 수정은 난관의 팽대부에서 이루어지며, 수정란은 세포분열을 하면서 자궁까지 이동해 착상한다.
- 성별은 정자에 의해 결정되며, 정상적인 수정란은 22쌍의 보통염색체와 1쌍의 성염색체로 구성된다.

✯✯ 24

3회 이상 연속해서 유산되며 경관개대가 특징인 유산은?

① 계류유산　　　② 절박유산
③ 완전유산　　　④ **습관성유산**
⑤ 불가피유산

> 습관성유산은 3회 이상 연속해서 유산되는 것으로, 유산 원인에 대한 정밀 검사가 필요하다.

✯ 25

분만 전에 분비되는 것으로 자궁경부를 막고 있던 점액마개가 혈액과 섞여서 나오는 물질은?

① 태반　　　② 오로
③ **이슬**　　　④ 난막
⑤ 혈뇨

> 이슬이 나오면 분만이 가까워짐을 알리는 신호이다.

✯✯✯ 26

미숙아에게 보육기(incubator)를 적용할 때 유의할 사항으로 옳은 것은?

① 보육기 밖에서 체중을 측정한다.
② 보육기 안의 습도를 낮게 유지한다.
③ **보육기를 사용하기 전에 미리 보온해 둔다.**
④ 주기적으로 보육기의 모든 문을 열어 환기한다.
⑤ 복위를 취한 경우 체온 감지기를 복부에 부착한다.

> **미숙아 보육기 간호**
> 이중벽과 덮개는 열 전도의 유지를 위한 것이 아니라 산소 농도 변화 방지, 가습의 증발 방지, 열방출 예방을 위한 것이다.

✯✯ 27

다음에서 설명하는 신생아의 정상적인 반사는?

> 아기를 반듯이 눕히고 머리를 한쪽으로 돌리면, 돌리는 쪽의 팔과 다리는 펴고 반대쪽 팔과 다리는 구부린다.

① 모로반사(moro reflex)
② 빨기반사(sucking reflex)
③ 움켜잡기반사(grasp reflex)
④ 바빈스키반사(Babinski reflex)
⑤ **긴장목반사(tonic-neck reflex)**

> 수유와 같은 특정 활동 시 자세를 유지하는 데에 도움이 되며, 생후 2~3주에 시작되어 4~5개월 이후 소실된다.

✯✯ 28

영아에게 이유식을 제공할 때 주의사항으로 옳은 것은?

① 고형식이는 생후 3개월부터 시작한다.
② 우유를 먹이고 난 뒤에 이유식을 먹인다.
③ 젖꼭지 구멍이 큰 젖병에 담아서 먹인다.
④ 3개 이상의 재료를 혼합한 이유식으로 시작한다.
⑤ **새로운 음식은 일정한 시간 간격을 두고 추가한다.**

> 새로운 음식은 3 ~ 5일 간격으로 추가하여 알레르기 반응(예 발진, 설사, 구토 등)을 관찰한다.

정상발달단계상 18개월 된 유아에서 특징적으로 나타나는 현상은?

① 한 발로 뛴다.
② 신발끈을 스스로 맨다.
③ 가위로 도형 모양을 자른다.
④ 머리 위로 공을 던져 잡는다.
⑤ **친구 옆에서 장난감을 가지고 혼자서 논다.**

18개월 유아는 혼자 독립적으로 장난감을 갖고 노는 시기로, 다른 아이 옆에서 각자 혼자 노는 모습이 특징이다.

30

치매 노인의 옷 입기를 돕는 방법으로 옳은 것은?

① 단추가 많은 옷을 준비한다.
② 앞뒤가 분명히 구분되는 옷을 준비한다.
③ 색깔이 화려하고 장신구가 많은 옷을 입도록 한다.
④ 방에서 혼자 옷을 갈아 입도록 방 밖에서 기다린다.
⑤ **시간이 걸려도 가능한 한 스스로 입도록 격려한다.**

• 치매 노인의 잔존 능력을 유지할 수 있게 스스로 입도록 격려하며 옷을 입는 동안 안전을 위해 옆에서 지켜본다.
• 앉은 상태에서 옷을 입도록 하고, 목욕시간을 주로 이용한다.

피부 건조, 진한 색 소변, 소변량 감소를 호소하는 노인 환자에게 예측할 수 있는 문제는?

① **탈수**　　　② 비만
③ 요실금　　　④ 요붕증
⑤ 고지혈증

피부 건조, 진한 색 소변, 소변량 감소는 탈수의 전형적 증상이다. 노인은 갈증을 잘 느끼지 못하므로 탈수 예방을 위해 하루에 총 1.5L의 물을 총 8~10회에 나누어 소량씩 자주 마시도록 한다.

32

복압성 요실금이 있는 노인을 돕는 방법으로 옳은 것은?

① 침상안정을 하게 한다.
② 진정제를 복용하게 한다.
③ 낮 동안 수분을 제한한다.
④ **골반근육 강화운동을 하게 한다.**
⑤ 요의가 있을 때마다 변기를 대 준다.

케겔운동을 하여 골반근육(골반저근)을 강화시키도록 한다.

자동심장충격기에서 "심장 리듬을 분석합니다."라는 음성 지시를 듣고 그다음 해야 할 행동으로 옳은 것은?

① 가슴압박을 지속한다.
② 인공호흡을 2회 실시한다.
③ 경동맥의 맥박을 확인한다.
④ **대상자에게서 손을 떼고 물러난다.**
⑤ 어깨를 두드리며 대상자의 반응을 확인한다.

"심장 리듬을 분석합니다."라는 음성 지시가 나오면 대상자에게서 손을 떼고 물러난다.

★★★
34

다량의 구토 후 다음과 같은 증상이 나타날 때 가장 먼저 해야 하는 것은?

> • 차고 축축한 피부
> • 빈호흡
> • 저혈압

① **다리를 올려 준다.**
② 위세척을 준비한다.
③ 냉요법을 적용한다.
④ 하지를 마사지한다.
⑤ 고장식염수를 투여한다.

척추 손상이 없는 경우 변형된 트렌델렌버그 자세를 취해 준다.

★★
35

독사에게 다리를 물렸을 때 응급처치 방법으로 옳은 것은?

① 수분 섭취를 격려한다.
② **환부를 부목으로 고정한다.**
③ 환부의 하부를 압박대로 묶는다.
④ 환부를 심장보다 높게 위치시킨다.
⑤ 환부를 얼음으로 직접 문질러 준다.

뱀에 의한 교상 시 응급처치 방법
• 물린 부위를 심장보다 낮게 위치시키고, 환부를 부목으로 고정한다.
• 환부의 5~10cm 위쪽을 살며시 묶어 정맥을 통하여 심장으로 가는 것을 막아 준다.
• 수분 섭취는 되도록 제한한다.
• 얼음찜질, 절개, 입으로 빨아내는 행위는 하지 않는다.

보건간호학 개요

★
36

보건교육 계획 수립 및 내용 선정 시 고려해야 할 사항으로 옳은 것은?

① 목표는 광범위하게 설정한다.
② 교육자 중심으로 내용을 선정한다.
③ 학습목표의 난이도를 높게 계획한다.
④ **실천할 수 있는 교육 내용을 선정한다.**
⑤ 전문적인 용어를 사용하여 교육의 질을 높인다.

보건교육의 내용은 대상자가 능동적으로 참여하고 실천할 수 있는 내용을 포함하며, 대상자의 흥미와 관심을 고려하여 대상자 중심의 내용을 선정하는 것이 참여 및 행동변화 유도에 유리하다.

★
37

보건교육 시 다양한 교육방법을 사용하여 본격적인 교육 활동이 이루어지는 단계는?

① 도입
② **전개**
③ 정리
④ 종결
⑤ 평가

보건교육의 과정 중 전개단계
보건교육의 핵심 내용 전달과 학습활동 수행이 이루어지는 단계로, 다양한 교육방법을 활용해 실질적인 교육이 진행된다.

38

노인 환자에게 인슐린 주사방법을 교육한 후, 환자 스스로가 안전하고 정확하게 인슐린 주사를 수행하는지 평가하기 위한 방법은?

① **관찰법**
② 평정법
③ 질문지법
④ 지필검사
⑤ 구두질문법

대상자가 실제로 정확하고 안전하게 수행하는지 보려면 직접 수행 과정을 관찰하여 평가하는 것이 가장 적절하다.

★

39

다음과 같은 평가의 유형은?

초등학생에게 심폐소생술을 교육한 후, 평가 기준 점수인 80점 이상의 학생에게 수료증을 모두 발급하였다.

① **절대평가**
② 진단평가
③ 구조평가
④ 상대평가
⑤ 효율성 평가

절대평가
사전에 설정된 기준(목표)에 비추어 타인과 관련 없이 대상자 본인의 목표 달성 정도만으로 평가를 진행한다.

40

지방보건행정조직에 대한 보건복지부의 업무에 해당하는 것은?

① 조직의 인사를 지도·감독한다.
② 인력의 근로조건 기준을 감독한다.
③ **보건에 관한 기술을 지도·감독한다.**
④ 조직의 일반행정 예산에 관한 사무를 지도·감독한다.
⑤ 시·도와 시·군·구를 연결하는 중간조직 역할을 한다.

보건복지부는 보건 사무와 관련하여 보건업무를 총괄한다.

★★

41

다음에서 설명하는 보건의료시설은?

- 설치 목적: 보건의료 취약지역의 보건의료서비스 접근성 제고
- 법적 근거: 「농어촌 등 보건의료를 위한 특별조치법」
- 설치운영권자: 시장·군수
- 서비스 내용: 질병·부상 상태를 판별하기 위한 진찰·검사, 예방접종, 건강증진 서비스 등

① 의원
② 보건소
③ 보건의료원
④ **보건진료소**
⑤ 건강생활지원센터

보건진료소는 의료 취약지역에 설치하여 운영하는 보건의료시설로, 「농어촌 등 보건의료를 위한 특별조치법」에 근거하여 설치한다.

42

다음에 해당하는 일차보건의료의 특성은?

> 지리적, 지역적, 경제적, 사회적 이유로 차별해서는 안 된다.

① **접근성**
② 지속성
③ 수용가능성
④ 주민의 참여
⑤ 지불부담능력

접근성
누구나 시간·장소에 구애받지 않고 보건의료서비스를 이용할 수 있어야 하며, 성별, 인종, 지역적 특성, 사회경제적 특성 등을 이유로 차별받지 않아야 한다.

43

물의 오염도 지표 중 용존산소에 관한 설명으로 옳은 것은?

① **염분이 높을수록 용존산소가 감소한다.**
② 온도가 낮을수록 용존산소가 감소한다.
③ 부유물질이 많으면 용존산소가 증가한다.
④ 하천수가 심하게 오염되면 용존산소가 증가한다.
⑤ 식물성 플랑크톤이 급격히 번식하면 용존산소가 증가한다.

용존산소는 일반적으로 염분이 낮을수록, 온도가 낮을수록 더 많은 산소가 녹을 수 있어 증가한다.

44

우리나라 국민건강보험제도의 특성에 관한 설명으로 옳은 것은?

① **보험자는 국민건강보험공단이다.**
② 본인의 선택에 따라 임의가입할 수 있다.
③ 보험가입 금액 한도 내에서 보장받을 수 있다.
④ 모든 보건의료서비스에 보험급여가 적용된다.
⑤ 개인의 위험 정도, 계약 내용에 따라 보험료가 부과된다.

국민건강보험사업은 보건복지부장관이 관장하며, 보험자는 국민건강보험공단, 가입자 또는 피부양자는 국내에 거주하는 국민 및 국내에 체류하는 재외국민, 외국인이다.

45

진료비 지불제도 중 사후보상 결정방식의 장점은?

① 행정관리가 간편하다.
② 과잉진료를 예방할 수 있다.
③ 예방 중심 의료서비스가 강화된다.
④ **의료진의 재량권이 확대되어 의료의 질이 높아진다.**
⑤ 진료비 심사·조정과 관련된 공급자의 불만이 감소된다.

행위별 수가제
의사가 제공하는 각각의 진료, 처치 행위마다 별도의 비용을 사후 지불하는 방식으로, 의료진의 재량권이 확대되어 고가의료 접근성, 의료의 질이 높아진다.

46

고도 20 ~ 30km의 대기층에 있으며, 태양의 자외선을 일정하게 막아주는 곳은?

① 전리층
② 오존층
③ 외기권
④ 중간권
⑤ 대류권

인체 및 건강에 영향을 줄 수 있는 광선 중 자외선 B/C의 경우 성층권의 오존층에서 대부분 흡수된다.

47

국가의 보건의료체계를 구성하는 요소 중 경제적 지원에 해당하는 것은?

① 정보
② 규제
③ 기술
④ 지도력
⑤ 공공재원

경제적 지원
재원 조달 및 배분 방식, 공공재원, 고용주, 개인 등

48

식품의 보존법 중 화학적 보존법에 해당하는 것은?

① 가열법
② 건조법
③ 냉장법
④ 밀봉법
⑤ 절임법

- 화학적 보존법: 절임법(염장 – 소금, 당장 – 설탕, 산저장 – 식초), 훈연법
- 물리적 보존법: 밀봉법, 통조림법, 건조법, 냉동 – 냉장법, 가열법, 자외선법

49

음식찌꺼기나 낙엽 등의 가연성 쓰레기에 분뇨를 혼합하고, 세균, 방선균 및 곰팡이 등을 이용하여 비료를 만드는 방법은?

① 매립법
② 퇴비법
③ 소각법
④ 적환장
⑤ 투기법

퇴비법
폐기물 중 음식찌꺼기, 낙엽 등 유기성 물질을 세균 등 미생물의 활동으로 분해하여 퇴비로 만드는 방법이다.

50

연마작업을 하는 근로자가 직업성 난청을 예방하기 위해 작업 시 착용해야 하는 개인 보호구는?

① 장갑
② 귀마개
③ 안전화
④ 보호안경
⑤ 방진용 마스크

연마작업은 소음 노출이 커 작업성 난청의 위험이 있으므로 이를 예방하기 위해 귀마개, 귀덮개 등 개인보호구를 사용한다.

51

질병 발생의 요인 중 숙주요인에 해당하는 것은?

① 기후
② 인종
③ 독력
④ 병원력
⑤ 감염력

숙주요인
병원체 침입에 따른 개개인의 감수성, 반응성과 관련된 요인으로, 연령, 성별, 인종, 영양상태, 면역상태, 유전 등이 해당한다.

52

질병의 예방활동에서 삼차예방에 해당하는 것은?

① 건강검진
② 질병치료
③ 예방접종
④ 재활요법
⑤ 조기발견

삼차예방
질병 발현기의 증상기, 회복기 환자 등을 대상으로 기능장애, 사망 등을 방지하며, 추가 합병증을 예방하고 기능장애를 복구, 잔여기능 제고를 실시하는 것 예 재활치료, 작업훈련, 작업치료 등

53

모기가 전파 매개체인 감염성 질환은?

① 수족구병
② 장티푸스
③ 인플루엔자
④ 지카바이러스
⑤ 중증급성호흡기증후군(SARS)

모기 매개 급성 열성 질환
황열, 뎅기열, 지카바이러스, 치쿤구니아열 등

54

감염된 들쥐의 소변으로 오염된 풀이나 흙이 상처난 피부와 접촉할 때 전파되는 질환은?

① 성홍열
② 한센병
③ 쯔쯔가무시증
④ 렙토스피라증
⑤ 비브리오패혈증

렙토스피라증
• 인수공통감염병
• 제3급 법정감염병
• 8 ~ 11월 가을철 야외활동 후 또는 수해지역 활동 후 감염
• 잠복기 3 ~ 14일, 감기 증상과 비슷

55

우리나라 「암관리법」에 따라 30세 여성이 암검진사업을 이용하여 받을 수 있는 검진은?

① 간암
② 위암
③ 유방암
④ 대장암
⑤ 자궁경부암

자궁경부암
20세 이상의 성인 여성을 대상으로 매 2년마다 시행한다. 대부분의 암은 40세 이상에서 검진이 시작되나, 자궁경부암 검진은 성매개감염질환인 인간유두종바이러스와 관련되어 일찍부터 시작된다.

★★
56

총부양비를 구하는 식으로 옳은 것은?

① 실업자 수/경제활동인구 × 100
② 65세 이상 인구/0~14세 인구 × 100
③ 0~14세 인구/15~64세 인구 × 100
④ 65세 이상 인구/15~64세 인구 × 100
⑤ 0~14세 인구 + 65세 이상 인구/15 ~ 64세 인구
　　 × 100

총부양비
한 사회의 생산연령인구인 청장년층이 부양해야 할 비생산
연령인구가 얼마인지 나타내는 지표를 말한다.

57

「의료법」에서 정의하는 의료인으로 묶인 것은?

① 의사, 한의사, 수의사, 간호사, 약사
② 의사, 수의사, 치과의사, 간호사, 약사
③ 의사, 치과의사, 조산사, 간호사, 약사
④ 의사, 치과의사, 한의사, 조산사, 간호사
⑤ 의사, 한의사, 수의사, 간호사, 치과위생사

「의료법」상 의료인
보건복지부장관의 면허를 받은 의사, 치과의사, 한의사, 조
산사 및 「간호법」에 따른 간호사

58

임신합병증을 예방하고 조기에 발견하여 관리함
으로써 모성 사망률을 줄일 수 있어, 가능한 한
빨리 시작하는 것이 바람직한 모성보건 관리는?

① 산전관리
② 분만관리
③ 산후관리
④ 산욕기관리
⑤ 신생아관리

산전관리
태아의 건강한 발육 촉진, 안전한 출산 및 임신합병증의 예
방 · 조기진단 · 조기치료를 위하여 임신 전부터 분만 후까
지 전문가를 통한 보건의료서비스 및 상담을 제공하는 것

★★
59

생후 2개월 된 아이에게 예방접종을 해야 하는
감염성 질환은?

① 수두
② 풍진
③ 폴리오
④ 일본뇌염
⑤ A형간염

• 생후 2/4/6개월: 디프테리아, 파상풍, 백일해, 폴리오, B
  형간염, 폐렴
• 생후 12개월: 폐렴, B형간염 4차

60

다음에 해당하는 정신재활 프로그램은?

> - 정의: 퇴원 후 환자들이 모여 서로의 고통을 이해하고 경험을 공유하는 모임
> - 목적: 구성원 간 상호지원 활동과 환자 권리에 대한 주장
> - 예: 단주모임, 단도박모임, 단약모임

① 사례관리
② **자조집단**
③ 직업재활
④ 거주지재활
⑤ 중간시설(halfway house)

자조집단
퇴원 후 음주, 흡연, 약물 등 비슷한 문제를 가진 환자들이 모여 상호지지와 격려 속에서 문제를 극복할 수 있도록 돕는 프로그램

61

지역사회 정신건강사업 중 일차예방을 목적으로 하는 것은?

① 자살 시도자 응급개입
② 청소년 대상 정신건강 선별검사
③ 중증정신장애인의 직업재활 훈련
④ 알코올중독자의 사회복귀 프로그램
⑤ **지역주민 대상 정신질환자 인식개선 캠페인**

일차예방
질병 발생 전 단계의 건강한 상태에 있는 개인, 인구집단 등을 대상으로 건강보호 및 건강증진 활동을 통하여 질병 발생을 예방하는 것 예 식이조절, 금연·금주 캠페인, 산모교육 등

62

다음에 해당하는 방어기제 유형은?

> - 과도한 억압의 결과로 자신의 욕구와 반대되는 생각이나 태도가 나타나는 것
> - 시어머니를 미워하는 며느리가 자신의 집에 온 시어머니를 극진히 대접하는 것
> - 미운 놈 떡 하나 더 주기

① 억제 ② 전치
③ 퇴행 ④ 합리화
⑤ **반동형성**

반동형성
용납할 수 없는 과도한 억압, 부정적 생각, 감정, 충동, 성향을 맞닥뜨려 오히려 정반대 행동으로 과장되게 표현하는 방어기제이다.

63

노인장기요양 3등급 판정을 받은 대상자의 가족이 부득이한 사유로 1주일간 집을 비워야 할 때, 대상자에게 우선적으로 제공할 수 있는 재가급여서비스는?

① 방문간호
② **단기보호**
③ 주·야간보호
④ 노인요양시설
⑤ 노인요양공동생활가정

단기보호
일정 기간 동안 장기요양기관에서 보호하며 신체활동 지원 및 심신기능의 유지·향상을 위한 교육·훈련 등을 제공하는 서비스로 보호자가 일시적으로 돌봄이 어려울 때 적절하다.

64

간호조무사의 가정방문 활동의 목적은?

① 환경위생 개선공사 시행
② 대상자의 경제상황 개선
③ **가족을 단위로 한 건강관리**
④ 대상자 및 가족의 질병 진단
⑤ 결핵환자의 객담 수집 및 진료

가정방문은 대상자가 활동하는 공간에 직접 찾아가, 건강관리 및 질병예방을 목적으로 필요한 서비스를 제공하는 활동으로, 대상자와 대상자 가족에 대한 포괄적인 건강관리를 시행할 수 있어 질 높은 서비스를 제공할 수 있다.

★★★
65

「모자보건법」상 모자보건사업 대상자의 정의로 옳은 것은?

① 영유아란 출생 후 8년 미만인 사람을 말한다.
② 미숙아란 선천성 기형이 있는 영유아를 말한다.
③ **신생아란 출생 후 28일 이내의 영유아를 말한다.**
④ 임산부란 임신 중이거나 분만 후 8개월 미만인 여성을 말한다.
⑤ 선천성이상아란 신체의 발육이 미숙한 채로 출생한 영유아를 말한다.

「모자보건법」상 모자보건사업 대상자의 정의

영유아	출생 후 6년 미만인 사람
미숙아 (未熟兒)	신체의 발육이 미숙한 채로 출생한 영유아로서 임신 37주 미만의 출생아 또는 출생 시 체중이 2,500g 미만인 영유아
신생아	출생 후 28일 이내의 영유아
임산부	임신 중이거나 분만 후 6개월 미만인 여성
선천성이상아 (先天性異常兒)	선천성 기형 또는 변형이 있거나 염색체에 이상이 있는 영유아
모성	임산부와 가임기(可姙期) 여성

★★
66

「정신건강증진 및 정신질환자 복지서비스 지원에 관한 법률」상 다음이 설명하는 기관은?

> 국가 또는 지방자치단체가 설치·운영하는 기관으로 정신건강증진시설, 사회복지시설, 학교 및 사업장과 연계체계를 구축하여 지역사회에서의 정신건강증진사업 및 정신질환자 복지서비스 지원사업을 한다.

① 정신의료기관
② 정신요양시설
③ 정신재활시설
④ **정신건강복지센터**
⑤ 국립정신건강연구기관

- 제시문은 정신건강복지센터에 대한 설명이다.
- 정신건강증진시설: 정신의료기관, 정신요양시설, 정신재활시설

★
67

「구강보건법」상 특별자치시장·특별자치도지사 또는 시장·군수·구청장은 임산부에 대하여 구강보건교육계획을 수립하여 몇 년마다 실시하여야 하는가?

① **매년** ② 2년
③ 3년 ④ 4년
⑤ 5년

구강보건사업에 관한 기본계획은 보건복지부장관이 5년마다 수립하고, 특별시장·광역시장·특별자치시장·도지사·특별자치도지사(시·도지사)가 매년 세부계획을, 시장·군수·구청장이 매년 시행계획을 수립·시행하여야 한다.

✦✦✦
68

「결핵예방법」상 다음 설명에 해당하는 용어는?

> 임상적, 방사선학적 또는 조직학적 소견상 결핵에 해당하지만 결핵균검사에서 양성으로 확인되지 아니한 자

① 결핵환자
② **결핵의사환자**
③ 전염성결핵환자
④ 잠복결핵감염자
⑤ 전염성결핵환자 접촉자

결핵환자의 분류
- 결핵환자: 결핵 임상적 특징+, 결핵균검사+
- 전염성결핵환자: 가래 결핵균검사+, 전염력+
- 잠복결핵감염자: 결핵감염검사+, 결핵 임상적 특징−, 방사선학적·조직학적 소견−, 결핵균검사−

✦✦✦
69

「혈액관리법」상 타인에게 수혈을 하기 위해 혈액원을 방문한 자 중 채혈금지대상자는?

① 맥박이 1분에 75회인 자
② **과거 각막을 이식받은 경험이 있는 자**
③ 아스피린을 투여받은 후 1개월이 경과한 자
④ 일본뇌염 예방접종을 받은 후 1주가 경과한 자
⑤ 급성 B형간염 병력자로 완치 후 2년이 경과한 자

채혈금지대상자
과거 경막 또는 각막 이식을 받은 경우 일생 동안 헌혈이 불가하다.

✦✦
70

「감염병의 예방 및 관리에 관한 법률」상 관할 보건소를 통하여 필수예방접종을 실시해야 하는 질병으로 옳은 것은?

① **홍역**
② 페스트
③ 콜레라
④ 황열
⑤ 세균성 이질

필수예방접종
홍역, 풍진, 유행성이하선염(볼거리, MMR) 및 수두 등이 포함되며, 그 외에 질병관리청장이 추가로 지정한 감염병(2023.9.25.)은 장티푸스, 신증후군출혈열이 해당된다.

실기

✦
71

5개월 된 영아의 맥박을 안정 시에 측정한 결과 중 간호사에게 즉시 알려야 하는 경우는?

① **60회/분**
② 80회/분
③ 100회/분
④ 120회/분
⑤ 140회/분

영아(생후 28일부터 생후 1년)의 맥박수 정상 범위: 80 ~ 160회/분

72

아네로이드 혈압계를 이용하여 상완혈압을 측정하는 방법으로 옳은 것은?

① 팔을 심장보다 낮게 놓는다.
② 커프 안에 청진기를 깊숙이 넣어 감싼다.
③ 심박 소리가 약해지는 지점의 숫자를 수축기 혈압으로 기록한다.
④ 눈금이 10mmHg/초의 속도로 떨어지게 커프에서 공기를 뺀다.
⑤ 커프와 팔 사이에 손가락 하나가 들어갈 정도의 여유를 두고 커프를 감는다.

정확한 혈압을 측정하기 위해서는 먼저 팔의 높이를 심장과 일치시킨 후, 팔오금에서 약 2~5cm 위로 커프의 위치를 조정하고 커프와 팔 사이에 손가락 하나 정도의 여유를 두고 감아준다.

★★
73

위장수술로 장기간 금식한 환자가 위장운동 회복 후 구강섭취를 시도할 때 처음으로 제공할 수 있는 것은?

① 우유
② 보리차
③ 전복죽
④ 순두부
⑤ 떠 먹는 요구르트

장운동 회복 후 식이는 금식 → 차 → 유동식 → 연식 → 경식 → 보통식(일반식) 순으로 진행한다. 따라서 처음은 보리차 같은 맑은 음료가 적절하다.

★★
74

의식이 있는 부동환자에게 침대용 일반 변기를 적용하는 방법으로 옳은 것은?

① 배변이 끝날 때까지 옆에서 변기를 잡아 준다.
② 변기를 대어 준 후 침대머리를 엉덩이보다 낮게 해 준다.
③ 한 손으로 다리를 들고 엉덩이 밑으로 변기를 밀어 넣는다.
④ 변기의 낮고 둥근 부분이 환자의 발쪽으로 향하게 대어 준다.
⑤ 측위에서 변기를 댄 후 앙와위로 돌려 눕히면서 엉덩이가 변기 위로 올라가게 한다.

침상변기
• 사생활 보호를 위해 커튼을 친다.
• 금기가 아니라면 침대머리를 30도 올려준다.
• 변기의 높은 부분은 환자의 발 쪽으로 향하게 대어 주고, 납작하고 둥근 부분에는 환자의 엉덩이를 대도록 한다.

★★★
75

위관영양 시 주사기로 흡인한 위 내용물을 위(stomach)로 다시 넣는 이유는?

① 기도 흡인 예방
② 위장관 출혈 방지
③ 복부 팽만감 완화
④ 미생물 전파 예방
⑤ 전해질 손실 방지

• 위관영양 시 영양액 주입 전에 위 내용물을 흡인하는데, 이때 흡인된 양과는 관계 없이 전해질 손실 방지를 위해 위로 다시 흡인된 내용물을 위로 밀어넣어 준다.
• 흡인이 100mL 이상 확인되면 지연위배출(공복지연)이며 간호사에게 보고한다.

✰✰ 76

단순도뇨의 방법으로 옳은 것은?

① 여자는 도뇨 시 앙와위를 취하게 한다.
② 도뇨관은 허벅지 안쪽에 반창고로 고정한다.
③ 음순을 벌린 손은 도뇨관이 삽입될 때까지 유지한다.
④ 남자는 요도구 바깥쪽에서 안쪽으로 닦으면서 소독한다.
⑤ 도뇨관을 살짝 잡아당겨 풍선이 방광 안에 있는지 확인한다.

- 여성 도뇨관 삽입
  - 엄지와 검지로 대음순을 벌려 요도를 노출시켜 도뇨관이 삽입될 때까지 벌린 손을 유지한다.
  - 자세: 배횡와위
- 남성 도뇨관 삽입
  - 요도부터 시작해 바깥쪽으로 점점 크게 원을 그리면서 소독한다.
  - 자세: 앙와위

✰✰ 77

고압증기멸균법을 적용할 수 있는 물품은?

① 내시경
② 파우더
③ 혈압계
④ 고막 체온계
⑤ 스테인리스 곡반

고압증기멸균법 적용 물품
거즈, 가운, 방포, 면직류, 린넨류, 도뇨관 삽입 세트(도뇨관 제외), 드레싱 세트, 수술용 가위, 치과 기구

✰✰✰ 78

다리 상처에서 메티실린내성황색포도알균(MRSA)이 검출된 환자를 돌볼 때 지켜야 할 사항은?

① 환자를 음압격리실에 배치한다.
② 오염된 가운은 병실 밖에서 벗는다.
③ 격리의료폐기물 상자는 병실 밖에 둔다.
④ 병실을 나오기 전 장갑을 벗고 손을 씻는다.
⑤ 혈압계는 소독하지 않고 공용으로 사용한다.

다약제내성균 환자 간호 격리 지침
- 환자와 접촉 전·후, 환자의 주변 환경을 접촉한 후에 손 위생을 시행한다.
- 병실을 나오기 전에 장갑을 벗고, 장갑을 벗은 후에는 항상 손을 씻는다.

✰✰ 79

욕창 환자에 대한 간호보조활동으로 옳은 것은?

① 저단백식이를 제공한다.
② 4시간마다 체위를 변경해 준다.
③ 밑홑이불은 여러 겹으로 주름지게 한다.
④ 침상이 젖어 있지 않도록 자주 확인한다.
⑤ 미끄러지도록 당기면서 자세를 바꿔 준다.

욕창 예방 간호
- 피부를 깨끗하고 건조하게 유지하고, 목욕 후 보습
- 자주 운동시키기
- 2시간마다 체위변경
- 복(와)위는 욕창 예방의 가장 이상적인 자세이지만 말초부종 환자, 사지마비 환자, 척수 손상 환자에게는 적합하지 않음
- 압력 분산, 등마사지
- 고단백, 고탄수, 고비타민, 충분한 수분 섭취
- 침대의 습기와 주름 관리

★★★
80

장기간 침상에 누워 있는 환자의 발뒤꿈치에서, 표피부터 진피층까지 침범된 찰과상과 수포가 관찰되었다. 욕창의 단계는?

① 1단계
② **2단계**
③ 3단계
④ 4단계
⑤ 미분류 단계

욕창의 단계

1단계	• 욕창 부위가 붉은색 또는 분홍색 • 피부 손상 없음
2단계	• 표피 ~ 진피까지 피부 손상 • 개방성 궤양 및 수포 발생
3단계	• 피하조직 일부까지 손상 • 노란 괴사 조직이 보임
4단계	• 심각한 조직 손상, 광범위한 조직 괴사 • 근육, 힘줄, 뼈 등이 노출되며 딱지, 가피가 관찰됨

81

복위 시 욕창이 호발하는 부위는?

① 꼬리뼈
② 엉치뼈
③ **무릎뼈**
④ 뒤통수뼈
⑤ 발꿈치뼈

복와위(복위)는 엎드려 복부를 바닥에 대고 얼굴은 한쪽 옆으로 돌린 자세로, 복위 시 욕창이 생기기 쉬운 부위로는 이마(이마뼈), 가슴뼈(흉골), 음부(치골), 무릎뼈(슬개골), 발등이 있다.

★★★
82

성인 환자의 침상목욕 방법으로 옳은 것은?

① 발톱을 둥글게 깎아 준다.
② 눈은 바깥쪽에서 안쪽으로 닦아 준다.
③ 목욕물의 온도는 30 ~ 35℃를 유지한다.
④ **팔은 손끝에서 겨드랑이 방향으로 닦아 준다.**
⑤ 가슴과 등을 닦은 후 팔과 다리를 닦아 준다.

침상목욕
• 발톱은 일자로, 손톱은 둥글게 깎아 준다.
• 눈은 안쪽에서 바깥쪽으로 닦아 준다.
• 목욕물 온도는 43 ~ 46℃를 유지한다.
• 목욕과정 순서: 눈 → 코 → 볼 → 입 → 이마 → 턱 → 귀 → 목 → 손, 팔 → 가슴 → 복부 → 발, 다리 → 등, 둔부 → 음부 → 손톱, 발톱

★★
83

등마사지 방법으로 옳은 것은?

① **자세는 복위를 취하게 한다.**
② 윤활제는 차가운 상태로 사용한다.
③ 피부가 건조하면 알코올로 마사지한다.
④ 혈전성 정맥염 환자는 15분 이내로 마사지한다.
⑤ 피부에 발적이 있는 뼈 돌출 부위는 반복하여 마사지한다.

• 자세는 복위가 권장되나 어려울 경우 측위도 가능하다.
• 혈전성 정맥염 환자는 색전의 우려가 있으므로 등마사지를 금지한다.
• 피부 발적이 있는 뼈 돌출 부위는 마사지하지 않는다.

★★
84

무의식 환자의 특수 구강 간호 시 간호보조활동
으로 옳은 것은?

① 구강 간호 후 입안에 남아 있는 물기를 닦아
　낸다.
② 침상 머리를 내리고 고개를 뒤로 젖힌다.
③ 혀는 닦지 않는다.
④ 입안을 헹굴 때는 많은 양의 용액을 한번에 사
　용한다.
⑤ 과산화수소수 원액을 적신 솜을 사용한다.

특수 구강 간호
• 상반신을 약간 올린 자세를 취하도록 한다.
• 치아를 닦고 혀와 볼 안쪽을 닦아 준다.
• 과산화수소수 : 물 = 1 : 4로 희석하여 사용한다(원액 사용
　금지).

★★
85

여성의 회음부 간호 시 간호보조활동으로 옳은
것은?

① 앉은 자세를 취하게 한다.
② 하의를 벗기고 복부 아래쪽을 모두 노출한다.
③ 요도구를 중심으로 원을 그리듯이 닦는다.
④ 닦을 때마다 새로운 솜을 사용한다.
⑤ 피부가 건조하지 않도록 회음부의 물기를 남
　겨 둔다.

여성의 회음부 간호
• 배횡와위 자세로 회음부만 드러내도록 한다.
• 닦을 때에는 음순을 벌려서 치골부(요도)에서 항문 쪽으
　로 일방향으로 대음순, 소음순, 요도 순서로 닦으며 매번
　수건의 다른 면을 사용한다.
• 유치도뇨관이 있는 경우 매번 새로운 솜을 사용하여 닦는다.

★★★
86

근육의 길이를 변화시켜 근력을 증가시키는 운
동으로, 수영, 걷기, 조깅이 포함되는 것은?

① 수동 운동　　　　② 등척성 운동
③ 무산소 운동　　　④ 등장성 운동
⑤ 보조적 능동운동

등장성 운동은 관절이 움직여 근육이 수축·이완하면서 근
육의 길이가 변하지만 근육에 걸리는 장력이 일정하게 유지
되는 운동으로, 수영, 걷기, 조깅 등이 대표적이다.

★★★
87

의식이 없는 환자에게 수동 관절가동범위 운동
을 실시할 경우 어깨운동 방법으로 옳은 것은?

① 팔꿈치를 잡고 손목을 어깨 쪽으로 구부렸다
　펴 준다.
② 전완을 잡고 손바닥을 아래로 향한 후 다시 위
　로 향하게 한다.
③ 팔을 몸통으로부터 멀어지게 움직였다가 다시
　몸통 옆에 놓는다.
④ 머리 양측을 손으로 지지하여 귀가 어깨에 닿
　도록 옆으로 기울인다.
⑤ 손목을 엄지손가락 쪽으로 구부렸다 새끼손가
　락 쪽으로 구부려 준다.

수동 관절가동범위 운동
• 무의식 환자에게 실시하는 수동 관절가동범위 운동 중 어
　깨운동의 경우 팔을 몸통으로부터 멀어지게 움직였다가
　다시 몸통 옆으로 가도록 한다.
• 사지를 들어 올릴 경우에는 손잡이 없는 컵을 쥐는 모양
　으로 관절 아래를 받치고, 인접한 원부위와 근위부를 잡
　아서 근육을 지지하며, 다른 한 손으로는 잡는 관절의 사
　지 말단부를 잡는다.

★★★
88

왼쪽 편마비가 있는 환자가 보행할 때 간호로
옳은 것은?

① 환자의 오른쪽에 서서 지지한다.
② 지팡이는 왼쪽에 잡도록 한다.
③ 평지 보행 시 지팡이 → 건강한 다리 → 마비
   된 다리 순으로 걷는다.
④ 계단을 내려갈 때 지팡이 → 마비된 다리 →
   건강한 다리 순으로 걷는다.
⑤ 계단을 올라갈 때 건강한 다리 → 지팡이 →
   마비된 다리 순으로 걷는다.

편마비가 있는 환자는 지팡이의 역할이 중요하므로 항상 먼
저 나간다.

★★
89

누워 있는 환자를 침상머리 쪽으로 이동시킬 때
신체역학의 원리를 올바르게 적용한 자세는?

① 두 발을 모아서 선다.
② 무릎을 펴고 등을 구부린다.
③ 침대에서 멀리 떨어져서 선다.
④ 침대 높이를 허리 아래로 낮춘다.
⑤ 엉덩이와 다리의 큰 근육을 이용한다.

신체역학의 원리
• 두 발을 떨어뜨려서 기저면을 넓게 하고 천골의 약간 앞
  부분에 해당하는 무게중심점을 기저면(밑바닥)에 가까이
  하여 신체의 안정성을 높인다.
• 침대를 허리 높이로 조정하고 침대 가까이에서 등을 구부
  리지 않고 쭈그리는 자세를 취해 이동시킨다.
• 근육은 엉덩이와 배 근육, 다리 근육과 같이 큰 근육을 이
  용한다.

★★
90

혼돈환자에게 장갑보호대를 적용하는 이유는?

① 낙상 방지
② 질식 방지
③ 배회 방지
④ 튜브제거 방지
⑤ 혈액순환 촉진

장갑보호대의 적용 목적
자신의 손으로 긁는 경우 또는 주삿바늘이나 삽입한 관(튜
브)을 제거하는 것을 방지하기 위함이다. 장갑보호대는 손
과 손가락의 움직임만을 제한하며, 팔은 자유롭게 움직일
수 있다.

★★
91

더운 물주머니를 적용할 때 간호보조활동으로
옳은 것은?

① 물주머니의 반을 공기로 채운다.
② 물주머니를 수건으로 감싼 후 적용한다.
③ 한 부위에 적어도 1시간 이상 적용한다.
④ 혈관의 수축을 돕기 위해 적용한다고 설명한다.
⑤ 물의 온도가 적절한지 확인하기 위해 손을 담
   가본다.

온요법
• 온요법은 화상 위험이 있으므로 직접 피부에 대지 않고
  수건으로 감싸서 적용한다.
• 물주머니는 공기가 들어가지 않도록 하며 최대 45분을
  초과하지 않는다.
• 온요법은 혈관을 확장(이완)시키기 위한 것이며, 물의 온
  도를 확인하기 위해 손을 직접 넣으면 화상 위험이 있으
  므로 주머니를 만져서 확인한다.

★★★
92

수술 후 강화폐활량계 사용 시 간호보조활동으로 옳은 것은?

① 쉬지 않고 연속해서 사용하게 한다.
② 강화폐활량계를 눕혀서 사용하게 한다.
③ 마우스피스를 물고 최대한 깊게 숨을 내쉬게 한다.
④ 통증이 있어도 진통제를 투여하지 않고 사용하게 한다.
⑤ **수술 전에 확인된 최대흡식량을 지시계(indicator)로 지정한다.**

강화폐활량계 사용방법
수술 전에 강화폐활량계를 사용하여 최대흡식량을 표시하고, 이를 수술 후의 최대흡식량과 비교하여 깨어 있는 동안 1시간에 5 ~ 10회 정도 반복한다.

★★
93

복부수술 직후 의식이 명료하지 않은 환자를 위한 간호보조활동으로 옳은 것은?

① 조기이상을 격려한다.
② 침대 난간을 내려준다.
③ 물을 입으로 마시게 한다.
④ **주기적으로 의식을 확인한다.**
⑤ 의식이 명료해질 때까지 체위 변경을 보류한다.

수술 직후 의식이 명료하지 않은 경우에는 주기적으로 의식을 확인하며, 기도 흡인 예방을 위해 환자의 머리를 옆으로 돌려준다.

★
94

구강 간호 시 사용하지 말아야 하는 소독수는?

① **알코올**　　② 과산화수소
③ 붕산수　　④ 생리식염수
⑤ 글리세린

알코올은 자극적이며 점막을 건조하게 만들 수 있어 구강 간호에 사용하지 않는다.

★★
95

요추천자 간호보조활동으로 옳은 것은?

① 검사 전날 자정부터 금식시킨다.
② 검사 전 복부둘레를 측정한다.
③ 검사 중 심스 체위를 취하게 한다.
④ 검사 후 천자 부위를 열어 둔다.
⑤ **검사 후 머리와 다리가 수평이 되게 눕힌다.**

천자 후 4 ~ 6시간 동안은 움직이지 않고 편평한 곳에 앙와위 자세로 누워 있도록 한다.

★★
96

무더운 날씨에 축구경기를 하던 선수가 땀을 많이 흘리고 팔다리 근육에 경련을 일으켰다. 예상되는 원인은?

① 염증　　② 산소 부족
③ **염분 부족**　　④ 체액량 증가
⑤ 마그네슘 과다

열경련
무더운 날씨에 과도한 발한으로 인해 다량의 염분이 손실되면서 팔, 다리, 복부 등의 근육에 경련이 발생하는 상태를 말한다.

97

이물질에 의한 심각한 기도폐쇄로 의식은 있으나 말을 할 수 없는 성인을 위한 응급처치방법은?

① 전문기도기 삽관
② 턱 밀어올리기
③ 머리기울임 – 턱들어올리기
④ **복부 밀어내기(하임리히법)**
⑤ 구강 대 비강 호흡

말을 못 할 정도의 심한 기도폐쇄이며 의식이 있으면 복부 밀어내기(하임리히법)를 시행하고, 의식을 잃으면 바닥에 눕혀 심폐소생술(CPR)을 시행한다.

98

1인실에 입원한 시각장애 환자와 대화를 할 때 적절한 방법은?

① 지시대명사를 사용하여 말한다.
② 평상시보다 빠르고 크게 말한다.
③ **접촉하기 전에 그 이유를 설명한다.**
④ 병실에 들어갈 때 말 없이 들어간다.
⑤ 간호조무사를 중심으로 왼쪽, 오른쪽을 설명한다.

시각장애 환자와 대화하는 방법
• 시각장애 환자에게는 갑작스러운 접촉이 불안이나 놀람을 유발할 수 있으므로 접촉하기 전에 그 이유를 설명한다.
• 지시대명사를 사용하지 않으며, 사물의 위치를 정확히게 시계 방향으로 설명한다.
• 환자 기준으로 오른쪽, 왼쪽 방향을 설정하여 원칙을 정한다.
• 촉각을 활용한다.
• 환자와 보행 시 반보 앞에서 환자의 팔을 살짝 끄는 자세로 한다.

99

정맥주사 바늘 삽입 직후 다음과 같이 말하는 환자를 위한 적절한 반응은?

> "너무 아프네요. 저 선생님은 제 방에 다시는 들어오지 못하게 해주세요."

① "금방 괜찮아지실 거예요."
② "주사는 원래 아픈 거예요."
③ **"지금 많이 아파서 화가 나신 것 같네요."**
④ "저라면 치료를 위해서 그 정도는 참겠어요."
⑤ "담당 선생님인데 그렇게 말씀하시면 안 되지요."

반영
환자가 표현한 감정이나 경험을 되돌려주어 환자가 자신의 감정과 생각을 더 잘 이해하고 표현할 수 있도록 돕는 방법이다.

100

환자가 병동을 옮길 때 전입 병동으로 인계해야 하는 전출 병동의 물품은?

① **투여 약물**
② 산소유량계
③ 이동용 침대
④ 이동용 수액걸이
⑤ 전출 병동 휠체어

전동 시 환자의 물품, 남은 약품, 의무기록지 등을 정리하여 전동할 병동으로 보낸다.

★★ 101

간질발작 시 간호로 옳지 않은 것은?

① 발작 시 2차 외상 방지를 위해 위험한 물건을 모두 치운다.
② 옷을 느슨하게 풀어준다.
③ 방을 어둡고 조용하게 유지한다.
④ 분비물이 흡인되지 않도록 측위로 눕힌다.
⑤ **발작 도중 환자를 침상에 눕힌다.**

발작 도중 환자를 옮기는 것은 손상을 유발할 수 있으므로 억지로 옮기지 않는다.

★★ 102

인슐린 주사에 대한 설명으로 옳지 않은 것은?

① 인슐린은 냉장 보관한다.
② 인슐린 주사는 피하주사이다.
③ 인슐린 주사기는 1cc 주사기를 사용한다.
④ **인슐린 주사 후 흡수를 위해 문지른다.**
⑤ 인슐린 주사 부위는 매번 다르게 한다.

인슐린 주사 후 주사 부위를 문지르지 않는다.

★★ 103

저산소증의 주된 대표 증상은?

① **청색증**　　② 부종
③ 홍조　　　　④ 소양증
⑤ 출혈

저산소증의 주된 증상으로 청색증, 빈백, 불안, 졸음, 혼돈, 혼수 등이 있다.

104

조영제를 사용하지 않는 자기공명영상(MRI) 검사에 관한 설명으로 옳은 것은?

① 방사성 동위원소가 투여된다.
② 검사 부위에 면도를 시행한다.
③ 고주파를 이용한 단층촬영이다.
④ 검사 시 3분마다 자세를 바꾼다.
⑤ **검사 전 금속 장신구를 제거한다.**

자기공명영상(MRI)
조영제를 사용하지 않고 강력한 자기장과 고주파를 이용하여 인체 내부의 신호를 디지털 정보로 변환해 영상을 생성하는 검사로 검사 전 금속 장신구는 반드시 제거한다.

★ 105

환자의 객관적인 자료에 해당하는 것은?

① 소양감
② 속쓰림
③ 통증
④ 현기증
⑤ **얼굴표정**

• 얼굴표정은 관찰할 수 있는 객관적인 자료이다.
• 소양감, 속쓰림, 통증, 현기증은 환자가 느끼는 주관적 자료이다.

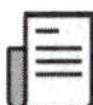

기초간호학 개요

01

환자 가족의 사생활을 알게 되었을 때 직업윤리를 준수한 행동으로 옳은 것은?

① 친구와 공유한다.
② 의료진에게 보고한다.
③ 동료 간호조무사에게 인계한다.
④ **간호조무사 혼자만 알고 있는다.**
⑤ 자신이 알고 있다는 것을 환자에게 말한다.

간호조무사 윤리강령
간호대상자의 존엄성과 기본권을 존중하고, 사생활과 개인정보를 보호한다.

02

병원의 환경관리 방법으로 옳은 것은?

① 사용한 침구는 털어서 보관한다.
② 병실의 복도바닥 청소 시 비질을 한다.
③ **격리실 안에 격리 의료폐기물 박스를 둔다.**
④ 사용한 후두경 날은 비눗물에 담가 소독한다.
⑤ 입원실 청소는 오염이 심한 구역에서 덜 심한 구역으로 한다.

병실의 관리 및 청소
• 사용한 침구는 일반적으로 털지 않으며, 특히 감염병 환자의 침구는 반드시 털지 않도록 한다.
• 복도바닥 청소는 마른걸레로 닦는다.
• 후두경 날, 내시경류와 같은 것들은 준위험 기구로 화학멸균이나 높은 수준의 소독을 한다.
• 입원실 청소는 덜 오염된 구역에서 더 오염된 구역으로 한다.

03

환자에게 사용한 주삿바늘을 처리하는 방법으로 옳은 것은?

① 종이컵에 모아둔다.
② 바늘을 구부려서 버린다.
③ 지정된 트레이에 모아둔다.
④ **손상성 의료폐기물 전용용기에 버린다.**
⑤ 양손을 이용하여 바늘에 뚜껑을 씌운다.

손상성 폐기물
주삿바늘, 봉합바늘, 수술용 칼날, 한방침, 치과용침, 파손된 유리재질의 시험기구

04

호흡곤란을 호소하는 천식 환자에게 적용해야 할 체위로 옳은 것은?

① 앙와위
② **반좌위**
③ 절석위
④ 배횡와위
⑤ 트렌델렌버그 체위

천식 환자 간호
• 적절한 습도 제공, 충분한 수분 섭취, 필요시 산소 공급
• 호흡곤란 시 반좌위(파울러) 자세를 취하여 폐의 표면적을 넓힌다.

05

팔꿈치를 구부려서 두 뼈 사이의 각도를 줄이는 움직임은?

① 굴곡 　　　　② 신전
③ 외전 　　　　④ 내전
⑤ 회전

> **굴곡**
> 관절에서 두 뼈 사이의 각도를 감소시키는 움직임이다.

★★ 06

항이뇨호르몬을 생산하고, 인체의 항상성 유지에 관여하는 신경계의 구조는?

① 소뇌 　　　　② 시상
③ 연수 　　　　④ 중뇌
⑤ 시상하부

> **시상하부**
> 체온 조절 중추, 수분 및 전해질 균형(항이뇨호르몬)과 같은 인체 항상성 유지에 관여한다.

★★ 07

호흡곤란을 호소하는 중증 아나필락시스(anaphylaxis) 시 투여해야 하는 약물은?

① 모르핀 　　　　② 헤파린
③ 디곡신 　　　　④ 에피네프린
⑤ 나이트로글리세린

> **에피네프린**
> 아나필락시스, 심정지, 중증 천식 발작, 급성 알레르기 반응에 사용한다.

★ 08

항생제를 정맥으로 투여하기 전 과민반응 여부를 확인하려고 할 때, 주사방법으로 옳은 것은?

① 피내주사 　　　　② 피하주사
③ 근육주사 　　　　④ 정맥주사
⑤ 골내주사

> 과민반응 여부를 확인하기 위해 피부반응검사를 시행한다.

★★ 09

다음에 해당하는 영양소는?

> • 간과 근육에 글리코겐으로 저장된다.
> • 뇌 기능을 유지하기 위해 필수적이다.

① 지방 　　　　② 단백질
③ 무기질 　　　　④ 비타민 E
⑤ 탄수화물

> 탄수화물은 췌장 알파세포에서 분비되는 글루카곤에 의해 간과 근육에 글리코겐으로 저장되었다가 필요시 포도당으로 분해되어 에너지원으로 쓰이며, 뇌와 적혈구의 주에너지원이다.

10

연식이 처방된 환자에게 제공 가능한 음식은?

① 갈비 　　　　② 흰죽
③ 짜장면 　　　　④ 달걀프라이
⑤ 오징어튀김

> **연식**
> • 면류에서는 칼국수, 물국수 등이 허용 식품인 반면 라면, 짜장면은 제한 식품이다.
> • 난류에서는 반숙 달걀, 수란, 달걀찜, 스크램블에그는 허용 식품인 반면, 달걀프라이는 제한 식품이다.
> • 잡곡죽도 제한 식품이다.

★★ 11

치아우식증을 예방하기 위한 방법으로 옳은 것은?

① 채소 섭취를 제한한다.
② 치아에 있는 홈을 메운다.
③ 치아에 식초산을 도포한다.
④ 치면세균막을 제거하지 않는다.
⑤ 치실과 치간 칫솔은 사용하지 않는다.

어금니의 씹는 면에 있는 깊고 좁은 홈을 메우면 세균막 정착을 줄여 치아우식증 예방에 효과적이다.

★★★ 12

치아의 썩은 부위를 깎아 내는 기능이 있으며 마찰열을 줄이기 위해 물이 분사되는 기구는?

① 타구(spittoon)
② 탐침(explorer)
③ 브래킷(bracket table)
④ 스리웨이 실린지(3 way syringe)
⑤ 하이 스피드 핸드피스(high speed handpiece)

하이 스피드 핸드피스는 컴프레셔와 연결되어 초당 수십만 번 회전하는 기구로 치아의 썩은 부위나 치질을 깎아 낸다.

13

오장(五臟) 중 피의 순환을 총괄하며 음식물에서 영양분을 받아들여 전신에 보내는 것은?

① 간(肝)　　② 비(脾)
③ 심(心)　　④ 폐(肺)
⑤ 신(腎)

비(脾): 소화와 영양 흡수, 혈액 생성, 면역 기능

★★ 14

훈침(침훈) 증상이 있는 환자를 위한 간호보조활동으로 옳은 것은?

① 찬물을 마시게 한다.
② 몸을 서늘하게 해준다.
③ 허리띠를 단단히 조여준다.
④ 반듯하게 누워서 쉬게 한다.
⑤ 침이 빠지지 않게 주의한다.

훈침 증상이 있는 환자는 어지러움, 발한, 얼굴 창백, 식은 땀 등의 증상을 보인다. 이때는 침을 즉시 제거하고 환자를 반듯하게 눕혀 쉬게 하고 몸을 따뜻하게 한다.

★★★ 15

다음의 의사소통 기술은?

- 대상자와의 대화 내용이나 느낌을 다른 말로 바꾸어 말한다.
- 대상자가 말한 사건에 동반하는 감정을 강조한다.

[예시]
대상자: 아버지는 내가 입원한 후 한 번도 면회를 오지 않았어요. 내가 걱정되지 않나 봐요.
면담자: 아버지가 당신에게 관심이 없어 서운하시군요.

① 반영　　　　② 거절
③ 조언　　　　④ 자기 노출
⑤ 개방적 질문

반영
대상자가 표현한 감정이나 경험을 다른 말로 바꾸어 되돌려 주어 자신의 감정과 생각을 더 잘 이해하고 표현할 수 있도록 돕는 방법이다.

16

흉강천자 시 간호보조활동으로 옳은 것은?

① 환자의 복부 둘레를 측정한다.
② 관장을 하여 환자의 장을 비운다.
③ 환자의 머리에 전극을 밀착하여 부착한다.
④ 환자의 폐소공포증(claustrophobia) 여부를 확인한다.
⑤ 바늘이 삽입된 후에는 환자가 움직이지 않도록 한다.

흉강천자
주삿바늘을 흉막강 내로 삽입하여 흉수나 공기를 흡인하는 검사로, 바늘 삽입 후 기침을 하거나 움직이면 기흉 등 위험이 있으므로 움직이지 않도록 한다.

17

병원에 화재가 발생했을 때 대응방법으로 옳은 것은?

① 거동이 불편한 중증환자부터 대피시킨다.
② 중요한 물건을 찾기 위해 병원 안으로 들어간다.
③ 환자에게 젖은 수건으로 코와 입을 막고 대피하게 한다.
④ 바람이 불어오는 쪽을 마주 보고 서서 소화기 분말을 뿌린다.
⑤ 출입문의 손잡이가 뜨거우면 천으로 감싸 쥐고 문을 연다.

병원 내 화재 시 대피요령
• 복도의 연기를 최대한 마시지 않도록 자세를 낮추고 젖은 수건으로 코와 입을 막고 이동하도록 한다.
• 출입문의 손잡이가 뜨거울 경우 열지 말고 다른 피난로를 찾아 이동한다.
• 소화기는 바람을 등지고 사용한다.

18

당뇨 환자의 발관리에 대한 간호보조활동으로 옳은 것은?

① 발에 상처가 있는지 매일 확인한다.
② 티눈은 발견 즉시 손톱깎이로 제거한다.
③ 상처난 발가락 사이에 보습로션을 발라준다.
④ 발을 보온하기 위해 뜨거운 열 패드를 제공한다.
⑤ 새 신발은 딱 맞는 신발로 오전에 구입하게 한다.

당뇨 환자의 발 위생관리
• 꽉 끼는 신발은 신지 않는다.
• 발톱은 줄로 다듬거나 일자로 자른다.
• 건조해지지 않도록 보습제를 바르되, 발가락 사이는 바르지 않는다.
• 발 피부를 깨끗하게 유지하고 상처 발생 시 바로 치료한다.
• 뜨거운 찜질이나 열패드는 화상 위험이 있으므로 피한다.

19

만성 신부전으로 동정맥루가 있는 환자를 위한 간호보조활동으로 옳은 것은?

① 염분 섭취를 권장한다.
② 칼륨이 풍부한 음식 섭취를 권장한다.
③ 동정맥루의 진동을 수시로 확인하게 한다.
④ 동정맥루가 있는 팔에서 혈압을 측정한다.
⑤ 동정맥루가 있는 팔로 고강도 근력운동을 하게 한다.

동정맥루 환자 간호
• 만성 신부전으로 인해 신장이 기능을 거의 잃어가는 경우에는 동정맥루를 만들어 혈액투석을 한다.
• 동정맥루 기능 유지를 위해 진동을 수시로 확인하게 한다.
• 동정맥루가 있는 팔에서는 혈압 측정·채혈·주사를 피하고, 고강도 근력운동 등 과도한 부담을 피한다.

★★
20

다음 중 관상동맥 질환의 발생 위험이 낮은 대상자는?

① 폐경 여성
② 고혈압 남성
③ 20년간 흡연자
④ HDL – 콜레스테롤이 높은 남성
⑤ 경구피임제를 장기 복용한 여성

관상동맥 질환의 위험인자
• 높은 LDL, 낮은 HDL은 동맥 내 플라크 형성을 촉진
• 고혈압, 흡연, 장기 경구피임제 복용 등

★★
21

다음에서 설명하는 의식 수준은?

> 어떠한 자극에도 반응하지 않고 수의적 운동이 전혀 없는 상태

① 혼수
② 반혼수
③ 혼미
④ 기면
⑤ 명료

• 혼수(coma): 어떠한 자극에도 반응이 없고, 수의적 움직임이 전혀 없는 상태로, 기본적인 반사만 남아 있을 수 있다.
• 반혼수: 강한 자극이 있을 때에만 찡그리거나 잠시 눈을 뜨나 수의적 운동이 없는 상태이다.

★★
22

류마티스관절염 환자를 위한 간호보조활동으로 옳은 것은?

① 우유 섭취를 제한한다.
② 따뜻한 물에서 하는 수중운동을 제한한다.
③ 운동하기 전 강직 부위에 온열요법을 적용한다.
④ 장시간의 칼질과 같은 반복적인 움직임을 권장한다.
⑤ 관절에 강한 힘이 들어가는 운동을 규칙적으로 하게 한다.

류마티스관절염 환자 간호
• 운동 전 온열요법으로 통증·강직을 완화한 뒤, 관절에 무리가 가지 않는 범위에서 규칙적으로 관절운동을 한다.
• 반복적·과도한 관절 사용이나 운동은 피한다.

★★
23

난관에 대한 설명으로 옳은 것은?

① 매달 배란을 한다.
② 태아가 발육하는 장소이다.
③ 주기적으로 내막이 떨어진다.
④ 호르몬을 분비하여 임신이 유지되게 한다.
⑤ 난자와 정자가 만나 수정이 되는 장소이다.

난자가 자궁에 이르기 전에 정자와 만나 결합하는 현상을 수정이라 하며, 수정은 정상적으로 난관의 팽대부에서 일어난다.

★★
24

태변에 대한 설명으로 옳은 것은?

① 난황색이다.
② 끈적이지 않고 묽다.
③ 고약한 냄새가 난다.
④ 출생 후 처음 보는 변이다.
⑤ 태변을 보지 않을 경우 심혈관계 기형을 의심한다.

태변
• 출생 후 처음 배출되는 변으로 끈적하고 냄새가 거의 없으며 암녹색 또는 암갈색이다.
• 장기능과 소화기계가 정상적으로 작동하는 확인하는 중요한 지표이다.

★★★
25

모유수유 중인 산모의 유방울혈을 완화하기 위한 간호보조활동으로 옳은 것은?

① 유즙을 짜내지 않는다.
② 유두를 비누로 씻어준다.
③ 유방을 탄력붕대로 단단하게 감아준다.
④ 더 이상 모유수유를 지속할 수 없다고 말한다.
⑤ 유관을 따라 손가락으로 돌려가며 유방을 마사지해준다.

유방울혈 관리
• 수유를 규칙적으로 한다.
• 2 ~ 4시간마다 손으로 유즙을 짜거나 유축기로 짜주어 감염된 유방을 비워 유방울혈을 완화한다.
• 유관을 따라 손가락으로 돌려가며 유방을 손마사지한다.
• 유두는 비누로 씻으면 유두 피지가 제거되어 건조해져 균열유두가 생길 수 있으므로, 비누를 사용하지 않고 물로 가볍게 씻는다.

★★
26

태반이 만출되는 시기로 옳은 것은?

① 분만 제1기
② 분만 제2기
③ 분만 제3기
④ 분만 제4기
⑤ 산욕기

분만 제3기(태반 만출기)
태아가 출산된 후부터 태반이 자궁에서 완전히 배출될 때까지의 시기로, 비교적 짧으며 보통 5 ~ 30분 소요된다.

★★
27

주 양육자와 잠시도 떨어지지 않으려는 유아의 정서상태는?

① 퇴행
② 거부증
③ 주의산만
④ 분리불안
⑤ 분노발작

분리불안
주 양육자와 떨어지려 할 때 불안해하고, 울거나 저항하는 정서 반응을 말한다.

★
28

에릭슨의 심리사회적 발달 단계 중 자율성이 형성되는 시기는?

① 영아기
② 유아기
③ 학령전기
④ 학령기
⑤ 청소년기

유아기(1 ~ 3세)
• 자율성 대 수치감
• 독립적인 행동을 통해 자율성을 학습하는 시기로, 과도한 비난은 수치심과 의심을 유발할 수 있다.

29

아동학대의 유형 중 신체적 학대에 해당하는 것은?

① 아동을 시설에 버리는 행위
② 아동을 성적으로 추행하는 행위
③ 아동에게 언어폭력을 가하는 행위
④ 아동의 복부를 발로 걷어차는 행위
⑤ 아동을 불결한 환경에 방치하는 행위

신체적 학대
아동에게 의도적으로 신체적 손상을 입히는 행위 예 때리기, 구타, 흔들기, 꼬집기, 물기, 던지기 등

30

노인성 질병의 특성으로 옳은 것은?

① 질병의 경과가 짧다.
② 질병의 원인이 명확하다.
③ 치료 과정에서 합병증 발생 위험이 낮다.
④ 수분과 전해질의 균형을 유지하기가 쉽다.
⑤ 여러 가지 질병을 동시에 가진 경우가 많다.

노인성 질환의 특성
• 질병의 원인이 명확하지 않아 치료가 어렵다.
• 비전형적인 경우가 많다.
• 항상성 유지가 어려워 수분과 전해질의 균형을 유지하기가 어렵다.
• 치료 과정에서 합병증 발생 위험이 높다.
• 질병의 경과가 길고 재발률이 높으며, 다약제 복용이 흔하다.

31

다음에서 설명하는 노인성 질병은?

• 여성 노인에게서 발병률이 높다.
• 뼈조직에서 뼈세포가 상실되어 골밀도가 낮아진다.
• 전체 골량의 감소로 골절의 원인이 된다.

① 통풍
② 골다공증
③ 추간판탈출
④ 척추관협착증
⑤ 류마티스관절염

골다공증
• 골다공증은 골량·골밀도 감소로 골절 위험이 증가하며, 폐경 후 여성에서 흔하다.
• 원인: 칼슘 섭취 및 흡수의 부족, 폐경기 여성에서 에스트로겐 부족, 장기간 부신피질호르몬제 복용, 운동 부족, 부갑상샘항진증 등

32

치매 환자를 위한 일반적인 간호보조활동으로 옳은 것은?

① 운동을 제한한다.
② 환자가 좋아하는 노래를 함께 부른다.
③ 병실 내에 라디오를 크게 틀어놓는다.
④ 크기가 작고 딱딱한 음식을 제공한다.
⑤ 앞뒤가 분명히 구분되는 옷을 입게 한다.

치매 환자가 배회 시 환자가 좋아하는 노래를 함께 불러 주의를 환기시킨다.

★★
33

흉벽으로 전기를 방출시켜 심실세동을 정상리듬으로 회복시킬 수 있는 응급처치는?

① 가슴압박
② 인공호흡
③ 흉관삽입
④ 기관내삽관
⑤ **자동심장충격기 적용**

자동심장충격기(자동제세동기)
심정지 상태에서 심실세동, 무맥성 심실 빈맥, 무맥성 전기활동인 경우 사용하는 장치로, 심폐소생술을 진행하면서 사용한다.

★★
34

벌에 쏘인 대상자에 대한 간호보조활동으로 옳은 것은?

① 쏘인 부위를 직접 압박한다.
② 쏘인 부위에 더운물 찜질을 한다.
③ **전신의 알레르기 반응을 관찰한다.**
④ 피부에 박힌 침은 족집게로 즉시 제거한다.
⑤ 쏘인 부위를 심장보다 높게 들어 올려 둔다.

벌에 의한 교상
• 벌 쏘임 후 즉시 또는 몇 시간 후 알레르기 반응이 나타날 수 있으므로 적어도 30분은 주의 깊게 관찰한다.
• 피부에 박힌 침은 손톱이나 신용카드로 옆으로 긁어 제거한다. 족집게 사용 시 독침 주머니의 독이 더 들어갈 수 있으므로 피한다.

★★★
35

다음에 해당하는 열 손상으로 옳은 것은?

> • 체온조절중추 기능이 상실된다.
> • 심부체온이 40℃ 이상으로 높아진다.
> • 땀이 나지 않는다.

① 화상   ② 일사병
③ 열경련   ④ 열피로
⑤ **열사병**

열사병
• 특징: 피부가 뜨겁고 건조함, 의식 혼미 또는 소실, 빠르고 강한 맥박
• 최대한 빠르게 몸을 차갑게 해주는 것이 중요하며 치료가 늦으면 사망할 수 있으므로 119를 통해 병원으로 빠르게 이송한다.

보건간호학 개요

36

보건교육 후 학습대상자가 성취수준을 달성했는지 측정하기 위한 평가 유형은?

① 구조평가   ② 진단평가
③ 과정평가   ④ 형성평가
⑤ **총괄평가**

총괄평가
교육 후 대상자들이 학습 목표를 달성했는지 최종적으로 평가하는 과정 예 교육 후 설문조사, 지필고사, 실기시험 등

★★★
37

보건교육 내용의 진행 방향으로 옳은 것은?

① 어려운 것에서 쉬운 것으로
② **친숙한 것에서 낯선 것으로**
③ 복잡한 것에서 단순한 것으로
④ 추상적인 것에서 구체적인 것으로
⑤ 간접적인 것에서 직접적인 것으로

보건교육의 진행 원칙
• 쉬운 것 → 어려운 것
• 단순한 것 → 복잡한 것
• 구체적인 것 → 추상적인 것
• 과거의 것 → 최신의 것
• 친숙한 것 → 낯선 것

★★
38

사회자, 발표자, 청중이 모두 주제에 대한 전문가이며 2 ~ 5명의 발표자가 발표를 한 후 청중과 함께 논의하는 보건교육 방법은?

① 강의법
② 분단토의
③ **심포지엄**
④ 시뮬레이션
⑤ 브레인스토밍

심포지엄
몇 명의 전문가가 10 ~ 15분 정도씩 발표를 한 후 사회자의 진행하에 공개토론을 진행하는 것

★★
39

다음에서 설명하는 보건교육 평가 도구의 항목은?

> 동일한 대상을 동일한 방법으로 반복 측정할 때 같은 결과가 나오는 정도를 의미한다.

① 객관도
② 정확도
③ **신뢰도**
④ 실용도
⑤ 타당도

• 신뢰도: 평가 도구가 여러 번 반복하여 측정하였을 때 일관되게 같은 결과를 산출하는 정도
• 타당도: 평가 도구가 측정하고자 하는 개념, 내용 등을 정확하게 측정, 반영하고 있는 정도

★★
40

보건소에 대한 설명으로 옳은 것은?

① 읍·면마다 1개소씩 설치한다.
② **지방보건행정조직에 해당한다.**
③ 근로자의 업무상 재해보상업무를 수행한다.
④ 중앙정부조직의 일원화된 지도·감독을 받는다.
⑤ 「농어촌 등 보건의료를 위한 특별조치법」에 따라 설치한다.

보건소는 지방정부조직으로, 시·군·구에 1개소씩 설치하며, 「지역보건법」에 근거한다.

41
⭑⭑

세계보건기구에서 제시한 일차보건의료 요소 중 다음에 해당하는 것은?

> • 보건진료소에 운영협의회를 설치함
> • 일차보건의료가 성공하기 위한 가장 중요한 요건임

① 접근성
② 수용가능성
③ **주민의 참여**
④ 질적 적정성
⑤ 지불부담능력

적극적인 주민 참여
일차보건의료의 성공을 위한 가장 중요한 요소로, 계획, 실행, 평가 전 과정에 지역주민들의 적극적인 참여가 필수적이다.

42
⭑

보건의료전달체계의 구성요소 중 지도력, 의사결정, 규제를 포함하는 것은?

① 경제적 지원
② 자원의 조직화
③ 보건의료자원의 개발
④ **보건의료정책 및 관리**
⑤ 보건의료서비스의 제공

보건의료정책 및 관리
• 효율적 운영을 위한 정책 수립, 규제 시행, 성과 모니터링 등이 해당한다.
• 의료서비스의 공공성을 제고하고, 의료서비스의 질 등을 결정짓는 요소이다.

43
⭑⭑

우리나라 국민건강보험의 특성으로 옳은 것은?

① 공공부조에 속한다.
② 1종과 2종으로 구분한다.
③ 개인의 선택에 따라 가입할 수 있다.
④ 보험가입 금액 한도 내에서 보장을 받는다.
⑤ **소득수준 등에 따라 보험료를 차등하여 부담한다.**

국민건강보험제도
직장가입자는 월보수액에 따라, 지역가입자는 소득과 재산에 따라 보험료를 차등 부과하여 사회적 형평성에 기여한다.

44
⭑⭑⭑

식중독을 일으키는 식품과 원인독소가 옳게 연결된 것은?

① **굴 – 베네루핀**
② 버섯 – 솔라닌
③ 조개 – 무스카린
④ 맥각 – 아미그달린
⑤ 청매 – 테트로도톡신

식품 관련 독소

복어	테트로도톡신
홍합	미틸로톡신, 삭시톡신
모시조개, 굴	베네루핀
버섯	무스카린
감자	솔라닌
매실	아미그달린
맥각	어고톡신, 어고타민
곡류	아플라톡신

45

국가 보건의료체계를 구성하는 요소 중 의료자원에 해당하는 것은?

① 지식
② 지도력
③ 공공재원
④ 건강보험조직
⑤ 일차보건의료 제공

의료자원
인력, 시설, 장비 및 물자, 지식

✦✦
46

공기의 오염과 인공열로 인해 도심의 온도가 주변지역의 온도보다 높은 현상은?

① 군집독
② 열섬 현상
③ 기온 역전
④ 오존층 파괴
⑤ 엘니뇨 현상

열섬 현상
콘크리트, 아스팔트의 열흡수로 인하여 도시 지역이 주변 교외, 농촌 지역보다 높은 기온을 나타내는 현상

✦✦
47

인체에서 비타민 D가 형성되도록 작용하고, 도르노선(건강선)이 있는 광선은?

① α선
② x선
③ 적외선
④ 자외선
⑤ 가시광선

자외선
인체 및 건강에 영향을 줄 수 있는 광선으로, 비타민 D 합성을 촉진하여 뼈 건강 증진에 도움이 된다.

✦✦
48

수질오염 지표에 관한 설명으로 옳은 것은?

① 대장균 지수(Coli Index)가 낮을수록 수질의 오염도가 높다.
② 과망가니즈산칼륨($KMnO_4$) 소비량이 많을수록 수질의 오염도가 낮다.
③ 용존산소(Dissolved Oxygen, DO)량이 높을수록 수질의 오염도가 높다.
④ 화학적 산소요구량(Chemical Oxygen Demand, COD)이 높을수록 수질의 오염도가 낮다.
⑤ 생물화학적 산소요구량(Biochemical Oxygen Demand, BOD)이 높을수록 수질의 오염도가 높다.

생물화학적 산소요구량이 높을수록 더러운 물, 즉 높은 오염도를 의미한다.

✦✦
49

종합병원에서 충수절제술을 받은 환자에게 적용될 진료비 지불제도에 대한 설명으로 옳은 것은?

① 의사의 재량권이 확대된다.
② 고가의 신의료기술 적용을 촉진한다.
③ 의사의 과잉 진료로 의료비가 상승한다.
④ 진료비 청구 및 심사 업무가 간소화된다.
⑤ 의료의 다양성이 반영되어 의료기관의 수용성이 높다.

포괄수가제
- 정해진 비용을 사전 지불하는 방식으로, 충수절제술은 포괄수가제에 해당한다.
- 행위별 수가제에 비해 지불단위가 크므로 진료비 청구 및 심사 업무 등 관리운영이 용이하다.

50

작업환경의 물리적 유해요인에 해당하는 것은?

① 진동
② 곰팡이
③ 살충제
④ 유기용제
⑤ 유해가스

작업환경의 물리적 유해요인
소음, 진동, 분진, 이상기압, 고온, 방사선 등

공중보건학개론

★★★
51

숙주에 침입한 병원체가 심각한 임상증상과 장애를 일으키는 정도를 의미하는 것은?

① 독력
② 감염력
③ 병원력
④ 면역력
⑤ 감수성

• 감염력: 병원체가 숙주 내에 침입 후 증식하여 면역반응을 일으키게 하는 능력
• 병원력: 병원체가 숙주 내에 침입 후 증식하여 현성감염을 일으키는 능력

52

공중보건학의 범위에 포함되지 않는 것은?

① 환경위생
② 의료보장제도
③ 식품위생
④ 보건행정
⑤ 질병치료

질병관리 분야
역학, 감염병 관리, 기생충 질병관리, 만성질병관리

★★★
53

매독에 대한 설명으로 옳은 것은?

① 제4급 감염병에 해당된다.
② 신생아 임균 눈염을 유발한다.
③ 가임 여성은 예방접종이 필요하다.
④ 원인균은 사람면역결핍바이러스이다.
⑤ 모체의 태반을 통해 수직감염이 될 수 있다.

매독
• 성매개 감염병으로, 제3급 법정감염병에 해당한다 (2023.8. 4급 → 3급).
• 임신 4개월 이후 모체의 태반을 통한 수직감염이 발생할 수 있다.

★★
54

예방접종을 시행하여 범유행성(pandemic)에 대응하는 감염병 관리방법은?

① 병원체 제거
② 보균자 격리
③ 숙주 면역력 증강
④ 병원체 탈출 방해
⑤ 숙주 감수성 강화

감염병 관리 및 예방 방법 중 예방접종을 시행하는 것은 감염 사슬 중 감수성 있는 취약한 숙주가 발생하지 않도록 사전에 숙주 면역력 증강을 시도하는 것이다.

55

국가암검진사업 중 고위험군을 대상으로 검진을 실시하는 암은?

① 간암 ② 위암
③ 대장암 ④ 유방암
⑤ 자궁경부암

고위험군을 대상으로 건강검진을 시행하는 암
- 간경변, 만성B형간염 등을 대상으로 하는 간암
- 흡연자를 대상으로 하는 폐암

56

생산연령인구가 많이 유출되어 전체 인구의 50% 미만인 농촌지역의 인구구조 유형은?

① 종형 ② 별형
③ 호로형 ④ 항아리형
⑤ 피라미드형

인구구조 유형
- 호로형(표주박형): 주로 쇠퇴하는 농촌에서 생산연령인구가 다른 곳으로 이주하며 나타나는 인구구조
- 종형: 선진국, 인구정지형
- 별형: 도시형, 인구전입형
- 항아리형: 선진국, 인구감소형
- 피라미드형: 개발도상국, 발전형, 인구증가형

57

생후 6개월 된 영아에게 실시하는 예방접종은?

① 풍진 ② 수두
③ 백일해 ④ 일본뇌염
⑤ 유행성이하선염

DTaP: 디프테리아, 파상풍, 백일해(2/4/6)

58

「모자보건법」상 모자보건사업의 대상자와 그 정의로 옳은 것은?

① 모성: 임산부 및 가임기 여성
② 영유아: 출생 후 7년 된 아동
③ 신생아: 출생 후 35일 된 영아
④ 임산부: 임신 중이거나 분만 후 7개월 된 여성
⑤ 선천성이상아: 선천성 기형이나 변형, 염색체 이상이 있는 출생 후 10년 된 아동

「모자보건법」상 모자보건사업 대상자의 정의

모성	임산부와 가임기(可姙期) 여성
영유아	출생 후 6년 미만인 사람
신생아	출생 후 28일 이내의 영유아
임산부	임신 중이거나 분만 후 6개월 미만인 여성
선천성이상아 (先天性異常兒)	선천성 기형 또는 변형이 있거나 염색체에 이상이 있는 영유아
미숙아 (未熟兒)	신체의 발육이 미숙한 채로 출생한 영유아로서 임신 37주 미만의 출생아 또는 출생 시 체중이 2,500g 미만인 영유아

59

「모자보건법」상 임산부의 정의로 옳은 것은?

① 15 ~ 34세 여성
② 35 ~ 49세 여성
③ 임신 전부터 수유기까지의 여성
④ 임신 전부터 분만 전까지의 여성
⑤ 임신 중이거나 분만 후 6개월 미만인 여성

「모자보건법」상 "임산부"란 임신 중이거나 분만 후 6개월 미만인 여성을 말한다.

다음에서 설명하는 장애는?

> • 생명을 위협할 정도의 극심한 스트레스를 경험한 후 발생하는 심리적 반응이다.
> • 1개월이 지나도 당시의 충격적인 기억이 떠오르고 그 상황을 떠오르게 하는 활동이나 장소를 피한다.

① 해리 장애
② 강박 장애
③ 성격 장애
④ 신체증상 장애
⑤ **외상 후 스트레스 장애**

외상 후 스트레스 장애
교통사고, 산업재해, 화재 등과 같은 극단적 상황을 겪은 이후 발생한 사건과 관련된 장소나 활동의 회피, 생생한 회상, 과민반응 및 집중력 저하 등을 보이는 질환이다.

★★
61

노인장기요양보험제도에 관한 설명으로 옳은 것은?

① 보험자는 건강보험심사평가원이다.
② 민간보험에 의해 서비스가 제공된다.
③ **장기요양등급을 받은 자에게 급여가 제공된다.**
④ 의료급여수급권자의 시설급여 본인부담 비율은 7.5%이다.
⑤ 장기요양보험료와 건강보험료는 통합회계로 관리되고 있다.

노인장기요양보험제도
• 보험자는 국민건강보험공단이다.
• 대상자는 신청 및 판정 이후 등급을 산정받아 재가급여, 시설급여, 특별현금급여 등을 신청하여 급여를 받을 수 있다.

★★
62

노인장기요양급여 중 재가급여에 해당하는 것은?

① **주·야간보호**
② 노인복지주택
③ 노인요양시설
④ 요양병원 간병비
⑤ 노인공동생활가정

재가급여
• 가정에서 생활하며 서비스를 제공받음
• 방문요양, 방문간호, 주·야간보호, 단기보호, 기타재가급여

★★★
63

「정신건강증진 및 정신질환자 복지서비스 지원에 관한 법률」상 다음에서 설명하는 입원의 종류는?

> 명절에 모인 가족과 친지들에게 "모든 사람들이 나를 무시하고 모이기만 하면 나에 대한 험담을 한다."라며 친지들에게 공격적 행동을 한 아들에 대해 부모 2인은 정신건강의학과 전문의의 입원이 필요하다는 진단을 받고 정신병원에 아들의 입원을 신청하였다.

① 자의입원
② 동의입원
③ 응급입원
④ **보호의무자에 의한 입원**
⑤ 시장·군수·구청장에 의한 입원

보호의무자에 의한 입원
정신의료기관장은 정신질환자 보호의무자 2명 이상이 신청한 경우로서 정신건강의학과 전문의가 입원이 필요하다고 진단한 경우에만 해당 정신질환자를 입원시킬 수 있다. 이 경우 정신의료기관장은 입원할 때 보호의무자로부터 보건복지부령으로 정하는 바에 따라 입원 신청서와 보호의무자임을 확인할 수 있는 서류를 받아야 한다.

★★★
64

노인장기요양보험제도상 방문간호를 제공할 수 있는 간호조무사의 자격요건으로 옳은 것은?

	간호보조업무 경력	교육기관 지정 주체
①	1년 이상	행정안전부장관
②	2년 이상	보건복지부장관
③	2년 이상	행정안전부장관
④	3년 이상	보건복지부장관
⑤	3년 이상	행정안전부장관

- 간호조무사로서 3년 이상의 간호보조업무 경력이 있고, 보건복지부장관이 지정한 교육기관에서 소정의 교육을 이수한 자
- 방문간호 간호조무사 교육과정 이수시간: 700시간(이론 과목 360시간 + 실습과목 340시간)

★★
65

노인장기요양보험제도에서 방문간호에 대한 설명으로 옳은 것은?

① 신체활동과 가사활동을 지원한다.
② 방문간호지시서에 따라 서비스를 제공한다.
③ 목욕설비를 갖춘 장비를 이용하여 서비스를 제공한다.
④ 간호조무사 자격 취득과 동시에 방문간호 서비스를 제공할 수 있다.
⑤ 수급자를 하루 중 일성 시간 동안 장기요양기관에서 보호하는 서비스이다.

방문간호
자격요건을 갖춘 간호사, 간호조무사가 의사, 한의사, 치과의사의 방문간호지시서에 따라 간호, 진료의 보조, 요양에 관한 상담 또는 구강위생 등을 제공하는 것

★★★
66

「의료법」상 의료인이나 의료기관 개설자가 10년 동안 보존해야 하는 것은?

① 처방전
② 수술기록
③ 환자 명부
④ 간호기록부
⑤ 검사소견기록

진료기록부 등의 보존 기간	
2년	처방전
5년	• 환자 명부 • 간호기록부 • 조산기록부 • 검사내용 및 검사소견기록
10년	• 진료기록부 • 수술기록

67

「결핵예방법」상 결핵 환자의 진단을 보고받은 의료기관의 장은 누구에게 신고해야 하는가?

① 시 · 도지사
② 관할 보건소장
③ 보건복지부장관
④ 대한결핵협회장
⑤ 시장 · 군수 · 구청장

「결핵예방법」상 의료기관 등의 신고의무
의사, 의료기관 종사자는 결핵 환자 등을 진단, 치료 및 검안하였을 경우에는 지체 없이 소속된 의료기관의 장에 보고하여야 하며, 보고받은 의료기관의 장은 24기간 이내에 관한 보건소장에 신고하여야 한다. 다만, 의료기관에 소속되지 아니한 의사 또는 의료기관의 장은 그 사실을 관할 보건소장에게 신고하여야 한다.

✭✭

68

「구강보건법」상 구강건강실태는 몇 년마다 조사하여야 하는가?

① 1년 ② 2년
③ **3년** ④ 4년
⑤ 5년

질병관리청장은 보건복지부장관과 협의하여 구강건강상태와 구강건강의식 등 구강건강실태를 3년마다 조사하고 그 결과를 공표하여야 한다.

✭✭

69

「혈액관리법」상 5년 이하의 징역 또는 5천만원 이하의 벌금에 해당되는 경우는?

① **혈액 매매행위를 한 자**
② 혈액제제의 수가를 위반하여 혈액제제를 공급한 자
③ 채혈 전에 헌혈자에 대하여 건강진단을 하지 아니한 자
④ 부적격혈액을 수혈받은 사람에게 이를 알리지 아니한 자
⑤ 건강진단·채혈·검사 등 업무상 알게 된 다른 사람의 비밀을 누설하거나 발표한 자

혈액관리법 제18조 벌칙(5년 이하의 징역 또는 5천만원 이하의 벌금)
• 혈액 매매행위 등을 한 자
• 혈액관리업무를 할 수 있는 자가 아니면서 혈액관리업무를 한자
• 허가받지 아니하고 혈액원을 개설한 자 또는 변경허가를 받지 아니하고 중요 사항을 변경한 자
• 의약품 제조업의 허가를 받지 아니하고 혈액관리업무를 한 자 또는 품목별로 품목허가를 받거나 품목신고를 하지 아니하고 혈액관리업무를 한 자
• 허가받지 아니하고 혈액관리업무를 한 자

70

「감염병의 예방 및 관리에 관한 법률」상 다음에서 설명하는 용어로 옳은 것은?

> • 감염병환자 등이 발생한 경우 감염병의 차단과 확산 방지 등을 위하여 감염병환자 등의 발생 규모를 파악하고 감염원을 추적하는 등의 활동
> • 감염병 예방접종 후 이상반응 사례가 발생한 경우나 감염병 여부가 불분명하나 그 발병원인을 조사할 필요가 있는 사례가 발생한 경우 그 원인을 규명하기 위하여 하는 활동

① 감시 ② **역학조사**
③ 표본감시 ④ 감염병의 예방 조치
⑤ 감염병 유행에 대한 방역 조치

감염병환자 등이 발생하였을 경우 감염병 차단, 확산 방지, 발생 규모 파악, 감염원 추적 및 감염병 여부는 불분명하나 그 발병원인을 조사하는 활동 등은 역학조사에 해당한다.

실기

✭✭

71

구강체온 측정이 가능한 환자는?

① 무의식 환자
② 구강수술 환자
③ **성인 치질 환자**
④ 고열의 영아 환자
⑤ 마스크로 산소를 투여받고 있는 환자

• 구강에 문제가 있는 경우나 코로 숨쉬기 어려운 경우 및 협조가 어려운 상황에서는 구강체온을 측정할 수 없다 (6세 이하의 소아환자, 협조가 어려운 노인환자, 정신질환 환자 등)
• 치질은 구강과 무관하므로 구강체온 측정이 가능하다.

★★
72

호흡 측정 방법으로 옳은 것은?

① 운동 직후에 측정한다.
② 흡기와 호기를 합한 것을 1회 호흡수로 한다.
③ 영아의 경우 15초간 측정된 호흡수를 4배 한다.
④ 환자에게 호흡 측정 시작을 알리고 호흡을 측정한다.
⑤ 호흡이 불규칙적이면 30초간 측정된 호흡수를 2배 한다.

맥박 측정 후 대상자에게 호흡을 측정함을 말하지 않고 손목을 잡은 상태에서 가슴의 움직임으로 호흡수, 호흡의 깊이, 리듬의 특징 및 규칙성을 관찰한다. 호흡의 리듬이 불규칙적이거나 영아, 아동의 경우 1분간 측정하여 호흡수를 구한다.

★★★
73

오른쪽 편마비 환자의 식사를 돕는 방법으로 옳은 것은?

① 입의 오른쪽에 음식물을 넣어준다.
② 환자가 스스로 먹도록 자리를 비켜준다.
③ 앉지 못하는 경우 오른쪽 측위로 눕힌다.
④ 음식물을 삼키는 것이 어렵다면 물과 같은 액체 음식을 먹게 한다.
⑤ 머리를 앞으로 약간 숙이고 턱을 당긴 자세로 음식물을 삼키게 한다.

편마비 환자의 식사 돕기
• 저작이 편한 쪽으로 식사를 하도록 한다.
• 앉아있거나 일어나기 어려운 경우에는 건강한 쪽이 밑으로 가도록 하여 옆으로 누운 자세를 취한다.
• 식사하는 동안 환자 곁을 떠나지 않는다.

★★★
74

일반 병동 환자의 배설량 측정 및 기록으로 옳은 것은?

① 구토를 제외하고 기록한다.
② 기록지의 섭취란에 기록한다.
③ 가글액을 포함하여 기록한다.
④ 상처 배액량을 포함하여 기록한다.
⑤ 정상 대변의 무게를 측정하여 기록한다.

배설량 측정 및 기록 시 소변량, 구토물의 양, 설사의 양, 상처 배액량 등을 기록지의 '배설'란에 기록하며, 정상 대변의 무게나 가글액은 배설량에 포함시키지 않는다.

★★★
75

침대에 누워 움직이지 못하는 환자에게 침상변기 적용 시 간호보조활동으로 옳은 것은?

① 변기는 안쪽 면만을 만진다.
② 가능하면 변기는 차갑게 하여 대어준다.
③ 변기를 대어준 후 양쪽 침상 난간을 내려준다.
④ 변기의 납작하고 둥근 부분이 환자의 발 쪽으로 향하게 대어 준다.
⑤ 변기를 대어준 후 금기가 아니라면 침상머리를 30° 정도 올려준다.

• 낙상 방지를 위해 침대 난간을 올려준다.
• 변기의 높은 부분은 환자의 발 쪽으로 향하게 대어 주고 납작하고 둥근 부분에는 환자의 엉덩이를 대도록 한다.
• 변기는 따뜻하게 하여 대어준다.

유치도뇨관이 삽입된 환자의 요로감염 예방법은?

① 수면 시에는 도뇨관을 잠가둔다.
② 소변이 고여 있도록 도뇨관을 꼬아둔다.
③ 소변수집주머니를 병실 바닥에 놓아둔다.
④ **소변수집주머니를 방광보다 아래에 놓아둔다.**
⑤ 찢어진 소변수집주머니는 테이프로 붙여 사용
　한다.

- 소변수집주머니의 위치는 방광보다 아래에 두어 소변이 방광으로 역류하여 발생할 수 있는 요로감염을 예방하며 바닥에 닿지 않게 한다.
- 도뇨관을 꼬거나 잠그면 정체나 역류로 감염 위험이 증가한다.
- 찢어진 소변수집주머니는 교체한다.

내과적 손씻기에 대한 설명으로 옳은 것은?

① 팔꿈치보다 손가락을 위로 하고 씻는다.
② 손목에 있는 시계는 착용한 채로 씻는다.
③ 손을 씻은 후 맨손으로 수도꼭지를 잠근다.
④ **손가락 끝을 다른 손의 손바닥에 문질러 씻는다.**
⑤ 손을 씻은 후 젖은 종이타월을 재사용하여 손
　을 닦는다.

내과적 손씻기
- 손과 팔에서 모든 보석류와 장신구를 제거한다.
- 손을 아래로 향하게 하고 수도꼭지를 잠글 때는 종이타월을 사용하여 손이 직접 닿지 않도록 한다.

1 ~ 2시간 정도 160℃의 열을 이용하여 파우더를 멸균하는 방법은?

① **건열 멸균**
② 급속 멸균
③ 여과 멸균
④ E.O.가스 멸균
⑤ 고압증기 멸균

건열 멸균
높은 온도에서 건조한 열을 사용하여 멸균하는 방법으로, 파우더, 오일 등의 멸균에 적합하다.

79

보호격리를 적용해야 하는 환자는?

① 발진이 있는 성홍열 환자
② 기침이 심한 백일해 환자
③ 가래가 있는 활동성 폐결핵 환자
④ **당일 조혈모세포이식을 받은 백혈병 환자**
⑤ 열이 있는 메티실린내성황색포도구균(MRSA)
　감염 환자

보호격리는 면역저하 환자를 외부 감염으로부터 보호하기 위한 격리로, 동종조혈모세포이식을 받는 환자는 보호격리를 시행한다.

★★
80

욕창이 발생할 위험성이 높은 환자는?

① 걷기 운동 중인 고혈압 환자
② 수술 후 조기이상 중인 환자
③ 자극에 반응이 없는 무의식 환자
④ 병실을 자주 배회하는 치매 환자
⑤ 일상생활 활동을 하고 있는 노인 환자

욕창의 발생 요인
- 감각 및 지각능력 감소
- 운동 능력 저하
- 의식수준 감소(무의식, 의식 저하)
- 석고 붕대 사용 및 견인, 보조 기기 사용
- 장기간 누워 있거나 거동이 어려운 환자, 즉 체위 변경이 어려운 환자

★★
81

개방 상처의 소독에 사용하는 피부소독제는?

① 페놀
② 알코올
③ 4급 암모늄염
④ 포비돈 아이오딘
⑤ 글루타르알데히드

포비돈 아이오딘
수술 전 피부준비, 개방 상처 및 화상 부위 소독, 농성 분비물이 있는 감염된 피부, 열상 등의 살균 소독에 사용된다.

★★★
82

혈액응고장애 환자를 위한 구강 간호보조활동으로 옳은 것은?

① 의식이 없으면 측위로 눕힌다.
② 입술에 클로르헥시딘을 발라준다.
③ 치실은 하루에 두 번 사용하게 한다.
④ 칫솔모가 뻣뻣한 칫솔을 사용하게 한다.
⑤ 칫솔질이 끝나면 과산화수소수를 구강 안쪽에 발라둔다.

- 혈액응고장애 환자가 의식이 있으면 일반 구강 간호에 준하여 시행하고, 의식이 없다면 특수 구강 간호에 준하여 시행한다.
- 칫솔은 적당하게 부드러운 보통의 칫솔모를 사용한다.
- 출혈 소인이 있는 환자나 당뇨병 환자는 작은 외상도 생기지 않도록 주의한다.

★★
83

여성의 일반 회음부 간호를 돕는 방법으로 옳은 것은?

① 복위를 취하게 한다.
② 외과적 무균술을 적용한다.
③ 회음부에 물기를 남겨둔다.
④ 요도에서 항문 방향으로 닦는다.
⑤ 요도, 소음순, 대음순의 순서로 닦는다.

여성의 회음부 간호
- 배횡와위 자세를 취하게 한다.
- 일방향으로 대음순, 소음순, 요도 순서로 닦으며 매번 수건의 다른 면을 사용하여 닦는다.

당뇨 환자의 발관리를 돕는 방법으로 옳은 것은?

① 발톱을 일자로 자른다.
② 맨발로 슬리퍼를 신게 한다.
③ 티눈을 손톱깎이로 제거한다.
④ 발가락 사이에 로션을 발라준다.
⑤ 두꺼운 발톱을 바짝 말린 후 자른다.

손발 관리
• 손톱은 둥글게, 발톱은 일자로 자른다.
• 발 전체와 뒤꿈치에 로션을 발라주나, 발가락 사이에는 바르지 않는다.
• 발톱이 건조하거나 두꺼운 경우 더운물에 담가 불린 후 자른다.

상체가 마비되지 않은 환자가 왼쪽 손에 수액을 주입받고 있을 때 환의 갈아입히는 방법으로 옳은 것은?

① 벗을 때 왼쪽 팔 환의를 먼저 벗긴다.
② 입을 때 왼쪽 팔 환의를 먼저 입힌다.
③ 수액백과 수액관을 분리한 다음 환의를 갈아입힌다.
④ 오른쪽 팔 환의를 입히고, 왼쪽 팔 환의를 어깨에 걸쳐준다.
⑤ 주삿바늘을 제거하고, 환의를 입힌 후 오른쪽 손에 주입을 다시 시작한다.

수액 맞고 있는 환자의 옷 갈아입히기
• 옷을 벗길 때: 건강한 측 → 수액 → 마비된 측
• 옷을 입힐 때: 마비된 측 → 수액 → 건강한 측

다음에서 설명하는 운동의 종류는?

> • 관절을 움직이지 않고, 근육의 길이 변화는 없지만 의식적인 근육의 긴장으로 에너지를 소비하는 능동적인 운동
> • 다리에 석고붕대나 견인을 적용한 환자가 근육을 몇 초간 조였다가 이완함으로써 손상된 다리의 근력을 유지하는 운동

① 등속성 운동
② 등장성 운동
③ 등척성 운동
④ 점진저항 운동
⑤ 스트레칭 운동

제시문은 등척성 운동에 대한 설명으로, 그 예시로 물건을 들고 있는 경우, 벽을 밀고 있는 경우 등이 있다.

수동적 관절범위운동을 도울 때 주의해야 할 사항은?

① 침상 커튼을 걷고 시행한다.
② 빠르고 강한 힘으로 운동시킨다.
③ 운동시킬 관절 옆에 가까이 선다.
④ 관절가동범위를 초과하여 운동시킨다.
⑤ 각 관절마다 1회 40분 이상 운동시킨다.

수동 관절가동범위 운동
• 스스로 움직일 수 없는 환자에서 관절 가동성을 유지하고 구축을 예방한다.
• 사생활 보호를 위해 커튼을 쳐 준다.
• 관절가동범위를 초과하여 운동시키지 않고 각 관절마다 10회 정도로 총 5～10분 이내로 한다.

오른쪽 편마비 환자를 침대에서 휠체어로 옮기려고 할 때 휠체어의 위치로 옳은 것은?

① 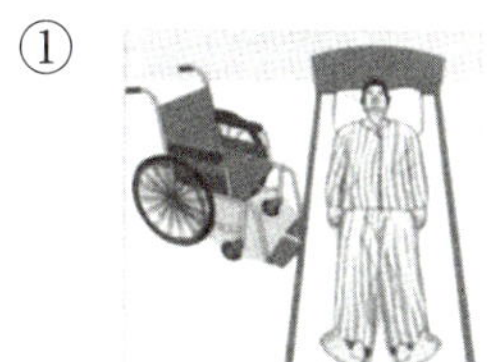

② 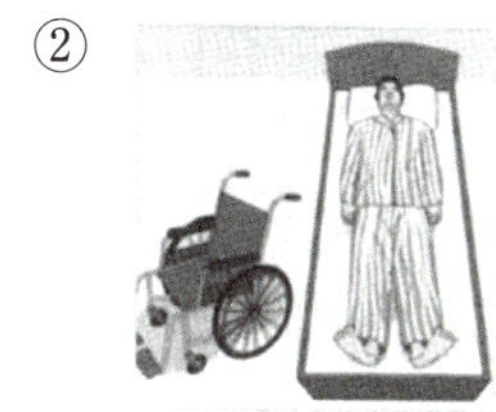

③ 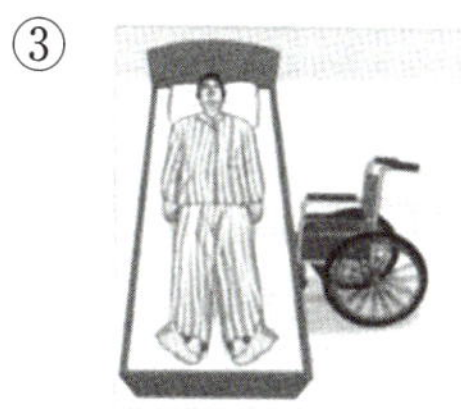

④ 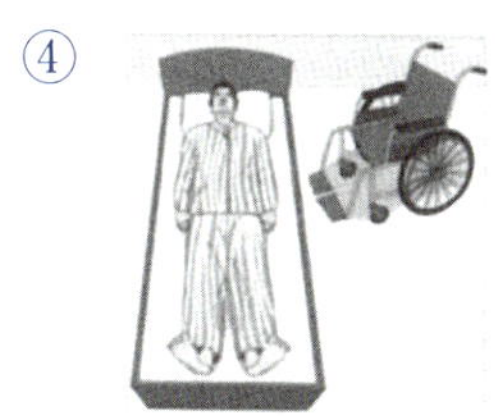

⑤ 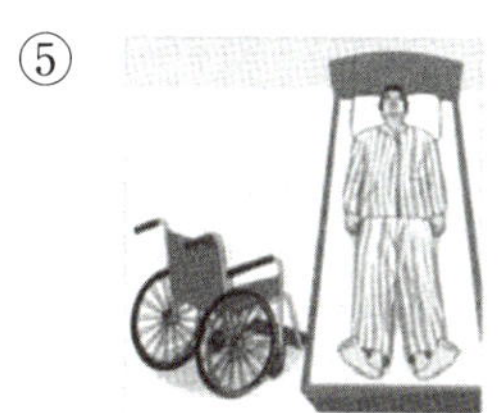

휠체어를 환자의 건강한 쪽의 침대 난간에 30 ~ 45° 정도 비스듬히 붙여 놓는다.

★★
89

냉요법을 적용해야 하는 부위는?

① 월경통 환자의 복부
② **편도선 수술 환자의 목**
③ 저체온 환자의 겨드랑이
④ 말초혈관장애 환자의 양손
⑤ 안면신경마비 환자의 양 볼

냉요법은 출혈 시 혈관 수축을 일으켜 지혈을 돕고, 염증 및 화농을 줄인다.

90

입원 환자의 낙상을 예방하기 위한 방법으로 옳은 것은?

① 침대 난간을 내려 둔다.
② **병실 바닥의 전선을 정리한다.**
③ 침대 높이를 최대한 높게 한다.
④ 침대 바퀴의 잠금장치를 풀어둔다.
⑤ 야간에는 병실 내 전체 조명을 소등한다.

병실에서의 낙상 예방법
• 환자가 침대에 있는 동안에는 침대 난간을 올려 둔다.
• 침대 높이는 허리와 같거나 허리보다 낮게 조정하며, 침대 바퀴의 잠금장치는 걸어둔다.
• 야간에는 바닥에 간접조명을 켜 둔다.

★★
91

자궁경부암을 검진하기 위해 내원한 대상자가 취하도록 해야 할 체위는?

① 측위
② 복위
③ 반좌위
④ 앙와위
⑤ **절석위**

절석위(쇄석위)
• 회음부, 질, 방광 검사 또는 자궁경부 검사에 대한 표준자세이다.
• 진찰대에 등을 대고 누워 엉덩이를 진찰대 하단으로 위치시킨 후 진찰대 하단의 발걸이에 발을 올려 놓는다.

★★★
92

전신마취하에 위장수술을 받은 직후 병실에 온 환자를 위한 간호보조활동으로 옳은 것은?

① 배액관이 삽입된 경우 눌리지 않게 한다.
② 답답함을 호소하는 경우 침상 난간을 내려준다.
③ 수술 부위에 복대를 적용한 경우 기침을 제한한다.
④ 목이 마르다고 하는 경우 미지근한 물을 마시게 한다.
⑤ 오한을 호소하는 경우 체온이 오르지 않게 이불을 제거한다.

수술 후 병실 간호
• 답답함을 호소하면 침상 난간을 내리지 않고 간호사에게 보고한다.
• 복대 착용과 상관 없이 기침을 격려한다.
• 의사의 지시에 따라 금식을 해제한다.
• 오한을 호소하면 이불을 덮어 주도록 한다.
• 배액주머니는 배액관의 끝이 위치한 수술 부위보다 낮게 두어야 한다.

★★
93

비뇨기계 감염을 예방하기 위해 지켜야 할 원칙으로 옳지 않은 것은?

① 도뇨관을 삽입할 경우 무균술을 적용한다.
② 인공도뇨는 꼭 필요한 경우에만 시행한다.
③ 소변백은 방광 위에 위치하도록 한다.
④ 소변백은 폐쇄된 상태로 유지한다.
⑤ 소변줄이 막혀 소변이 방광으로 역류하지 않도록 한다.

소변백은 항상 방광보다 아래에 위치하도록 하여 역류를 방지한다.

★★★
94

요추천자 직후 9세 남아가 소변을 보고 싶다고 할 때 간호보조활동으로 옳은 것은?

① 이동식 변기에 앉힌다.
② 화장실을 다녀오게 한다.
③ 유치도뇨세트를 준비한다.
④ 침대 위에 서서 소변을 보게 한다.
⑤ 누워서 소변기에 소변을 보게 한다.

소아에서 뇌수막염 진단을 위해 요추천자를 시행할 수 있다. 요추천자 후 4~6시간 동안은 움직이지 않고 편평한 곳에 앙와위 자세로 누워 있도록 한다.

★★
95

심전도 검사를 위한 간호보조활동으로 옳은 것은?

① 의치를 제거한다.
② 측위를 취하게 한다.
③ 검사실 오기 직전에 담배를 피웠는지 확인한다.
④ 전날 저녁 8시부터 금식을 유지했는지 확인한다.
⑤ 검사 중 팔다리는 편하게 움직일 수 있다고 설명한다.

심전도 검사 전 결과에 영향을 줄 수 있는 흡연, 음주, 카페인, 무리한 운동을 금한다.

★★★
96

영아 심폐소생술 방법으로 옳은 것은?

① 발바닥을 두드려서 의식을 확인한다.
② 기도를 개방하기 위해 목을 과신전한다.
③ 가슴압박은 한 손의 손바닥을 이용한다.
④ 가슴압박 위치는 검상돌기 아래 부분이다.
⑤ 가슴압박 속도는 분당 80회 미만으로 한다.

- 환아의 어깨나 발바닥을 포함한 몸을 가볍게 두드려서 "애야 괜찮니?"라고 물어보아 의식을 확인한다.
- 분당 100 ~ 120회의 속도로 가슴압박을 한다.
- 영아는 두 손가락으로 젖꼭지 연결선 바로 아래의 흉골을 압박한다.
- 기도 개방 시 과신전되지 않도록 주의한다.

97

가장 높은 농도의 산소를 투여하기 위해 준비해야 할 물품은?

① 비강 카테터
② 비강 캐뉼라
③ 벤추리 마스크
④ 비재호흡 마스크
⑤ 단순 안면 마스크

산소 농도
비재호흡 마스크(60 ~ 100%) > 부분 재호흡 마스크(40 ~ 70%) > 단순 안면 마스크(40 ~ 60%) > 벤추리 마스크(24 ~ 40%)

★★
98

의식이 명료한 성인 입원 환자를 확인하는 방법으로 옳은 것은?

① 침상의 이름표를 보고 확인한다.
② 환자 본인 여부를 가족에게 확인한다.
③ 환자의 이름을 불러 보아 맞는지 확인한다.
④ 환자의 생년월일을 불러 보아 맞는지 확인한다.
⑤ 환자가 대답한 이름과 등록번호 또는 생년월일을 입원팔찌와 대조하여 확인한다.

환자 확인 방법
환자에게 개방적인 질문을 통해 두 가지 이상의 고유 정보(이름, 등록번호, 생년월일)를 확인하여 입원팔찌와 대조하거나 환자리스트와 대조하여 환자를 확인한다.

★
99

퇴원하는 환자에 대한 간호보조활동으로 옳은 것은?

① 병원시설 안내
② 면회시간 안내
③ 귀중품 보관 안내
④ 외래방문일정 안내
⑤ 화재 시 대피로 안내

퇴원 시 환자 간호
외래방문일정, 투약법, 식이요법, 이상 증상이 있을 경우 대처 방법 등을 안내한다.

★★
100

환자가 "저는 그 사람을 이해할 수 없어요."라고 이야기할 때, 이에 대응하는 의사소통으로 옳은 것은?

① "저라면 그냥 참겠어요."
② "이제 그 이야기는 그만 하시죠."
③ "당신은 이해심이 부족한 사람이군요."
④ "지금 상황에 그런 생각은 전혀 도움이 되지 않습니다."
⑤ "이해할 수 없다고 생각되는 부분을 말씀해 주실 수 있을까요?"

탐색
환자의 생각이나 의견을 더 깊게 생각하도록 한다.
예 "그것에 대해 더 자세히 설명해주시겠어요?"

★★
101

다음 중 자비소독에 대한 설명으로 옳지 않은 것은?

① 끓는 물속에 넣어 소독하는 것이다.
② 감염병 환자의 식기 소독에 적합하다.
③ 고무제품 소독에 적합하다.
④ 열에 민감한 제품에는 적합하지 않다.
⑤ 소독할 물품을 완전히 잠기도록 한다.

고무제품은 열에 민감하여 자비소독에 적합하지 않다.

102

다음 중 손소독제로 사용하며 독성과 자극성이 없고 수술 부위, 화농성 분비물이 있는 상처 소독에 효과적인 것은?

① 베타딘
② 과산화수소
③ 알코올
④ 보릭
⑤ 생리식염수

베타딘은 창상, 감염피부, 수술 부위, 수술 전 피부소독 등에 주로 쓰이며, 손소독제로도 사용한다.

★★★
103

동상 환자 간호로 옳은 것은?

① 동상 부위를 마사지한다.
② 동상 부위만 보온한다.
③ 동상 부위를 더운물에 담근다.
④ 동상 부위를 낮추어 준다.
⑤ 동상 부위에 물집이 있으면 터트린다.

• 환자를 따뜻한 곳으로 빨리 옮긴다.
• 반지나 젖은 의복은 제거한다.
• 더운물(39 ~ 40.5℃)에 20 ~ 40분 정도 담근다.
• 동상 부위를 문지르거나 마사지하지 않고, 물집은 터트리지 않는다.

★★
104

CBC(전혈구검사) 검사를 위한 검사물 채취 시 간호로 옳은 것은?

① 채혈 부위 피부를 50% 알코올솜으로 소독한다.
② 채혈한 혈액을 거품이 나거나 튀지 않게 채혈 용기 벽으로 흘러 주입되게 한다.
③ 채혈 시 주사 바늘은 가늘수록 좋다.
④ 채혈한 혈액은 세게 흔들어 항응고제와 섞이도록 한다.
⑤ 채혈 부위를 잘 문질러 지혈한다.

- 항응고제가 들어 있는 경우 채혈 용기를 조심스럽게 흔든다.
- 채취한 검사물은 즉시 검사실로 보내며, 지연 시 냉장보관한다.

★★★
105

왼쪽 경골 골절을 입은 15세 A군에게 목발보행 간호를 하려고 할 때 옳은 것은?

① 목발 보행 시 체중은 겨드랑이에 가도록 한다.
② 목발의 길이는 신장에서 60cm 뺀 길이로 정하도록 한다.
③ 목발의 끝은 발 앞쪽 15cm, 옆쪽 15cm 위치에 놓도록 한다.
④ 목발 보행 시 시선은 발끝을 보도록 한다.
⑤ 언제나 아프지 않은 쪽 다리부터 보행하도록 한다.

- 목발의 길이: 신장 -40cm
- 목발 위치: 발 앞쪽 15cm, 옆쪽 15cm
- 체중: 겨드랑이가 아니라 손바닥에 가도록 한다.
- 보행/계단 원칙
  - 2점 보행: 좌측 목발, 우하지 – 우측 목발, 좌하지
  - 3점 보행: 양쪽 목발 – 환측 – 건측
  - 4점 보행: 좌측 목발 – 우하지 – 우측 목발 – 좌하지
  - 계단 올라갈 때: 건측 – 양쪽 목발, 환측
  - 계단 내려갈 때: 양쪽 목발, 환측 – 건측

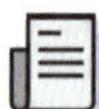 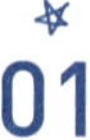

기초간호학 개요

✦ 01

간호조무사가 직업윤리를 준수한 경우는?

① 기록 오류를 확인하고 정정하지 않는다.
② 유명인의 입원 사실을 가족에게 이야기한다.
③ 혈압계가 파손되었음을 관리자에게 보고한다.
④ 유효기간을 확인하지 않고 소독물품을 준비한다.
⑤ 환자의 요청으로 환자가 복용하는 약을 버려 준다.

간호조무사 윤리강령
최선을 다해 성실하게 간호하고, 간호대상자에게 안전하고 편안한 간호환경을 조성한다.

✦ 02

간호조무사의 직업적 태도로 옳은 것은?

① 간호조무사의 편의에 따라 업무를 수행한다.
② 쉬운 일이라도 정해진 순서와 절차를 따른다.
③ 환자 가족에게 치료 결과를 친절하게 설명해 준다.
④ 말기 환자의 선물은 감사 인사로 생각하고 받는다.
⑤ 직무 범위를 벗어나는 일도 자신이 할 수 있는 일은 한다.

자신의 직무 한계를 알아야 간호 사고를 예방할 수 있는 경우가 많다.

03

혈액 섞인 객담이 담긴 흡인병을 세척하기 전 찬물로 먼저 헹구는 이유로 옳은 것은?

① 혈액 응고 방지
② 객담 검체 채취
③ 비말 감염 예방
④ 흡인병의 파손 방지
⑤ 흡인병의 멸균 처리

혈액의 단백질 성분이 뜨거운 물에 노출되면 응고되어 흡인병의 벽에 달라붙어 세척이 어려워지므로 찬물로 먼저 헹군 뒤 세척한다.

✦✦ 04

물품관리의 원칙으로 옳은 것은?

① 정기적으로 물품의 재고를 조사한다.
② 물품은 근무자 개인의 편의를 고려하여 배치한다.
③ 유효기간이 길게 남은 물품을 보관장 앞쪽에 배치하여 먼저 사용한다.
④ 멸균 포장 상태로 바닥에 떨어진 물품도 멸균된 것으로 간주한다.
⑤ 물품은 언제든 사용할 수 있게 기준량을 초과하여 재고량을 확보한다.

• 멸균 포장 상태로 바닥에 떨어진 물품은 오염의 가능성이 있으므로 멸균된 것으로 간주하지 않는다.
• 물품의 재고는 정기적으로 조사한다.
• 유효기간이 짧게 남은 물품을 보관장 앞쪽에 배치하여 먼저 사용한다.

05

혈액응고에 관여하는 성분은?

① 물
② 백혈구
③ 적혈구
④ **혈소판**
⑤ 알부민

혈액응고에는 혈소판 외에 칼슘, 비타민 K 등이 관여한다.

06

지방을 소화하는 효소는?

① 펩신
② 트립신
③ 락타아제
④ **리파아제**
⑤ 아밀라아제

펩신	위액에 존재하는 단백질 분해효소
트립신	췌액에 존재하는 단백질 분해효소
락타아제	탄수화물 분해효소, 소장에서 분비
리파아제	지방 분해효소
아밀라아제	탄수화물 분해효소

07

발열과 통증을 완화하기 위해 처방되는 약물은?

① 디곡신
② 인슐린
③ 헤파린
④ 에페드린
⑤ **아세트아미노펜**

해열진통제

아세트아미노펜 (타이레놀)	• 해열, 진통 효과, 위장 부작용 적음 • 과량 복용 시 간독성이 있음
아스피린	해열, 진통, 소염 기능이 있지만 주로 항혈전제로 사용

08

항문, 질, 요도 등에 삽입할 수 있도록 만들어진 고형의 외용제는?

① **좌약**
② 연고
③ 시럽
④ 정제
⑤ 캡슐

좌약은 항문, 질, 요도 등에 삽입할 수 있도록 만들어진 고형의 외용제로, 실온에서 보관한다.

09

프로트롬빈 형성에 관여하여 결핍 시 혈액응고 시간을 지연시키는 비타민은?

① **비타민 K**
② 비타민 E
③ 비타민 D
④ 비타민 B
⑤ 비타민 A

비타민 K는 지용성 비타민으로, 프로트롬빈(혈액응고 인자) 형성에 관여하며, 결핍 시 출혈 경향이 있다.

10

구강 내에서 치질(齒質)을 삭제할 때 사용하는 기구는?

① 타구(spittoon)
② 브래킷(bracket)
③ 흡입기(suction)
④ **핸드피스(handpiece)**
⑤ 센트럴 버큠(central vacuum)

핸드피스(handpiece)
고속회전 절삭 기구로 치아의 치질이나 썩은 부위를 깎아내며 마찰열을 줄이기 위해 물이 분사된다.

✿✿
11

치아 교합면에 발생하는 치아우식증을 예방하기 위한 방법은?

① 발치
② 임플란트
③ 치은소파술
④ 치주판막술
⑤ **치면열구 · 소와전색법**

치아우식증 예방방법
- 올바른 양치질 및 불소 도포
- 치아 홈 메우기(치면열구, 소와전색 – 어금니의 씹는 면에 있는 깊고 좁은 홈을 메우는 것)
- 식사조절법(설탕 섭취 제한, 고식이섬유 섭취)

✿✿✿
12

위 절제술 후 덤핑증후군(dumping syndrome)을 예방하기 위한 식사보조방법은?

① 수시로 꿀물을 제공한다.
② 빠르게 식사하도록 권장한다.
③ 식사 중 다량의 물 섭취를 권장한다.
④ **소량씩 자주 고기와 달걀을 제공한다.**
⑤ 끼니마다 많은 양의 음식을 섭취하도록 권장한다.

덤핑증후군
- 위 절제술 후 음식이 너무 빨리 소장으로 이동해 발생하는 소화기 증상이다.
- 식사 후 10~30분 내에 발생하는 구역, 구토, 설사, 복통과 같은 조기 덤핑과 1~3시간 후에 발생하는 저혈당, 어지러움, 발한 등의 후기 덤핑으로 나뉜다.
- 소량씩 자주 천천히 식사하며 충분한 단백질을 공급해야 한다.

✿✿✿
13

마른 약재를 균등하게 세말(細末)하여 체로 쳐서 고르게 혼합한 약물의 제형은?

① 고제(膏劑)
② 탕제(湯劑)
③ **산제(散劑)**
④ 주제(酒劑)
⑤ 좌제(坐劑)

- 산제: 가루약
- 고제: 농축한 반유동 상태
- 탕제: 물에 넣고 끓여서 만든 기본제형
- 주제: 술에 담가 유효 성분을 추출
- 좌제: 약제를 항문이나 질에 삽입하여 사용

✿✿✿
14

S상결장에 결장루가 있는 환자를 위한 간호보조활동으로 옳은 것은?

① 껌 씹기를 권장한다.
② 탄산음료 섭취를 권장한다.
③ **수분을 충분히 섭취하게 한다.**
④ 섬유소가 많은 음식 섭취를 제한한다.
⑤ 결장루가 검은색을 띠는 것은 정상이라고 말한다.

장루가 있는 환자의 간호보조활동
- 고섬유식과 충분한 수분 섭취를 통해 장루 환자의 변비를 예방할 수 있다.
- 장루의 정상 색깔은 선홍색, 짙은 분홍색이며, 적갈색, 보라색, 검은색인 경우 괴사의 가능성이 높아 즉시 간호사에게 보고해야 한다.
- 껌씹기, 빨대로 음료마시기, 탄산음료, 양파, 콩, 양배추, 튀긴 음식은 가스를 유발하므로 지양한다.

★★
15

노인대상자와 의사소통하는 방법으로 옳은 것은?

① 빠른 속도로 말한다.

② 크고 높은 음조로 말한다.

③ 여러 가지 내용을 한 번에 질문한다.

④ 옆에 앉아 같은 방향을 바라보며 말한다.

⑤ 질문에 반응할 수 있는 충분한 시간을 준다.

노인과의 의사소통 방법
- 조용한 환경을 조성하여 얼굴을 마주보면서 천천히 말한다.
- 입 모양을 명확하게 하고, 짧고 간단한 문장을 조금 낮은 어조로 말한다.

★★
16

다음 중 위장관 내부의 출혈 여부를 확인할 수 있는 검사는?

① 객담 검사　② 소변 검사

③ 대변 검사　④ 혈액 배양 검사

⑤ 혈청 화학 검사

대변 검사는 위장관 출혈이나 대장암의 선별검사, 기생충 검사, 대변 세균 배양 검사를 위해 시행한다.

17

천식 환자를 위한 간호보조활동으로 옳은 것은?

① 수분 섭취를 제한한다.

② 실내를 건조하게 유지한다.

③ 알레르기 유발물질을 제거한다.

④ 운동 전 기관지확장제 사용을 제한한다.

⑤ 겨울철에 창문을 자주 열어 찬 공기를 마시게 한다.

★★
18

병원균이나 독소가 몸 안에 들어왔을 때 항체를 만들어 저항력을 갖게 하는 뜸의 작용은?

① 면역 증진 작용

② 진통 억제 작용

③ 혈색소 증가 작용

④ 혈액순환 증가 작용

⑤ 운동신경 항분 작용

뜸의 작용
증혈 작용(적혈구와 혈색소 증가), 면역 증진 작용, 반사 작용, 유도 작용, 신진대사 · 혈액순환 촉진 작용 등이 있다.

★★
19

급성기 B형간염 환자에 대한 간호보조활동으로 옳은 것은?

① 수분 섭취를 제한한다.

② 신체 활동을 격려한다.

③ 고칼로리 식이를 제공한다.

④ 분변이 묻은 화의는 소각한다.

⑤ 면도기는 공동으로 사용해도 된다고 말한다.

B형간염 환자의 간호보조활동
- 충분한 안정을 취하고 금주를 하도록 한다.
- 고칼로리, 고단백질, 고비타민, 저지방식이를 한다.

20

본태성 고혈압 환자에 대한 간호보조활동으로 옳은 것은?

① 염분 섭취 권장
② **규칙적인 운동 권장**
③ 포화지방이 많은 음식 권장
④ 비만인 경우 체중 증가 권장
⑤ 정상혈압인 경우 임의로 약물 중단 권장

고혈압 환자 간호
• 저염식, 저지방식(포화지방 섭취 제한)
• 체중 감량 및 규칙적인 운동(하루 30 ~ 50분 주 5회 이상)
• 금연, 절주
• 항고혈압제 복용 시 임의로 중단하지 않고 의사와 상의

21

다음에서 설명하는 산후 감염 질환은?

• 태반이 붙어 있던 부위로 세균이 침입하여 발생한다.
• 오로(산후질분비물)의 양이 증가하고 악취가 난다.
• 체온 상승(38℃ 이상), 전신피로, 심한 산후통이 발생한다.

① 유방염
② 신우염
③ 경관염
④ **자궁내막염**
⑤ 회음부 염증

• 제시문은 자궁내막염에 대한 설명이다.
• 침상안정을 취하고 오로의 배출을 촉진하기 위해 반좌위 자세(파울러 자세)를 취한다.

22

중이염 수술 직후의 환자에 대한 간호보조활동으로 옳은 것은?

① 조기이상을 하도록 격려한다.
② 이명은 정상반응이라고 말한다.
③ 고개를 숙여 머리를 감게 한다.
④ **기침이 나오면 입을 벌리게 한다.**
⑤ 빨대를 사용하여 물을 마시게 한다.

중이염 수술 후 간호관리
• 수술 후 24시간 동안 침상안정을 취하게 한다.
• 일주일 동안 코를 풀지 않으며, 2주일간 머리를 감지 않도록 한다.
• 감기에 걸리지 않도록 주의한다.
• 기침이 나오는 경우 입을 벌리게 하여 내부 압력 변화를 최소화하고 수술 부위를 보호한다.
• 머리를 높여 주어 염증과 부종을 줄이도록 한다.
• 고개를 숙이지 않도록 한다.
• 수술 후 평형장애가 있는 상태이므로 혼자 침대에서 일어나지 않도록 한다.
• 귀 수술 후의 합병증으로 이명, 어지러움, 청력 변화, 안면 신경 장애, 보행 장애, 출혈 등이 있다.

23

임신 초기 소변에서 검출되어 임신을 진단하는 데 활용되는 호르몬은?

① 에스트로겐
② 프로게스테론
③ 난포자극호르몬
④ 황체형성호르몬
⑤ **융모성선자극호르몬**

임신 초기에 소변에서 검출되는 융모성선자극호르몬(HCG)을 통해 임신을 확인할 수 있다.

★★
24

임신성 고혈압이 있는 36주 임부의 태반관류를 증진하기 위한 체위는?

① 앙와위　　　　　② 절석위
③ **좌측위**　　　　　④ 배횡와위
⑤ 트렌델렌버그 체위

좌측위는 자궁이 대정맥을 압박하는 것을 완화시켜 혈액증진을 돕는다.

★★★
25

수근관증후군의 자가진단법으로 옳은 것은?

① 린네검사　　　　　② 알렌검사
③ 이경검사　　　　　④ 안저검사
⑤ **팔렌검사**

팔렌검사 방법
손등을 마주한 자세로 손목을 굽혀 유지할 때 1분 안에 손이 저려 오면 수근관증후군을 의심한다. 그 외에도 티넬 싱후, 정중신경 압박 검사 등이 있다.

★★
26

신생아 아프가점수에서 평가하는 항목은?

① 신장　　　　　② 체중
③ 흉위　　　　　④ **피부색**
⑤ 제대상태

아프가점수의 평가 항목
심박수, 호흡 상태, 근력, 피부색, 반사 자극

★★
27

독립 욕구가 증가하고, 에릭슨의 심리사회적 발달단계에서 '자아정체감 대 역할 혼돈'이 나타나는 시기는?

① 영아기　　　　　② 유아기
③ 학령전기　　　　　④ **청소년기**
⑤ 성인 초기

에릭슨의 심리사회적 발달단계

영아기	신뢰감 대 불신감
유아기	자율성 대 수치감
학령전기	주도성 대 죄책감
학동기	근면성 대 열등감
청소년기	자아정체감 대 역할 혼돈
성인 초기	친밀감 대 고립감
중년기	생산성 대 침체성
노년기	자아통합 대 절망감

★★
28

고빌리루빈혈증으로 광선요법을 받는 신생아를 위한 간호보조활동으로 옳은 것은?

① 체위변경을 제한한다.
② 수분 공급을 제한한다.
③ 투명 안대를 적용한다.
④ **체온을 주기적으로 측정한다.**
⑤ 얼굴을 제외한 전신에 담요를 덮어준다.

광선치료의 간호
• 자세 변경
• 수분 보충
• 불투명 눈가리개 사용
• 생식기를 천으로 덮음

★★★
29

설사로 탈수가 심한 유아를 위한 간호보조활동으로 옳은 것은?

① 체중을 측정한다.
② 직장체온을 측정한다.
③ 체위변경을 제한한다.
④ 고섬유식이를 제공한다.
⑤ 전해질 섭취를 제한한다.

탈수가 심한 유아의 간호보조활동
- 충분한 수분을 공급한다.
- 감염병 전파의 우려로 환아의 대변 배설물은 따로 격리하여 처리한다.
- 설사 횟수, 활력 징후, 피부 상태 등을 관찰하여 정해진 시간마다 체중을 측정한다.

★★★
30

자살 징후를 보이는 노인 대상자에 대한 간호보조활동으로 옳은 것은?

① 가족에게 비밀로 한다.
② 조용한 방에 혼자 둔다.
③ 잘못된 생각이라고 설득한다.
④ 의미 있는 물건의 정리를 도와준다.
⑤ 자살 의도에 대해 구체적으로 질문한다.

노인의 자살 징후 인식
자살에 대해 어떻게 생각하는지, 왜 죽으려고 하는지 자살 의도에 대해 구체적으로 질문한다.

★
31

골관절염 환자에게 추천할 수 있는 운동은?

① 등산
② 수영
③ 달리기
④ 테니스
⑤ 계단 오르내리기

골관절염(퇴행관절염) 환자에게는 관절에 부담을 주지 않는 수영, 걷기, 체조 등의 운동을 하도록 한다.

★★
32

노인 환자의 철분 흡수율을 높이기 위해 철분제제와 함께 복용하게 하면 좋은 것은?

① 비타민 A   ② 비타민 B
③ 비타민 C   ④ 비타민 D
⑤ 비타민 E

비타민 C는 철분 흡수를 촉진한다.

★★
33

길거리에 쓰러져 움직이지 않는 사람을 발견했을 때 다음 중 가장 먼저 해야 하는 행동은?

① 맥박 확인   ② 반응 확인
③ 호흡 확인   ④ 가슴 압박
⑤ 기도 확보

우선 어깨를 가볍게 두드리면서 "괜찮으세요?"라고 물어보며 반응을 확인하고, 환자의 반응이 없으면 즉시 119에 신고하고 자동심장충격기를 요청한다.

★★★
34

뇌전증 환자가 의자에 앉은 채 경련을 할 때 간호보조활동으로 옳은 것은?

① 다치지 않게 환자를 바닥에 내려 눕힌다.
② 경련을 멈추도록 환자의 팔과 다리를 잡는다.
③ 기도를 유지하도록 환자의 머리를 뒤로 젖힌다.
④ 프라이버시 보호를 위해 환자의 얼굴을 수건으로 덮는다.
⑤ 환자가 혀를 깨물지 않게 입에 간호조무사의 손가락을 넣는다.

경련 환자의 간호 돕기
• 주위의 위험한 물건(날카로운 것)을 제거한다.
• 기도 확보를 위해 머리를 옆으로 돌려주어 침이나 구토물로 인한 기도 폐쇄를 예방한다.
• 억지로 몸을 붙잡거나 입에 물건을 넣지 않는다.

★★★
35

양쪽 발에 동상을 입은 환자를 위한 초기 대처 방법으로 옳은 것은?

① 동상 부위를 마사지한다.
② 발을 심장 부위보다 낮게 둔다.
③ 젖은 양말을 벗기고 담요를 덮어준다.
④ 동상 부위를 얼음물에 20 ~ 40분간 담근다.
⑤ 생리식염수에 적신 거즈를 발가락 사이에 끼워준다.

동상 환자를 위한 초기 대처법
가능하다면 동상 부위를 즉시 30 ~ 42℃의 따뜻한 물에 20 ~ 40분간 담근다.

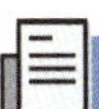

★★
36

유치원생에게 '건강한 치아관리'에 대한 보건교육을 할 때 옳은 것은?

① 교육자의 흥미를 고려한다.
② 한 번에 여러 가지 질문을 한다.
③ 교육은 낯선 내용부터 친숙한 내용으로 진행한다.
④ 교육은 복잡한 내용부터 간단한 내용으로 진행한다.
⑤ 교육대상자들이 능동적으로 참여할 수 있는 방법을 적용한다.

대상자 중심으로 흥미와 관심을 고려하여 내용을 선정하는 것이 참여 및 행동변화 유도에 유리하다.

★★
37

보건교육 실시 절차와 그에 대한 설명으로 옳은 것은?

① 도입 – 보건교육의 중심이 되는 단계이다.
② 전개 – 교육내용을 정리하고 결론을 내린다.
③ 전개 – 교육대상자와의 관계 형성을 우선해야 한다.
④ 종결 – 교육의 주요개념을 요약해 준다.
⑤ 종결 – 본격적인 교육활동이 이루어진다.

보건교육의 종결
교육내용을 요약·정리하며, 내용이 잘 전달되었는지 평가 및 점검을 진행하는 단계이다.

★★
38

보건교육 실시 전, 대상자의 특성을 확인하여 이에 맞는 수업전략을 마련하기 위해 하는 평가 유형은?

① 상대평가
② 절대평가
③ **진단평가**
④ 총괄평가
⑤ 형성평가

진단평가
- 교육 전, 초기에 대상자의 현재 지식 수준, 흥미, 태도, 행동 및 필요, 욕구 등을 평가하는 과정이다.
- 대상자에게 필요한 보건교육의 내용, 문제 및 사전 지식을 평가하여 교육의 방향을 설정하고 수업 전력 등을 수립하는 데 활용된다.

★★
39

다음에서 설명하는 보건교육 방법은?

- 특정한 문제를 해결하기 위해 12 ~ 15명이 한 그룹이 되어 짧게 토의한다.
- 가능한 한 많은 아이디어를 종이에 목록화하고 그중 최상의 아이디어를 선택한다.
- 번개처럼 떠오르는 기발한 생각을 잘 포착해낸다는 뜻을 내포하고 있다.

① 배심토의
② 분단토의
③ 심포지엄
④ 시범교육
⑤ **브레인스토밍**

브레인스토밍
새로운 의문점, 문제점, 해결책, 가능성 등을 탐구하기 위하여 자유롭게 아이디어를 내고 의견을 교류하는 방법이다.

40

다음의 사무를 관장하는 정부조직은?

> 생활보호 · 자활지원 · 사회보장 · 아동(영유아 보육을 포함한다) · 노인 · 장애인 · 보건위생 · 의정(醫政) 및 약정(藥政)에 관한 사무

① 교육부
② 여성가족부
③ **보건복지부**
④ 고용노동부
⑤ 행정안전부

보건 사무와 관련하여 보건 업무의 총괄 및 보건 기술의 지도, 보건소의 지도 · 감독 등을 수행하는 보건복지부의 관장 사무이다.

★★
41

다음 중 2차 대기오염물질은?

① **오존**
② 황산화물
③ 탄화수소
④ 질소산화물
⑤ 일산화탄소

오존(O_3)
대기 중 질소산화물 + 휘발성 유기화합물에 자외선이 반응하여 발생하는 유독성 기체로, 스모그의 주요 원인이며 지표면에서 발생 시 건강 위해가 증가한다.

42

「농어촌 등 보건의료를 위한 특별조치법」에 따라 의료취약 지역 주민에게 일차보건의료서비스를 제공하기 위해 설치된 기관은?

① 보건소
② **보건진료소**
③ 보건의료원
④ 건강생활지원센터
⑤ 권역응급의료센터

보건의료 취약지역의 주민에게 보건의료를 제공하기 위하여 읍 · 면 지역에 보건지료소를 설치 · 운영한다.

노인장기요양보험제도 중 다음에서 설명하는 시설급여 기관은?

> • 대상: 치매 · 중풍 등 노인성 질환 등으로 심신에 상당한 장애가 발생하여 도움이 필요한 자
> • 서비스 방법 및 내용: 입소시켜 급식 · 요양, 일상생활에 필요한 편의 제공
> • 규모: 입소 정원 10명 이상

① 양로시설
② 노인요양시설
③ 단기보호시설
④ 노인복지주택
⑤ 노인요양공동생활가정

시설급여의 종류
• 노인요양시설: 10인 이상
• 노인요양공동생활가정: 10인 미만

★★
44

우리나라 의료급여에 대한 설명으로 옳은 것은?

① 공공부조 제도에 속한다.
② 전 국민을 가입 대상으로 한다.
③ 노인성 질병을 가진 자를 대상으로 한다.
④ 근로자에 대하여 신속하고 공정한 재해보상을 한다.
⑤ 소득능력 상실 시에 최저 생활을 할 수 있도록 소득을 보장한다.

의료급여
생활이 어려운 국민에게 질병, 부상 등으로 인한 경제적 부담을 줄이고 건강보호 및 의료서비스 이용 보장을 위하여 의료비를 지원하는 것으로 공공부조 제도에 속한다.

★★
45

종합병원에서 대장암 수술을 받은 환자에게 진찰료, 검사비와 수술비 등을 청구하는 진료비 지불제도는?

① 인두제
② 봉급제
③ 포괄수가제
④ 총액계약제
⑤ 행위별 수가제

행위별 수가제
치료과정에서 발생한 진찰료, 검사비, 수술비 등 행위마다 별도의 비용을 사후 청구하는 방식이다.

46

환경오염으로 인해 발생하는 현상으로 옳은 것은?

① 빙하의 증가
② 산성비의 감소
③ 이상기후의 증가
④ 해수면의 높이 하강
⑤ 온실가스의 농도 감소

환경오염으로 발생하는 현상
온실가스 농도 증가로 지구온난화, 오존층 파괴, 산성비, 스모그, 빙하 감소, 해수면 상승, 산호초 백화, 열섬 효과 등

★★
47

유기물질의 과다 유입으로 발생한 수질오염상태로 옳은 것은?

① 탁도가 낮아진다.
② 용존산소량이 높아진다.
③ 부유물질량이 줄어든다.
④ 암모니아성 질소가 줄어든다.
⑤ 화학적 산소요구량이 높아진다.

유기물이 과다 유입되면 화학적 산소요구량, 생물학적 산소요구량 모두 높아지고, 용존산소량은 낮아진다.

★★
48

포도구균식중독을 일으키는 원인은?

① 신경독(neurotoxin)
② 장독소(enterotoxin)
③ 아플라톡신(aflatoxin)
④ 에르고톡신(ergotoxin)
⑤ 테트로도톡신(tetrodotoxin)

포도알균식중독
- 황색포도상구균이 배출한 장독소로 인해 발생
- 피부 등에 흔히 존재하는 불결한 위생 상태에서 식품에 전파된 후 독소를 생성

★★★
49

지역보건의료계획에 관한 설명으로 옳은 것은?

① 5년마다 수립한다.
② 「의료법」에 의거하여 수립한다.
③ 수립 주체는 보건복지부장관이다.
④ 지역실정에 맞는 계획을 수립한다.
⑤ 보건사업 운영 방식은 상의하달(top-down) 방식이다.

지역보건의료계획은 「지역보건법」에 따라 시·도지사 또는 시장·군수·구청장이 4년마다 지역보건의료서비스에 관한 장·단기 공급대책 등 지역실정에 맞는 계획을 수립한다.

★★★
50

근로자 작업환경의 유해인자 관리 방법 중 대치에 해당하는 것은?

① 발끝을 보호하기 위해 안전화를 신는다.
② 소음이 심한 작업장에서 귀마개를 착용한다.
③ 가연성 물질이 담긴 유리병을 철제통으로 바꾼다.
④ 작업장에 후드를 설치하여 오염된 공기를 배출한다.
⑤ 방사선 동위원소 취급 시 원격조정 장치를 사용한다.

작업환경 유해요인의 관리방안 중 대치는 시설, 공정 및 유해한 물질 등을 덜 유해한 것으로 대체하여 위험을 감소시키는 방법이다. 예 시설, 공정, 물질 변경

공중보건학개론

★★★
51

감염병이 두 대륙 이상 또는 전 세계적으로 발생하는 양상은?

① 주기성(periodic)
② 유행성(epidemic)
③ 토착성(endemic)
④ 산발성(sporadic)
⑤ 범유행성(pandemic)

범유행성(pandemic)
두 대륙 이상 또는 전 세계에 걸쳐 단시간 내에 감염병이 만연하게 발생하는 양상

★★ 52

인플루엔자 예방접종 후 획득되는 면역은?

① 선천면역   ② 인공능동면역
③ 인공수동면역   ④ 자연능동면역
⑤ 자연수동면역

인공능동면역
후천성 면역 중 예방접종을 통하여 비교적 영구히 유지되는 면역

53

병원체가 숙주에 침입하여 알맞은 기관에 자리 잡고 증식하는 능력을 뜻하는 것은?

① 독력   ② 탈출
③ 병원소   ④ 감염력
⑤ 치명률

감염력
병원체가 숙주 내에 침입 후 증식하어 면역반응을 일으키게 하는 능력

★★★ 54

비말로 전파되는 제1급 감염병은?

① 임질   ② 발진열
③ 장티푸스   ④ 일본뇌염
⑤ 디프테리아

디프테리아
• 급성 호흡기 감염병으로, 제1급 법정감염병이다.
• 기침, 재채기 등을 통해 배출되는 비말 전파로 감염되나, 드물게 피부 병변 접촉 등으로도 감염된다.

★★ 55

보건소 방문건강관리사업에 대한 내용으로 옳은 것은?

① 「노인장기요양보험법」에 근거한다.
② 질병 진단과 치료 서비스를 제공한다.
③ 민간병원 중심으로 서비스를 제공한다.
④ 비용은 대상자가 시간당 수가로 지불한다.
⑤ 취약계층을 중점 대상으로 서비스를 제공한다.

보건소에서 시행하는 가정방문, 방문건강관리서비스는 지역주민, 취약계층 등을 대상으로 시행하는 보건사업의 일종이다.

★★ 56

부양비에 관한 설명으로 옳은 것은?

① 총부양비가 높을수록 경제적 부담이 적다.
② 노인인구가 증가할수록 노년부양비는 감소한다.
③ 유년부양비를 계산할 때 분모는 0 ~ 14세 인구수이다.
④ 총부양비를 계산할 때 분자는 15 ~ 64세 인구수이다.
⑤ 총부양비는 생산연령인구에 대한 비생산연령인구의 비이다.

총부양비

$$\frac{\text{유소년인구(15세 미만)} + \text{고령인구(65세 이상)}}{\text{생산연령인구(15 ~ 64세)}} \times 100$$

★★★
57

임신 27주인 임산부의 정기진단 횟수로 옳은 것은?

① 2개월마다 1회   ② 4주마다 1회
③ 2주마다 1회   ④ 1주마다 1회
⑤ 1주마다 2회

- 임신 28주까지: 4주마다 1회
- 임신 29주에서 36주까지: 2주마다 1회
- 임신 37주 이후: 1주마다 1회

★★
58

모자보건사업의 중요성에 관한 설명으로 옳은 것은?

① 모자보건 대상자가 전체 인구의 80 ~ 90%를 차지하기 때문이다.
② 모성과 아동은 질병예방사업 효과가 크지 않기 때문이다.
③ 모성과 아동은 질병에 대한 감수성이 낮기 때문이다.
④ 모성과 아동은 질병에 이환될 가능성이 낮기 때문이다.
⑤ 모성과 아동의 건강은 다음 세대의 인구 자질에 영향을 미치기 때문이다.

모자보건사업의 중요성
- 모자보건 대상이 전인구의 60 ~ 70% 차지
- 임산부와 영유아는 질병에 취약한 집단
- 임산부와 어린이의 발병이 방치되면 사망률이 높아짐
- 어린이는 미래를 위한 중요한 인적자원
- 모성의 건강수준은 다음 세대 인구 자질에 영향
- 모자보건과 관련된 질환은 대부분 예방 가능

★★★
59

생후 12개월 된 영아의 수두 예방접종에 관한 문의 전화가 보건소로 왔다. 이에 대한 응답으로 옳은 것은?

① "접종 후 바로 귀가하면 됩니다."
② "고열이 있어도 접종이 가능합니다."
③ "오전보다 오후에 오시면 좋습니다."
④ "접종 전날 목욕을 시키면 안 됩니다."
⑤ "아이의 건강상태를 잘 아는 보호자가 아이를 데리고 오세요."

평소 아이의 건강상태를 잘 아는 보호자가 모자보건수첩 또는 아기수업을 가지고 함께 방문하도록 한다.

★★
60

알코올 중독 환자가 "나는 술을 마시지만 술로 인한 문제는 없어요."라고 하였다. 이 환자가 사용한 방어기전은?

① 억압
② 억제
③ 부정
④ 투사
⑤ 반동형성

부정
존재하는 위험, 불쾌한 현실 등을 인정하지 않는 것

치매를 관리하기 위한 이차예방 프로그램은?

① 노인을 대상으로 치매예방수칙을 교육한다.
② 치매노인을 대상으로 인지재활을 실시한다.
③ 노인을 대상으로 치매선별검사를 실시한다.
④ 지역주민을 대상으로 치매예방 운동을 확산
　한다.
⑤ 지역주민을 대상으로 치매에 대한 부정적 인
　식을 개선한다.

이차예방
질병 잠복기의 무증상인 개인, 인구집단 등을 대상으로 불
건강 상태를 조기발견, 조기치료 등을 통하여 질병의 진행,
합병증, 후유증 등을 예방하는 것

★★
62

뇌경색증을 진단받은 50세 남자가 가정에서 장
기요양서비스를 제공받고자 할 때 신청할 수 있
는 보험제도(A)와 보험급여(B)가 옳게 묶인 것은?

	A	B
①	국민건강보험	간병비
②	국민건강보험	재가급여
③	노인장기요양보험	간병비
④	노인장기요양보험	재가급여
⑤	노인장기요양보험	시설급여

노인장기요양보험 중 재가급여는 가정에서 생활하며 서비
스를 제공받는다.

★★★
63

「암관리법」상 암과 대상자 기준·검진 주기를
옳게 나열한 것은?

	암	대상자 기준	검진 주기
①	간암	40세 이상 성인	1년 간격
②	위암	50세 이상 성인	1년 간격
③	대장암	50세 이상 성인	1년 간격
④	유방암	30세 이상 여성	1년 간격
⑤	자궁경부암	40세 이상 여성	1년 간격

암의 종류별 검진 주기와 연령 기준 등

암의 종류	검진 주기	연령 기준 등
위암	2년	40세 이상의 남·여
간암	6개월	40세 이상의 남·여 중 간암 발생 고위험군
대장암	1년	50세 이상의 남·여
유방암	2년	40세 이상의 여성
자궁경부암	2년	20세 이상의 여성
폐암	2년	54세 이상 74세 이하의 남·여 중 폐암 발생 고위험군

★★★
64

가정방문을 하려고 계획할 때 하루 동안 방문할
대상자의 순서로 옳은 것은?

① 신생아 → 결핵 환자 → 암 환자 → 임산부
② 신생아 → 임산부 → 성병 환자 → 결핵 환자
③ 성병 환자 → 결핵 환자 → 신생아 → 임산부
④ 임산부 → 성병 환자 → 신생아 → 결핵 환자
⑤ 암 환자 → 결핵 환자 → 성병 환자 → 임산부

신생아 → 임산부 → 학령전 아동 → 학동기 아동 → 성병
환자 → 결핵 환자 순으로 방문을 시행한다.

★★
65

「간호법」상 보건복지부령으로 정하는 교육과정을 이수하고 국가시험에 합격한 간호조무사의 자격을 인정하는 자는?

① 시·도지사
② 질병관리청장
③ 시장·군수·구청장
④ **보건복지부장관**
⑤ 행정안전부장관

간호조무사가 되려는 사람은 보건복지부령으로 정하는 교육과정을 이수하고 간호조무사 국가시험에 합격한 후 보건복지부장관의 자격인정을 받아야 한다(간호법 제6조 제1항).

★★★
66

「정신건강증진 및 정신질환자 복지서비스 지원에 관한 법률」상 누구든지 응급입원의 경우를 제외하고는 정신건강의학과전문의의 대면 진단에 의하지 않고는 정신질환자를 정신의료기관 등에 입원 또는 입소시켜서는 아니 된다. 이런 경우 대면 진단의 유효기간은 진단서 발급일로부터 며칠까지인가?

① 7일 　　　　② 15일
③ **30일** 　　　④ 60일
⑤ 90일

「정신건강복지법」상 응급입원을 제외하고 정신건강의학과전문의의 대면 진단에 의하지 않고서는 정신질환자를 입원시키거나 기간을 연장할 수 없으며, 진단의 유효기간은 진단서 발급일로부터 30일까지이다.

★★
67

「구강보건법」상 학교 구강보건사업 중에서 치과의사의 지도에 따라 치과위생사가 불소 도포 사업을 할 때 필요한 불소 도포의 횟수는?

① **6개월에 1회** 　　② 9개월에 1회
③ 12개월에 1회 　　④ 15개월에 1회
⑤ 18개월에 1회

불소 도포사업에 필요한 불소 도포의 횟수는 6개월에 1회로 한다.

★★
68

「혈액관리법」상 혈액원이 헌혈을 하기 위해 방문한 사람을 대상으로 신원을 확인한 후에 채혈 전 해야 하는 건강진단이 아닌 것은?

① 체중 측정
② 혈압 측정
③ **체지방 검사**
④ 체온 및 맥박 측정
⑤ 문진·시진 및 촉진

채혈 전 실시하는 건강진단
• 과거의 헌혈경력 및 혈액검사결과와 채혈금지대상자 여부의 조회
• 문진·시진 및 촉진
• 체온 및 맥박 측정
• 체중 측정
• 혈압 측정
• 다음의 어느 하나에 따른 빈혈검사
　－ 황산구리법에 따른 혈액비중검사
　－ 혈색소검사
　－ 적혈구용적률검사
• 혈소판계수검사(혈소판성분채혈의 경우에만 해당)

69

「결핵예방법」상 결핵관리업무에 종사하거나 종사하였던 자가 업무상 알게 된 환자의 비밀을 정당한 사유 없이 누설하였을 때 처해지는 벌칙은?

① 2백만원 이하의 과태료
② 5백만원 이하의 벌금
③ 1천만원 이하의 벌금
④ 2년 이하의 징역 또는 2천만원 이하의 벌금
⑤ 3년 이하의 징역 또는 3천만원 이하의 벌금

결핵관리업무에 종사하는 자 또는 종사하였던 자가 업무상 알게 된 환자의 비밀을 정당한 사유 없이 누설한 경우 3년 이하의 징역 또는 3천만원 이하의 벌금에 처한다.

70

「감염병의 예방 및 관리에 관한 법률」상 감염병을 예방하기 위해 식수를 사용하지 못하게 할 경우 그 사용금지기간 동안 별도로 식수를 공급하여야 하는 자는?

① 질병관리청장 또는 시 · 도지사
② 시 · 도지사 또는 시장 · 군수 · 구청장
③ 보건복지부장관 또는 시 · 도지사
④ 질병관리청장 또는 보건복지부장관
⑤ 질병관리청장 또는 시장 · 군수 · 구청장

시 · 도지사 또는 시장 · 군수 · 구청장은 감염병을 예방하기 위해 식수를 사용하지 못하게 하려면 그 사용금지기간 동안 별도로 식수를 공급하여야 한다.

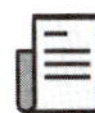

71

성인의 체온을 측정하는 방법으로 옳은 것은?

① 구강체온 측정 시 전자체온계의 탐침을 볼 점막에 삽입한다.
② 직장체온 측정 시 전자체온계의 탐침을 항문에 1cm 깊이로 삽입한다.
③ 이마체온 측정 시 적외선체온계의 센서가 환자의 눈을 향하도록 댄다.
④ 액와체온 측정 시 전자체온계의 탐침이 겨드랑이 전액와선 위치에 오도록 꽂는다.
⑤ 고막체온 측정 시 귓바퀴를 후상방으로 잡아당겨 적외선 체온계의 센서가 고막을 향하도록 삽입한다.

- 고막체온 측정 시 귓바퀴를 성인은 후상방, 소아는 후하방으로 잡아당긴다.
- 구강체온 측정 시 전자체온계의 탐침을 혀 밑에 넣고 입을 다물도록 한 후 코로 숨쉬게 하면서 측정한다.
- 액와체온 측정 시 겨드랑이 중앙에 놓이게 한다.
- 직장체온 측정 시 성인은 2.5 ~ 4cm, 아동은 1.5 ~ 2.5cm 정도 삽입한다.

72

등척성 운동으로 옳은 것은?

① 걷기
② 수영
③ 벽밀기
④ 달리기
⑤ 자전거타기

등척성 운동은 관절을 움직이지 않고 근육을 몇 초간 조여서 수축시키고 힘을 풀어 이완시키는 것이다.

73

섭취량과 배설량 측정 시 섭취량에 포함되는 것은?

① 출혈량　　　　　② 구토물
③ 상처 배액　　　　④ 흉관 배액
⑤ 위관영양액

섭취량
어떤 경로로든 신체 내로 들어오는 모든 수분을 포함한다.

74

자연배뇨를 촉진하는 방법으로 옳은 것은?

① 차가운 변기를 제공한다.
② 흐르는 물소리를 들려준다.
③ 손을 차가운 물에 담가 준다.
④ 하복부에 얼음 주머니를 대준다.
⑤ 도뇨관을 삽입하여 배뇨하게 한다.

자연배뇨는 환자가 소변을 보지 못하는 경우 가장 먼저 고려하는 배뇨 방법으로, 따뜻한 변기를 제공하고 방광 부위를 가볍게 눌러 준다.

75

치골상부에 팽만감을 호소하는 여성의 자연배뇨를 위한 간호보조활동으로 옳은 것은?

① 수분 섭취를 제한한다.
② 대퇴 안쪽 피부를 문질러준다.
③ 방광 부위를 힘주어 눌러준다.
④ 좌측 심스 체위를 취하게 한다.
⑤ 회음부에 차가운 물을 부어준다.

자연배뇨를 위한 간호 시 대퇴 안쪽 피부를 가볍게 마사지하여 정신적으로 이완하도록 돕는다.

76

내과적 손 씻기에 관한 설명으로 옳은 것은?

① 알코올 제제를 사용할 때 5초간 손을 마찰한다.
② 알코올 제제를 사용할 때 일회용 수건으로 손을 닦는다.
③ 물과 비누로 씻을 때 팔꿈치가 아래로 가도록 손을 위로 올린다.
④ 물과 비누로 씻은 후 손을 오염시키지 않는 방법으로 완전히 건조한다.
⑤ 물과 비누로 씻을 때 10초간 손을 마찰하고 손 씻기 전체를 20초 이내로 마친다.

내과적 손 씻기
물과 비누로 손을 씻은 후 종이타월로 손목에서 팔 방향으로 점 찍듯이 닦아내며, 사용한 종이타월은 수도꼭지를 잠글 때 사용한다.

77

이동섭자 사용방법으로 옳은 것은?

① 섭자통에 멸균된 섭자를 두 개 넣는다.
② 섭자와 섭자통을 48시간마다 소독한다.
③ 섭자를 섭자통 가장자리에 닿지 않게 주의하면서 꺼낸다.
④ 허리 높이 아래에서 섭자의 끝이 아래쪽으로 향하게 잡는다.
⑤ 멸균물품을 소독된 부위에 놓을 때 섭자를 부위에 닿게 내려놓는다.

섭자를 꺼낼 때에는 가장자리에 닿지 않게 섭자 끝을 서로 맞물리게 하면서 꺼낸다.

78

접촉주의 환자 병실에서의 간호보조활동으로 옳은 것은?

① 음압기의 압력을 확인한다.

② 외과적 손씻기를 수행한다.

③ 헤파 필터의 작동을 확인한다.

④ 청진기와 체온계를 일반병실 환자와 공동으로 사용한다.

⑤ 병실 밖으로 이동 시 환자를 덧가운이나 시트로 감싸준다.

감염 또는 오염된 부위는 덮여 있어야 한다.

79

사지마비 환자의 욕창을 예방하기 위한 간호보조활동으로 옳은 것은?

① 혈액순환을 위해 복위를 취하게 한다.

② 피부 자극을 감소하기 위해 침상목욕을 피한다.

③ 압력을 감소하기 위해 최소 4시간마다 체위를 변경한다.

④ 천골 부위의 욕창을 예방하기 위해 앉은 자세를 취하게 한다.

⑤ 마찰을 감소하기 위해 밑 홑이불을 주름이 지지 않도록 팽팽하게 잡아당긴다.

사지마비 환자는 복위가 어려운 상황이다. 환자를 깨끗하고 건조한 상태로 유지시키며, 2시간마다 체위를 변경시켜 가능한 한 움직이면서 주변 환경을 조정하여 압력이나 마찰을 최소한으로 받게 한다.

80

침상목욕 시 주의사항으로 옳은 것은?

① 발목에서 대퇴 쪽으로 닦는다.

② 목욕물의 온도는 30℃를 유지한다.

③ 눈은 비누를 묻힌 물수건으로 닦는다.

④ 문을 열어 두어 방 안에 습기가 차지 않도록 한다.

⑤ 왼팔에 정맥주사를 맞고 있는 경우 왼팔의 환의부터 벗긴다.

발목에서 대퇴 쪽으로 닦고, 발은 대야에 담가 깨끗이 씻는다.

81

개복 수술을 한 환자의 상처부위를 소독하는 방법으로 옳은 것은?

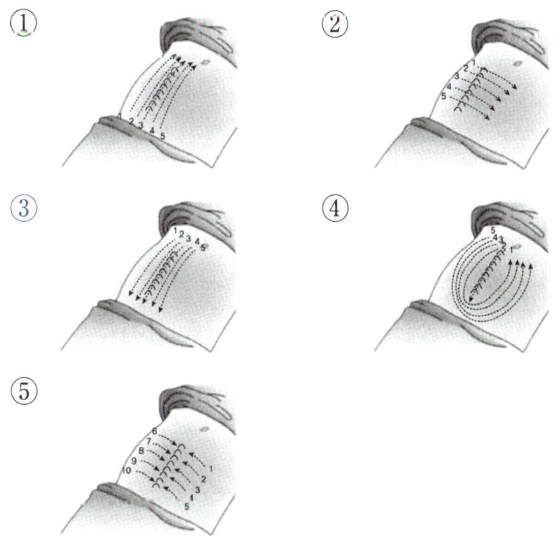

상처 드레싱 돕기

상처 중심 부분은 가장 민감하고 세균에 취약한 부위이므로, 이 부위를 먼저 소독하여 세균의 침입을 막는다.

PART 02

82

침상세발 시 간호보조활동으로 옳은 것은?

① 손톱으로 두피를 마사지해준다.
② 세발 후 머리를 젖은 채로 둔다.
③ **환자의 눈을 수건으로 덮어준다.**
④ 머리는 샴푸액이 남아 있을 정도로 헹궈준다.
⑤ 세발 전 침대의 높이를 간호조무사의 무릎 높이로 조정한다.

침상세발 시 간호보조활동
• 손톱이 아닌 손가락 끝으로 두피를 마사지한다.
• 침대의 높이는 간호조무사의 허리 높이로 유지하도록 한다.
• 환자의 눈과 귀에 물이 들어가지 않도록 작은 수건으로 눈과 귀를 덮는다.

★★

83

구강 간호를 돕는 방법으로 옳은 것은?

① **치아뿐 아니라 혀도 닦아준다.**
② 이동겸자는 치아에 직접 닿게 사용한다.
③ 클로르헥시딘 원액으로 치아를 닦아준다.
④ 곡반의 볼록한 부분이 환자의 턱 밑으로 가도록 놓는다.
⑤ 과산화수소수로 입안을 소독한 후 헹구어 내지 않도록 한다.

구강 간호
• 곡반의 오목한 부분이 환자의 턱 밑으로 가도록 놓는다.
• 치아뿐 아니라 혀와 볼 안쪽도 닦아준다.

★★★

84

남자 환자의 회음부 간호를 돕는 방법으로 옳은 것은?

① 회음부는 찬물로 닦는다.
② 항문, 음경, 귀두 순서로 닦는다.
③ 요도구 부위는 직선모양으로 닦는다.
④ **포경수술을 하지 않은 환자는 포피를 뒤집어 닦아준다.**
⑤ 유치도뇨관이 삽입된 경우 주 1회 회음부 간호를 시행한다.

남성의 회음부 간호
• 성별과 무관하게 회음부 간호 시에는 43 ~ 46℃의 따뜻한 물을 사용한다.
• 음경에서 치골부위를 향해 요도구부터 요도구 바깥쪽으로 나선형으로 닦는다.
• 유치도뇨관이 있는 경우 매번 새로운 솜을 사용하여 닦는다.

★★

85

발의 혈액순환 상태 확인을 위한 맥박 측정 부위는?

① 경동맥
② 측두동맥
③ **족배동맥**
④ 상완동맥
⑤ 요골동맥

맥박 측정 부위

머리	측두동맥 = 관자동맥	손	요골동맥 = 노동맥
목	경동맥 = 목동맥	발	족배동맥 = 발등동맥
팔	상완동맥 = 위팔동맥		

✦ 86

더운 물주머니 적용에 관한 내용으로 옳은 것은?

① 물주머니 준비 후 주머니를 거꾸로 들어 물이 새는지 확인한다.
② 물주머니에 물을 가득 채워 준비한다.
③ 물주머니 적용 부위 밑에 고무포를 깐다.
④ 20 ~ 30분 적용 후 2시간 이상의 휴식기를 갖는다.
⑤ 물주머니 적용 시 환자는 혼자 있도록 한다.

- 46~52℃의 물을 물주머니에 1/2 ~ 2/3 정도 채운다.
- 공기 제거 후 마개를 잠근다.
- 거꾸로 들어 물이 새는지 확인한다.
- 방포나 타월에 싸서 20 ~ 30분 적용한다.

✦✦✦ 87

한 명의 간호조무사가 오른쪽 편마비 환자를 침상에서 휠체어로 이동할 때 돕는 방법으로 옳은 것은?

① 이동 전 휠체어의 발 받침대를 펴둔다.
② 이동 전 환자의 오른쪽에 휠체어를 둔다.
③ 이동 중 환자의 오른쪽 손으로 휠체어 팔걸이를 잡게 한다.
④ 이동 중 간호조무사 무릎으로 환자의 오른쪽 무릎을 지지해 준다.
⑤ 이동 후 환자의 신체서열을 정리하여 휠체어 앞쪽에 걸터 앉힌다.

간호조무사의 무릎으로 환자의 불편한 쪽(마비된 쪽)의 무릎을 지지한다.

✦✦ 88

여성 환자에게 단순도뇨를 시행할 때 적절한 환자의 체위는?

① 슬흉위
② 배횡와위
③ 심스 체위
④ 고파울러씨 체위
⑤ 트렌델렌버그 체위

단순도뇨와 유치도뇨를 시행할 때 여성의 경우는 배횡와위, 남성은 앙와위 자세를 취한다.

✦✦✦ 89

신체보호대 적용방법으로 옳은 것은?

① 보호대 안쪽에 여유 공간을 두지 않고 묶는다.
② 손목보호대의 경우 의사의 지시 없이 시행한다.
③ 8시간마다 보호대를 풀고 피부 상태를 관찰한다.
④ 뼈가 돌출된 부위는 패드 없이 보호대를 적용한다.
⑤ 응급상황 시 쉽게 풀 수 있는 매듭법을 사용한다.

- 모든 신체보호대는 반드시 의사의 지시하에 시행한다.
- 보호대 안쪽에는 여유 공간을 두어 혈액순환 장애가 일어나지 않도록 해야 한다.
- 2시간마다 30분 동안 보호대를 풀어 관절 운동과 피부 상태를 관찰한다.
- 뼈가 돌출된 부위는 패드를 댄 후 보호대를 적용한다.

90

온요법을 적용하는 목적은?

① 혈관 수축 증가
② 혈액 점성 증가
③ 근육 이완 증가
④ 조직 대사작용 감소
⑤ 모세혈관의 투과성 감소

온요법
• 혈관이 확장되어 울혈을 감소시킨다.
• 조직 대사작용 및 순환을 증가시킨다.

91

제왕절개 수술이 예정된 환자의 수술 전 피부 준비를 위한 간호보조활동으로 옳은 것은?

① 손톱의 매니큐어는 남겨둔다.
② 털이 난 반대방향으로 면도한다.
③ 제모의 범위는 수술 부위보다 좁게 정한다.
④ 다른 환자에게 사용한 면도날을 물로 씻어 재사용한다.
⑤ 제모제를 사용하기 전에 피부 민감성 반응을 확인한다.

수술 전 피부 준비
• 손톱의 매니큐어는 수술 전에 제거한다.
• 제모 시 털이 난 방향으로 면도하며, 제모의 범위는 감염을 예방하기 위해 수술 부위보다 넓게 정한다.
• 면도날은 재사용하지 않고, 살균된 새 면도날을 사용한다.

92

전신마취하에 자궁절제술 후 병실로 돌아온 환자의 무기폐를 예방하기 위한 간호보조활동으로 옳은 것은?

① 수면 격려
② 구강 간호
③ 침상 안정
④ 심호흡 격려
⑤ 회음부 간호

무기폐 및 폐렴 예방
환자가 의식을 회복하면 심호흡과 체위 변경, 기침을 하도록 하고, 강화폐활량계 사용 또는 병 불기를 한다.

93

다음 중 시행하기 전에 금식을 해야 하는 검사는?

① 골밀도 검사
② 일반 대변 검사
③ 24시간 소변 검사
④ 상부 위장관 촬영술
⑤ 단순 흉부 엑스선 검사

상부 위장관 조영술
환자는 검사 전 8시간 동안 금식해야 하며 금식이 지켜지지 않으면 검사를 연기한다.

★★★
94

유치도뇨관을 삽입한 성인 환자의 요배양 검사를 위한 간호보조활동으로 옳은 것은?

① 유치도뇨관을 제거하고 중간뇨를 받는다.
② 유치도뇨관과 소변수집주머니를 분리한 후 소변을 받는다.
③ 소변수집주머니 하단을 주삿바늘로 천자하여 소변을 채취한다.
④ 소변수집주머니의 하단 조절기(clamp)를 열어서 소변을 받는다.
⑤ 소변수집주머니의 검체 채취구에서 무균적 방법으로 소변을 채취한다.

유치도뇨관 삽입 환자의 소변 채취 방법
• 철저히 무균술을 유지한다.
• 유치도뇨관을 제거하거나 소변수집주머니를 분리하지 않는다.

★★★
95

두경부외상이 없는 성인 심정지 환자의 심폐소생술 시 인공호흡 방법으로 옳은 것은?

① 보고 - 듣고 - 느끼기 방법으로 호흡을 확인한다.
② 머리기울임 - 턱들어올리기 방법으로 기도를 개방한다.
③ 1회 호흡 동안 최대 호흡량을 불어 넣는다.
④ 1초에 2회 호흡을 불어 넣는다.
⑤ 인공호흡 후 호흡을 15초간 재확인한다.

• 1초에 걸쳐 인공호흡을 한다.
• 가슴 상승이 눈으로 확인될 정도의 일회 호흡량으로 호흡한다.

★★★
96

단순 안면 마스크로 산소요법을 받는 환자를 위한 간호보조활동으로 옳은 것은?

① 모직 담요로 환자를 보온한다.
② 마스크 접촉 부위에 파우더를 바른다.
③ 마스크가 환자 얼굴에 느슨하게 고정되도록 끈을 조절한다.
④ 2 ~ 3시간마다 마스크 안쪽을 마른 거즈로 닦고 피부를 말린다.
⑤ 유량계 내 작은 공(ball) 윗부분이 처방된 산소 흡입량과 일치하는지 확인한다.

• 마스크가 환자 얼굴에 느슨하게 고정되면 산소가 새어 나갈 수 있으므로 얼굴에 꼭 맞게 고정한다.
• 유량계 내 작은 공의 중앙부분이 처방된 산소 흡입량과 일치하는지 확인한다. 이때 작은 공과 눈높이가 수평이 되게 하여 일치하는지 확인한다.

★★
97

의식이 없는 환자에 대한 환자 확인 방법은?

① 환자의 이름을 불러본다.
② 침대에 부착된 이름표를 확인한다.
③ 입원 팔찌와 환자 리스트를 대조한다.
④ 간병인에게 병실 호수를 말하게 한다.
⑤ 같은 병실의 환자에게 이름을 물어본다.

의식이 없는 환자의 확인 방법
환자의 이름과 생년월일을 환자의 입원팔찌와 대조하여 환자를 확인한다.

98

입원 환자에 대한 병실 생활 안내로 옳은 것은?

① 입은 옷을 환의로 갈아입으라고 한다.
② 병동 내 흡연 가능한 장소를 알려준다.
③ 개인의 귀중품을 외래에 맡기라고 한다.
④ 화재 시 엘리베이터로 이동하라고 설명한다.
⑤ 콘센트 하나에 전기코드를 여러 개 꽂으라고
　한다.

- 개인의 귀중품은 집으로 보내거나 환자 가족이 관리하도록 한다.
- 화재 시 비상계단으로 이동한다.
- 콘센트 하나에 전기코드 한 개씩 꽂도록 한다.

99

환자가 이야기한 것을 다시 말해줌으로써 말한 사건에 동반하는 감정을 강조하는 치료적 의사소통은?

① "더 자세히 말씀해보세요."
② "그래서 어떻게 되었나요?"
③ "무슨 생각을 하고 계십니까?"
④ "말하자면 그 사람이 몹시 싫으신 거군요."
⑤ "그 일이 발생하기 전에 무슨 일이 있었나요?"

반영
환자가 표현한 감정이나 경험을 되돌려주어 환자가 자신의 감정과 생각을 더 잘 이해하고 표현할 수 있도록 돕는 방법으로, 신뢰 관계를 강화하는 데 중요한 역할을 한다.

100

상대방을 완전히 이해할 때 또는 서로 감정적 갈등이 있을 때 대화를 잠시 중단하는 것으로 서로가 자신의 사고를 정립할 시간을 제공하는 치료적 의사소통 방법은?

① 경청　　　　② 침묵
③ 행동　　　　④ 접촉
⑤ 공감

침묵
대상자로 하여금 자신의 느낌, 생각 등을 정리할 시간을 주는 방법이다.

101

기관지경검사 전후 간호로 옳은 것은?

① 검사 전 아트로핀을 투여하고 척추마취하에 검사함을 설명한다.
② 의치나 안경은 착용한 채 검사받도록 한다.
③ 검사 전 8시간 이상 금식하게 한다.
④ 검사 후 바로 식사를 제공한다.
⑤ 검사 후 장운동이 돌아올 때까지 금식하게 한다.

금식이 필요한 검사
- 금식 ○: 상부위장관 촬영, 간기능 검사, 기관지 촬영 검사, 기초신진대사율(BMR), 정맥신우촬영(IVP)
- 금식 ×: 심전도 검사, CBC(전혈)검사, 흉부단순촬영

요양병원에 입원 중인 Y할머니에게 회음 간호를 하려고 한다. 옳은 것은?

① 둔부 밑에 고무포를 깔고 앙와위를 취하게 한다.
② 요도에서 항문 방향으로 닦는다.
③ 패드를 채울 경우 뒤에서 앞으로 채운다.
④ 음순을 모아 요도 주변을 나선 모양으로 닦는다.
⑤ 회음 간호 후 슬흉위를 취하게 하여 충분히 말려준다.

회음부 간호
• 솜은 한 번 사용하면 버리고 새 솜을 사용한다.
• 남성은 앙와위, 여성은 배횡와위를 취하게 한다.
• 대음순을 벌려서 대음순, 소음순, 요도 순으로, 요도에서 항문(치골, 질) 쪽으로 닦는다.

치질 수술을 한 P씨에게 적절한 치료적 목욕은?

① 담그기(soaking)
② 전분목욕
③ 좌욕(sitz bath)
④ 냉목욕
⑤ 침상복욕

좌욕의 목적
염증 감소 및 울혈 예방, 염증 부위의 혈류 증진으로 상처 치유 촉진

통목욕에 관한 설명으로 옳은 것은?

① 목욕물의 온도를 43 ~ 46℃로 준비한다.
② 욕실문을 안쪽에서 잠근다.
③ 환자에게 물속에 20분 이상 있도록 한다.
④ 목욕 중 실신할 경우 재빨리 목욕탕 밖으로 옮긴다.
⑤ 목욕통 바닥에 미끄럼 방지 매트를 깐다.

• 욕실의 온도는 24℃를 유지한다.
• 물 온도는 37.7 ~ 43℃, 목욕 시간은 20분 이내로 하며, 물은 욕조의 1/2 정도 받는다.
• 문은 안에서 잠그지 않고 밖에 '사용 중' 팻말을 부착한다.
• 목욕 중 어지럼증 호소 시 물을 빼고 머리를 낮추어 준다.

비위관 삽입 길이를 측정하는 방법으로 옳은 것은?

① 입에서 귀, 귀에서 쇄골까지의 길이를 측정한다.
② 코끝에서 입, 입에서 배꼽까지의 길이를 측정한다.
③ 코끝에서 귀, 귀에서 검상돌기까지의 길이를 측정한다.
④ 입에서 쇄골, 쇄골에서 검상돌기까지의 길이를 측정한다.
⑤ 입에서 검상돌기, 검상돌기에서 배꼽까지의 길이를 측정한다.

비위관 삽입 길이 측정 방법
코끝에서 귀(귓볼), 귀(귓볼)에서 검상돌기까지의 길이를 측정한다.

 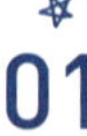

기초간호학 개요

✦ 01

간호조무사가 직업윤리를 실천하는 목적은?

① 법적인 책임 면제
② 업무 수행 시간 단축
③ 환자의 비밀을 친구와 공유
④ 직면한 윤리적 딜레마 회피
⑤ **인간의 존엄성과 인격 존중**

간호조무사 윤리강령
간호대상자의 존엄성과 기본권을 존중하고, 사생활과 개인 정보를 보호해야 한다.

✦ 02

간호조무사의 직업적 태도로 옳은 것은?

① **양심적으로 직무를 성실히 수행한다.**
② 필요시 임의로 근무시간을 변경한다.
③ 사직할 경우 하루 전에 사직의사를 밝힌다.
④ 환자가 주는 선물은 당연하다고 생각하며 받는다.
⑤ 환자의 상태와 예후에 대해 보호자에게 설명한다.

간호조무사의 직업적 태도로 성실과 책임 완수가 중요하다.

✦✦✦ 03

감염을 예방하기 위한 활동으로 옳은 것은?

① **기침을 할 때 입과 코를 휴지로 가린다.**
② 앰플 약은 사용 후 잔여량을 한 용기에 모아둔다.
③ 손 씻기 후 사용하는 공용 수건은 하루에 1회 교체한다.
④ 비누와 알코올젤을 손에 비빈 후 물로 5초간 손을 씻는다.
⑤ 환자의 변기를 세척한 후 장갑을 벗고 바로 환자의 식사를 돕는다.

- 감염 예방을 위해 기침 예절을 지켜야 한다. 기침을 할 때 입과 코를 휴지로 가리고, 휴지가 없을 때는 소매로 가린다.
- 사용 후 남은 앰플 약은 즉시 폐기한다.
- 손씻기는 30초 이상으로 한다.

✦✦✦ 04

반드시 이중잠금장치를 해서 보관해야 하는 약물은?

① 아스피린
② 에피네프린
③ 인슐린
④ 나이트로글리세린
⑤ **모르핀**

향정신성의약품 및 마약 안전관리지침
모르핀, 데메롤은 다른 의약품과 구별하여 반드시 이중잠금장치가 설치된 장소에 보관하여야 한다.

★★★
05

폐에서 조직으로 산소를 운반하고 조직에서 폐로 이산화탄소를 운반하는 역할을 하는 것은?

① 중성구　　　　② 단핵구
③ 혈소판　　　　④ 호산구
⑤ 적혈구

- 적혈구는 폐에서 조직으로 산소를 운반하고, 조직에서 폐로 이산화탄소를 운반하는 역할을 한다.
- 중성구와 단핵구는 면역에 관여하며, 혈소판은 혈액응고 기능을, 호산구는 알레르기 반응 및 기생충 방어에 관여한다.

★★★
06

심장 판막의 기능으로 옳은 것은?

① 용혈 반응 촉진　　② 혈관 저항 증가
③ 혈액 역류 방지　　④ 혈관 울혈 촉진
⑤ 심장 박출 감소

심장 판막의 수요 기능은 혈액의 역류를 방지하는 것이다. 즉, 심장 판막은 심장 내에서 혈액이 한 방향으로만 흐르도록 하여 심장의 효율적인 박출이 가능하다.

07

국소마취제로 사용되는 약물은?

① 푸로세미드　　　② 헤파린
③ 디곡신　　　　　④ 리도카인
⑤ 아미노필린

마취제
리도카인은 대표적인 국소마취제로, 간단한 피부 봉합 또는 프릴로카인과 함께 치과치료에 사용되기도 한다.

★★★
08

의료폐기물 관리 방법으로 옳은 것은?

① 적출한 인체 장기는 병리계 폐기물 박스에 버린다.
② 사용한 주삿바늘은 혈액오염 폐기물 박스에 버린다.
③ 사용한 수액 세트는 일반의료폐기물 박스에 버린다.
④ 피 묻은 알코올솜은 병실 내 생활폐기물 박스에 버린다.
⑤ 손상성 폐기물 박스에 있는 주사침은 꺼내 비닐에 싸서 버린다.

- 인체 장기: 조직물류폐기물
- 사용한 주삿바늘, 주사침: 손상성 폐기물
- 알코올솜: 일반의료폐기물

★★
09

잇몸에서 피가 나고 몸에 쉽게 멍이 들며 상처가 더디게 아무는 증상이 관찰될 때 보충해야 할 비타민은?

① 비타민 A
② 비타민 B_1
③ 비타민 C
④ 비타민 D
⑤ 비타민 E

- 잇몸 출혈, 멍이 잘 들고 상처 치유 지연은 비타민 C 부족으로 인한 괴혈병 증상이다.
- 비타민 A 결핍은 야맹증 등을 유발하고, 비타민 B_1 결핍은 각기병 증상을, 비타민 D 결핍은 구루병이나 골연화증을, 비타민 E 결핍은 신경근 이상 등을 일으킨다.

10

소화 기능은 정상인 환자가 쉽고 편하게 식품을 조리하여 제공하는 식사는?

① **경식**　　　　② 유동식
③ 관급식　　　　④ 고단백질식사
⑤ 고섬유질 식사

경식은 연식에서 일반식으로 넘어가는 중간 단계의 부드러운 식사로, 소화 기능이 정상인 환자에게도 쉽게 소화되고 편하게 먹을 수 있도록 조리한 식사이다.

★★
11

치아의 구성조직에 관한 설명으로 옳은 것은?

① 백악질은 치관의 맨 바깥층이다.
② **치수에는 신경과 혈관이 존재한다.**
③ 치관은 치조골 안에 있는 치아이다.
④ 법랑질은 치근의 겉면을 싸고 있다.
⑤ 상아질에는 불소가 가장 잘 침착된다.

치수는 혈관이 분포하여 치아에 영양분 및 산소 공급을 하며, 신경이 분포하여 감각기능이 있는 부분이다.

★★★
12

발치 직후 환자에게 제공해야 하는 간호보조활동으로 옳은 것은?

① **물을 마실 때 빨대 사용을 금지한다.**
② 격렬한 운동을 하게 한다.
③ 뜨거운 음료를 마시게 한다.
④ 침이나 피를 자주 뱉게 한다.
⑤ 발치 부위의 뺨에 온찜질을 해 준다.

음압을 유발하는 빨대는 출혈을 유발시킬 수 있으므로 며칠 정도는 금지한다.

★★
13

탕제 복용 초기에 일시적 거부 반응으로 원치 않는 효과가 나타나는 현상은?

① 훈침　　　　② 울혈
③ 구창　　　　④ 혈종
⑤ **명현**

한약 복용 초기 일시적으로 증상이 악화되거나 원치 않는 반응이 나타나는 현상을 명현현상이라고 한다.

★★
14

추나요법에 대한 설명으로 옳은 것은?

① 추나요법실 온도는 30도를 유지한다.
② 시술 전 30분간 달리기를 하게 한다.
③ **출혈성 질환이 있으면 적용해서는 안 된다.**
④ 골절 부위는 알코올 스펀지로 닦고 시행한다.
⑤ 시술 중 오심을 호소하면 시술 강도를 높인다.

추나요법은 골절, 출혈성 질환 등 특정 상황에서는 금기이다.

★★★
15

근육, 관절, 신경 등에서 발생하는 통증으로 둔하고 넓게 퍼지는 양상이며 경계가 분명치 않아 위치를 파악하기 어려운 통증은?

① 작열통　　　　② 환상통
③ 가진통　　　　④ 표재통증
⑤ **심부통증**

심부통증은 근육, 관절, 신경 등 깊은 조직 등에서 발생하는 통증으로, 둔하고 넓게 퍼지는 양상이며, 경계가 불분명하여 위치 파악이 어렵다.

★★ 16

다음 중 치료적 의사소통으로 옳은 것은?

① "안아프시지요? 예, 아니요로 대답해 주세요."
② "지금 시간이 없는데 그런 말씀 하지 마세요."
③ "많이 불안해 보이는데 무슨 일 있으세요?"
④ "의사 선생님 말씀을 잘 들으면 곧 집에 가실 거예요."
⑤ "30분 이상 운동하는 것이 숙면의 최고이니 운동하세요."

환자의 정서 상태를 관찰하고 개방형 질문으로 표현을 유도하는 이 표현이 치료적 의사소통에 해당한다.

★★★ 17

결핵 환자의 자기 관리 방법으로 옳은 것은?

① 수분 섭취량을 줄인다.
② 침구를 그늘에서 말린다.
③ 매달 투베르쿨린 검사를 받는다.
④ 고칼로리 음식을 조금씩 자주 먹는다.
⑤ 기침을 하지 않으면 한 결핵제를 복용을 중단한다.

결핵 환자는 식욕 부진과 소모로 체중이 감소하기 쉬우므로 고칼로리 · 고단백 음식을 소량씩 자주 섭취하여 영양상태를 유지해야 한다.

★★ 18

갑상샘 항진증 환자를 위한 간호보조활동으로 옳은 것은?

① 병실을 시원하게 해 준다.
② 엎드린 자세를 취하게 한다.
③ 일주일에 한 번 목욕하게 한다.
④ 섬유질이 많은 음식을 먹게 한다.
⑤ 병실에 라디오 소리를 크게 틀어준다.

갑상선 기능항진증 환자는 대사율 증가로 열감과 다한 증상이 있으므로 서늘하고 쾌적한 환경을 제공해야 한다.

★★ 19

간경화로 인한 황달로 소양증을 호소하는 환자를 위한 간호보조활동으로 옳은 것은?

① 피부를 건조하게 유지한다.
② 손톱으로 피부를 긁지 않게 한다.
③ 뜨거운 물로 통목욕을 하게 한다.
④ 맵고 자극적인 음식을 섭취하게 한다.
⑤ 땀이 날 정도로 방 안의 온도를 높게 유지한다.

가려움을 호소하는 경우에는 손톱으로 피부를 긁어 상처가 나지 않도록 가급적 긁지 않게 교육하며, 거주 환경을 서늘하게 유지하는 것이 도움이 된다.

★★★
20

수축기 165mmHg, 이완기 110mmHg인 혈압이 해당하는 고혈압 분류 단계는?

① 정상
② 주의 혈압
③ 고혈압 전단계
④ 고혈압 1기
⑤ **고혈압 2기**

고혈압 분류 단계

정상 혈압	수축기 120 미만, 이완기 80 미만
주의 혈압	수축기 120 ~ 129, 이완기 80 미만
고혈압 전단계	수축기 130 ~139, 이완기 80 ~ 89
고혈압 1기	수축기 140 ~ 149, 이완기 90 ~ 99
고혈압 2기	수축기 160 이상, 이완기 100 이상
고혈압 위기	수축기 180 이상, 이완기 120 이상

★★★
21

뇌졸중 환자를 위한 간호보조활동으로 옳은 것은?

① 사지에 마비가 있는 경우 재활운동을 금지한다.
② 극심한 두통을 호소하면 침상 머리를 다리보다 낮게 내린다.
③ 삼킴 장애가 있는 경우 고개를 뒤로 젖혀 물을 삼키게 한다.
④ 증상이 호전되면 복용 중인 항응고제를 임의로 중단하게 한다.
⑤ **편측 시야 장애가 있는 경우 환자가 볼 수 있는 쪽에 물건을 배치한다.**

뇌졸중
편측 시야 장애가 있는 경우 환자가 볼 수 있는 시야 내에서 모든 간호를 진행해야 하며, 물건의 배치 또한 환자가 볼 수 있는 쪽에 배치한다.

★★★
22

물건을 들어 올려 옮길 때 요통을 예방하는 방법은?

① 물건을 최대한 몸과 멀리하여 들어 올린다.
② 다리를 편 상태에서 허리를 굽혀 물건을 들어 올린다.
③ 물건을 든 상태에서 방향을 전환할 때는 허리를 돌려 전환한다.
④ 양손으로 물건을 들어 올릴 때는 몸의 무게중심을 최대한 높게 유지한다.
⑤ **한 손으로 물건을 들어 올릴 때는 발을 앞뒤로 벌려 지지면을 넓게 유지한다.**

신체역학의 원리를 이용하여 몸의 무게중심을 낮추고 지지면을 넓히도록 한다. 양손인 경우는 허리를 펴고 무릎을 굽힌 자세를 한다.

★
23

임부의 산전 관리 중 융모막융모 생검의 시행 시기로 옳은 것은?

① 임신 7주
② **임신 11주**
③ 임신 15주
④ 임신 21주
⑤ 임신 25주

융모막융모 생검(CVS)은 보통 임신 10 ~ 13주에 시행하므로 11주경에 할 수 있다.

★★
24

분만 1기가 시작된 초산부를 위한 간호보조활동으로 옳은 것은?

① 진통이 심할 때 배에 힘을 주게 한다.
② **분만을 촉진하기 위해 실내 걷기를 돕는다.**
③ 방광팽만을 유도하기 위해 소변을 참게 한다.
④ 이완을 유도하기 위해 전신 목욕을 하게 한다.
⑤ 태아 순환을 증진하기 위해 앙와위를 취하게 한다.

초산부의 분만 1기(진통 시작)에는 가능한 범위에서 보행을 도와 중력과 움직임으로 진통 진행을 촉진한다.

★★★
25

질분만 후 하루가 지난 출산부에게 나타난 양상 중 비정상적인 것은?

① **체온이 38.7℃이다.**
② 맥박이 분당 65회이다.
③ 혈압이 110/60mmHg이다.
④ 소변량이 하루 2,500mL이다.
⑤ 적색의 산후질분비물이 있다.

분만 다음날 산모의 체온이 38℃ 중반 이상으로 상승하는 것은 정상 범위를 벗어나 감염을 시사할 수 있다.

26

신생아의 인공 영양 방법으로 옳은 것은?

① 끓는 물에 분유를 탄다.
② 젖꼭지 구멍은 크게 뚫는다.
③ 수유 직후 기저귀를 갈아준다.
④ 침대에 눕힌 채 수유한다.
⑤ **수유 중간과 후에 트림을 시킨다.**

신생아에게 분유 수유할 때는 중간중간과 다 먹은 후에 등을 토닥여 트림을 시켜 주어 위 내 공기를 빼주는 것이 중요하다.

★★
27

생후 12개월 이후에 시작하는 예방접종은?

① 결핵
② **수두**
③ 폴리오
④ B형 간염
⑤ 디프테리아, 파상풍, 백일해

12개월 이후 시작하는 예방접종은 MMR(홍역, 볼걸이, 풍진), 수두, A형간염, 일본뇌염이다.

28

모든 사물을 살아있다고 생각하는 인지 발달 특성이 나타나는 시기는?

① 신생아기　　② 영아기
③ **유아기**　　④ 청소년기
⑤ 성인 초기

물활론적 사고는 주로 유아 ~ 학령전에 나타나는 특성으로, 아이가 인형에게 말을 걸거나, 인형이 아프다고 생각하는 것 등이 해당한다.

29

노인의 골다공증을 예방하기 위해 섭취를 권장해야 하는 것은?

① 철
② 지방
③ 섬유소
④ **비타민 D**
⑤ 포타슘(칼륨)

노인의 골다공증 예방을 위해서는 칼슘의 흡수를 돕는 비타민 D 섭취가 중요하다.

★★★
30

다음 중 낙상을 예방하기 위해 고쳐야 할 노인의 행동은?

① 규칙적인 운동을 한다.
② 무거운 물건을 들지 않는다.
③ 뒤꿈치 낮은 신발을 신는다.
④ **앉거나 일어날 때 신속하게 움직인다.**
⑤ 배뇨 시간을 정해놓고 화장실을 간다.

갑작스럽게 움직이면 어지럼증으로 넘어질 위험이 있으므로 앉거나 일어날 때 천천히 움직인다.

★★★
31

다음 중 처치를 가장 먼저 해야 할 환자는?

① 발을 삔 환자
② **기도 폐쇄 환자**
③ 몸통에 발진이 있는 환자
④ 다리 전체에 멍이 든 환자
⑤ 녹슨 못에 손가락을 찔린 환자

응급상황에서는 생명에 직결되는 문제부터 처치해야 하므로, 호흡이 막힌 기도 폐쇄 환자가 가장 우선이다.

★★★
32

설사와 구토로 인한 중증 탈수 상태의 영아에게 나타날 수 있는 증상은?

① 체중 증가
② 대천문 팽만
③ **구강점막 건조**
④ 소변량 증가
⑤ 피부 긴장감 증가

중증 탈수 상태의 증상
• 탈수 상태가 심하면 기면 상태가 되며, 사지가 창백해진다.
• 입술, 피부 및 구강점막이 건조해지고 거칠어진다.
• 빠르고 얕은 호흡과 빠른 맥박, 그리고 체온 상승 등의 증상이 나타나고, 대천문과 눈 주위가 움푹 들어가며 피부 긴장도가 감소한다.
• 체중이 감소하며 소변이 농축되고 소변량이 감소한다.

★★★
33

외상성 손상 환자를 위한 응급처치 방법으로 옳은 것은?

① 깊이 박힌 이물질은 제거한다.
② 척추 손상 환자는 일으켜 앉힌다.
③ 출혈 부위는 심장 위치보다 낮게 한다.
④ 튀어나온 뼈는 피부 속으로 집어 넣는다.
⑤ **노출된 장기는 생리식염수에 적신 멸균거즈로 덮는다.**

외상으로 장기가 밖으로 나왔을 때는 생리식염수에 적신 멸균거즈로 덮어 보호해야 한다.

34

다음 중 구강으로 수분 제공이 가능한 환자는?

① 고열 환자
② 위천공 환자
③ 무의식 환자
④ 급성 충수염 환자
⑤ 외상성 뇌출혈 환자

의식이 뚜렷하고 삼킴에 문제가 없는 고열 환자는 탈수를 막기 위해 수분을 경구로 충분히 섭취하게 한다.

35

치매 노인 환자와 의사소통을 하는 방법으로 옳은 것은?

① 어린아이 대하듯 대화한다.
② 환자의 뒤에 서서 이야기한다.
③ 높은 목소리로 빠르게 말한다.
④ 간단명료하게 반복하여 설명한다.
⑤ 여러 가지 내용을 동시에 설명한다.

치매 노인과의 의사소통 방법
• 낮은 목소리로 치매 노인의 속도에 맞춰서 일상적인 어휘를 사용하며, 간단명료하게 반복하여 설명하는 것이 중요하다.
• 어린아이 대하듯 하지 않는다.

36

보건교육에 관한 설명으로 옳은 것은?

① 교육 목표는 포괄적으로 작성한다.
② 교육 대상은 저소득 취약계층으로 제한한다.
③ 교육 내용 선정 시 교육자의 흥미도를 우선 고려한다.
④ 보건에 대한 지식, 태도, 행동의 변화를 가져오게 한다.
⑤ 교육 내용의 진행 방향은 복잡한 것에서 단순한 것으로 한다.

• 교육 내용은 능동적으로 참여하고, 실천할 수 있는 내용으로 구성하는 것이 좋다.
• 교육 목표는 구체적 · 측정 가능하게 작성한다.
• 교육 대상은 취약계층에만 제한되지 않는다.
• 교육 내용 선정 시 교육자 흥미보다 대상자의 요구나 특성을 우선 고려한다.
• 교육 내용의 진행은 단순한 것 → 복잡한 것, 쉬운 것 → 어려운 것으로 한다.

37

당뇨 환자에게 인슐린 자가주사 방법을 교육하기 전에 환자가 손을 자유롭게 움직이는지 확인하였다. 이는 학습자의 어떤 영역의 준비상태를 사정한 것인가?

① 경험적 준비
② 내년석 준비
③ 정서적 준비
④ 지식적 준비
⑤ 신체적 준비

신체적 준비: 건강상태, 신체상태

38

흡연 청소년에게 금연 교육 후 해야 할 성과평가 항목으로 옳은 것은?

① 금연 시도율
② 교육 참여율
③ 교육 실시 횟수
④ 교육 예산 확보율
⑤ 교육 인력의 전문성

성과평가
- 교육 이후 대상자의 지식, 태도, 행동 변화 등 교육 목표가 얼마나 달성되었는지 평가하는 것이다.
- 금연 교육의 경우 금연 시도율, 금연 유지율 등이 예시 측정 항목이 될 수 있다.

39

가정에서 스스로 복막투석액을 관리하고 배액하는 방법을 연습시키기 위해 대상자에게 보건교육을 하려고 할 때 적합한 방법은?

① 강의
② 시범
③ 토의
④ 사례연구
⑤ 전화면담

개인을 대상으로 천식 흡입제 사용, 복막투석액 관리 등 자가처치가 필요한 행동을 개별적으로 알려주는 것은 개별 시범교육에 해당한다.

40

다음에서 설명하는 보건행정의 특성은?

- 공공복지와 집단의 건강을 추구한다.
- 보건의료서비스는 사회경제적 특성상 공공재 성격의 서비스이다.
- 특별한 합리적인 이유 없이 특정 개개인이나 집단에게 보건행정서비스를 유리하게 제공하지 않아야 하며 서비스 제공을 부당하게 거부하거나 회피하는 것은 허용되지 않는다.

① 교육성
② 과학성
③ 조장성
④ 양면성
⑤ 공공성

개개인보다 집단, 사회 전체의 건강증진을 추구하며, 보건의료서비스가 사회경제적 특성상 공공재적 서비스에 해당하는 것은 공공성에 해당한다.

41

보건소에 관한 설명으로 옳은 것은?

① 중앙보건행정조직이다.
② 「의료법」에 근거하여 설치한다.
③ 질병치료사업을 중점으로 한다.
④ 근로자의 특수 건강 진단을 실시한다.
⑤ 지역 주민을 위한 지역보건사업을 수행한다.

보건소는 「지역보건법」에 근거하여 설치하는 지방보건행정조직으로, 지역 주민을 대상으로 건강 증진, 질병 예방 등 지역보건사업을 수행한다.

★★★
42

수급자를 월 9일 이내로 장기요양기관에서 보호하며 신체활동지원 등을 제공하는 재가급여의 종류는?

① 단기보호
② 방문요양
③ 방문목욕
④ 방문간호
⑤ 복지용구대여

노인장기요양보험의 재가급여 중 단기보호는 장기요양시설에서 최대 9일 이내의 기간 동안 수급자를 단기간 보호해주는 서비스이다.

43

국가 보건의료체계의 하부 구성요소 중 보건의료 자원에 속하는 것은?

① 지도력
② 의사결정
③ 경제적 지원
④ 보건의료 인력
⑤ 중앙보건행정조직

국가 보건의료체계 구성요소 중 보건의료 자원에는 인력, 시설, 장비, 약품 등의 자원이 포함된다.

★★
44

의료급여에 관한 설명으로 옳은 것은?

① 근로자에게 신속하고 공정한 재해보상을 한다.
② 전 국민이 가입 대상으로 연금 급여를 실시한다.
③ 근로자가 실업한 경우 생활에 필요한 급여를 지급한다.
④ 생활이 어려운 사람에게 질병, 부상, 출산 등의 대한 의료를 보장한다.
⑤ 일상생활을 혼자서 수행하기 어려운 노인 등에게 신체 활동을 지원한다.

의료급여는 생활이 어려운 저소득층에게 필요한 의료 서비스를 국가가 지원하는 제도이다.

★★★
45

진료비 지불제도와 이에 관한 설명이 옳게 연결된 것은?

① 총액 계약제 – 질병군별로 미리 책정된 진료비를 지급
② 인두제 – 의사에게 등록된 환자 또는 주민의 수에 따라 진료비를 지급
③ 포괄수과제 – 병원급 의료기관의 근무의에게 경력과 직책에 따라 지급
④ 봉급제 – 진찰료, 처치비 등 서비스의 내용에 따라 진료비를 지급
⑤ 행위별 수가세 – 지불자 측과 진료자 측이 진료비 총액을 정해 계약을 체결하여 지급

인두제는 주민이나 환자를 의사에게 등록시키고 1인당 일정 금액을 지급하는 제도이다.

★★ 46

다음 설명에 해당하는 것은?

> - 기온, 기습, 기류의 요소를 종합한 체감온도
> - 포화습도와 정지공기 상태에서 느끼는 온감과 같
>   은 동일한 온감을 주는 것

① 감각온도
② 불쾌지수
③ 최적온도
④ 카타 냉각력
⑤ 습구흑구 온도지수

감각온도: 기온, 기습, 기류의 요소를 종합하여 개인이 느끼는 체감온도

★★★ 47

먹는 물의 수질 기준 중 수돗물에 관한 설명으로 옳은 것은?

① 불소는 15mg/L 이하여야 한다.
② 암모니아성 질소는 5mg/L 이하여야 한다.
③ 총트리할로메탄은 1mg/L 이하여야 한다.
④ 일반세균은 1mL 중 200CFU 이하여야 한다.
⑤ 총 대장균군은 100mL에서 검출되지 않아야 한다.

마실 수 있는 물의 수질 기준
- 일반세균: 1mL당 100CFU 이하
- 잔류 불소: 1.5mg/L 이하
- 암모니아성 질소: 0.5mg/L 이하
- 총트리할로메탄: 0.1mg/L 이하

★★★ 48

수질오염 지표에 관한 설명으로 옳은 것은?

① 오염도가 높을수록 용존산소(DO)는 증가한다.
② 식물성 플랑크톤이 급격히 번식할 때 용존산소(DO)는 증가한다.
③ 용존산소(DO)가 높다는 것은 생물학적 산소요구량(BOD) 값이 낮다는 것을 의미한다.
④ 화학적 산소요구량(COD)값이 높으면 수질이 좋다는 것을 의미한다.
⑤ 생물학적 산소요구량(BOD)값이 낮으면 부패성 유기물이 많이 포함되어 있다는 것을 의미한다.

용존산소량이 높은 것은 일반적으로 물이 깨끗하고, 오염도가 낮으며, 생물학적 산소요구량 및 화학적 산소요구량이 낮다는 것을 의미한다.

★★ 49

버섯 식중독의 원인독소는?

① 솔라닌
② 베네루핀
③ 아미그달린
④ 무스카린
⑤ 에르고톡신

식품 관련 독소

솔라닌	감자
베네루핀	모시조개, 바지락, 굴
아미그달린	매실
무스카린	버섯
에르고톡신	맥각, 호밀

50

작업환경의 유해 요인 중 화학적 요인에 해당하는 것은?

① 세균
② 온도
③ 진동
④ 유해가스
⑤ 이상 기압

작업환경의 화학적 유해 요인
유해금속, 유기용제, 유해가스. 잔류유기오염물질, 내분비계교란물질, 농약 등

📄 **공중보건학개론**

★★★
51

병원체가 숙주에 침입하여 증상(현성)감염을 일으키는 능력으로, 감염자 중에서 증상(현성)감염자가 차지하는 비율을 뜻하는 것은?

① 독력
② 저항력
③ 면역력
④ 병원력
⑤ 감염력

- 병원력(pathogenicity): 숙주에 침입하여 임상적 증상을 나타내는 능력을 말하며, 감염된 사람 중 실제로 발병(현성감염)하는 비율로 표시된다.
- 독력(virulence): 질병의 중증도나 치사율과 관련된 개념이다.
- 저항력: 숙주의 질병에 대한 저항 능력을 뜻한다.
- 면역력: 병원체에 대항하는 면역 능력이다.
- 감염력(infectivity): 병원체가 숙주에 침입하여 감염을 일으키는 전염력으로, 실제 증상 여부와는 구별된다.

★★
52

지역사회 노인을 대상으로 당뇨병 예방 사업을 시행하고자 할 때 1차 예방에 해당하는 것은?

① 당뇨병 조기 검진
② 처방된 인슐린 투약 관리
③ 건강한 식생활 정보 제공
④ 망막 및 신장 합병증 검사
⑤ 당뇨병 환자 자조 모임 활성화

당뇨 예방을 위한 1차 예방은 질병이 발생하기 전에 생활습관 개선을 통한 예방활동으로, 올바른 식습관 · 운동 · 체중 관리 교육 등이 해당한다.

★★★
53

환자에게 사용한 주삿바늘에 찔린 경우 발생할 수 있는 감염성 질환은?

① 백일해
② 볼거리
③ B형간염
④ 장티푸스
⑤ 파라티푸스

사용한 주삿바늘에 찔린 경우 혈액 매개 감염 위험이 크다. 대표적으로 B형간염, C형간염, HIV 감염 위험이 있다.

★★
54

인플루엔자 예방접종 후에 얻는 면역은?

① 선천면역
② 자연능동면역
③ 인공능동면역
④ 자연수동면역
⑤ 인공수동면역

인플루엔자 예방접종은 항원을 인위적으로 투여하여 몸이 스스로 면역을 획득하도록 하는 것으로, 인공능동면역에 해당한다.

★★
55

「암관리법」상 50세 여성이 처음으로 받을 수 있는 국가 암 검진의 종류는?

① 위암
② 간암
③ 폐암
④ 유방암
⑤ **대장암**

국가 암 검진 사업에서 50세에 처음으로 대상이 되는 암 검진은 대장암 검진으로, 50세 이상부터 매년 분변잠혈검사를 시행한다.

★★
56

14세 이하 인구 100명에 대한 65세 이상 인구의 비를 나타내는 지표는?

① 총 부양비
② 유년부양비
③ **노령화지수**
④ 총 재생산율
⑤ 알파 인덱스(α-index)

노령화지수
• 인구의 노령화 정도를 파악할 수 있는 지표
• 유소년인구(15세 미만)에 대한 고령인구(65세 이상)의 비/비율

57

모성사망률 지표의 분모에 해당하는 것은?

① 당해 연도 전체 분만 건수
② 당해 연도 연간 총 출생아 수
③ 당해 연도 50세 이상 사망자 수
④ **당해 연도 15~49세 가임기 여성 수**
⑤ 당해 연도 임신, 분만, 산욕으로 인한 모성 사망자 수

• 모자인구지표: 해당 국가의 모자 보건 수준을 알아 볼 수 있는 대표적 지표 중 하나
• 모성사망률: 당해 연도 임신, 분만, 산욕으로 인한 모성 사망자 수/당해 연도 15 ~ 49세 가임기 여성 수 × 100,000

★★★
58

정상 신생아의 선천성 대사이상 검사의 적정 시기는?

① 생후 즉시
② 생후 6시간 후 12시간 이내
③ **생후 48시간 후 7일 이내**
④ 생후 2개월 후 4개월 이내
⑤ 생후 5개월 이후

신생아를 대상으로 시행하는 선별검사는 생후 3 ~ 7일에 시행하는 신생아의 선천성 대사이상 검사와 생후 1개월 이내에 시행하는 신생아 청각 선별검사가 대표적이다.

59

생후 4개월 된 영아에게 예방접종을 해야 하는 감염성 질환은?

① 수두
② 풍진
③ 홍역
④ 폴리오
⑤ 유행성이하선염

- 생후 2/4/6개월: 디프테리아, 파상풍, 백일해, 폴리오
- 생후 12개월: 폐렴구균, B형간염 4차
- 생후 15개월: 수두, 풍진, 홍역, 유행성이하선염

60

질병의 예방 수준과 정신보건서비스가 옳게 연결된 것은?

① 일차예방 – 알코올중독자 작업치료
② 일차예방 – 인터넷중독자 조기발견과 치료
③ 이차예방 – 청소년 대상 스트레스 예방교육
④ 삼차예방 – 우울증 조기선별검사
⑤ 삼차예방 – 정신질환자 사회복귀직업훈련

삼차예방
질병 발현기의 증상기, 회복기 환자 등을 대상으로 사망, 추가 합병증 등을 예방하고 기능장애의 복구, 잔여기능 제고를 위해 시행하는 것으로 뇌졸중 재활치료, 직업훈련 및 작업치료 등이 포함된다.

61

다음의 대상자에게 필요한 지역보건사업은?

> 80세 노인이 "요즘 들어 외출했다가 집으로 돌아오는 길을 잊어버리고, 기억이 깜박깜박한다."라며 걱정하고 있다.

① 실명예방사업
② 치매검진사업
③ 예방접종사업
④ 당뇨병관리사업
⑤ 일자리지원사업

80세 노인이 길을 잃거나 기억력이 떨어지는 증상을 보이므로 치매를 조기에 발견하기 위한 치매검진사업을 활용해야 한다.

62

노인장기요양보험제도에 관한 설명으로 옳은 것은?

① 장기요양등급은 1 ~ 10등급으로 판정한다.
② 노후생활안정을 위한 소득 보장이 목적이다.
③ 대상자는 중증 질환을 앓는 노인으로 한정한다.
④ 별도의 장기요양인정 신청 없이 혜택이 적용된다.
⑤ 장기요양급여에는 재가급여, 시설급여, 특별현금급여가 있다.

노인장기요양보험의 급여 유형에는 가정방문 · 주야간보호 등 재가급여, 노인요양시설 등의 시설급여, 가족요양비 등의 특별현금급여가 포함된다.

★★
63

장기요양요원이 의사의 지시서에 따라 수급자의 가정에 방문하여 영양관리 등을 제공하는 장기요양급여는?

① 방문요양 ② 방문목욕
③ 방문간호 ④ 단기보호
⑤ 주야간 보호

장기요양요원(간호사 등)이 의사의 지시서에 따라 수급자의 가정을 방문하여 영양관리, 투약관리 등 의료적인 서비스를 제공하는 것은 방문간호이다.

★★★
64

하루 동안 가정방문을 할 때 다음 중 마지막으로 방문할 대상자는?

① 신생아 ② 임산부
③ 고혈압 환자 ④ 인플루엔자 환자
⑤ 퇴행관절염 환자

가정방문 일정 시 전염성 질환이 있는 대상자는 맨 마지막에 방문하여 교차 감염을 예방한다.

★★
65

「의료법」상 의료인은?

① 약사 ② 안마사
③ 접골사 ④ 치과의사
⑤ 간호조무사

「의료법」상 의료인은 의사, 치과의사, 한의사, 조산사, 간호사 다섯 종류이다.

66

「정신건강증진 및 정신질환자 복지서비스 지원에 관한 법률」상 정신질환자의 보호의무자가 될 수 있는 사람은?

① 미성년자
② 피한정후견인
③ 「민법」에 따른 후견인
④ 파산선고를 받고 복권되지 아니한 사람
⑤ 해당 정신질환자를 상대로 한 소송이 계속 중인 사람

정신질환자의 보호의무자는 「민법」에 따른 후견인 또는 부양의무자가 될 수 있다. 단, 피성년후견인, 피한정후견인, 파산선고를 받고 복권되지 아니한 사람, 미성년자, 행방불명자 및 해당 정신질환자를 상대로 한 소송이 계속 중인 사람 또는 소송한 사실이 있었던 사람과 그 배우자는 보호의무자가 될 수 없다.

★★★
67

「결핵예방법」상 의료기관에 소속된 의사가 결핵 환자를 진단한 경우 지체 없이 누구에게 그 사실을 보고하여야 하는가?

① 소속된 의료기관의 장
② 관할 보건소장
③ 시장·군수·구청장
④ 질병관리청장
⑤ 보건복지부장관

의사, 의료기관 종사자는 결핵 환자 등을 진단, 치료 및 검안하였을 경우에는 지체 없이 소속된 의료기관의 장에 보고하여야 하며, 보고받은 의료기관의 장은 24시간 이내에 관할 보건소장에 신고하여야 한다.

★★ 68

「구강보건법」상 다음 설명에 해당하는 사업은?

> 치아우식증(충치)의 발생을 예방하기 위하여 상수
> 도 정수장 또는 수돗물 저장소에서 불소화합물 첨
> 가시설을 이용하여 수돗물의 불소농도를 적정수준
> 으로 유지·조정하는 사업 또는 이와 관련되는 사업

① 구강보건사업
② 일반수도사업
③ 불소 도포사업
④ 배수시설 관리사업
⑤ **수돗물불소농도조정사업**

「구강보건법」상 수돗물불소농도조정사업에 대한 설명이다.

★★ 69

「혈액관리법」상 다음 설명에 해당하는 용어는?

> 채혈 시 또는 채혈 후에 이상이 발견된 혈액 또는
> 혈액제제로서 보건복지부령으로 정하는 혈액 또는
> 혈액제제

① **부적격혈액**
② 채혈부작용
③ 헌혈금지약물
④ 채혈금지대상자
⑤ 특정수혈부작용

「혈액관리법」상 부적격혈액에 대한 설명이다.

★★★ 70

「감염병의 예방 및 관리에 관한 법률」상 생물테
러감염병 또는 치명률이 높거나 집단 발생의 우
려가 커서 발생 또는 유행 즉시 신고하여야 하
고, 음압격리와 같은 높은 수준의 격리가 필요
한 감염병에 해당하는 것은?

① 콜레라
② **페스트**
③ A형간염
④ 일본뇌염
⑤ 수족구병

제1급 감염병
- 생물테러감염병 또는 치명률이 높거나 집단 발생의 우려
  가 커서 발생 또는 유행 즉시 신고 대상이며, 음압격리 등
  높은 수준의 격리가 필요한 감염병이다.
- 종류: 전염력이 높은 신종감염병증후군, 중증급성호흡기
  증후군, 신종인플루엔자 및 생물테러로 사용될 수 있는
  두창, 페스트, 탄저 등이 포함된다.

★★★ 71

성인 환자의 요골맥박을 측정한 결과 리듬이 불
규칙할 경우 우선 해야 할 간호보조활동은?

① 체온을 측정한다.
② 호흡을 측정한다.
③ 수분을 섭취하게 한다.
④ **60초 동안 심첨맥박을 측정한다.**
⑤ 다리를 올리는 자세를 취하게 한다.

성인 환자의 요골맥박이 불규칙하면 심첨맥박(심장박동)을
1분간 측정하여 정확한 맥박수와 리듬을 파악한다.

★★★
72

아네로이드 혈압계로 성인의 위팔에서 혈압을 측정하는 방법으로 옳은 것은?

① 팔을 심장 위치보다 높게 하여 혈압을 측정한다.
② **커프와 연결된 고무관 부분을 위팔동맥 부위에 대고 커프를 감는다.**
③ 커프와 팔 사이에 여유를 두지 않고 커프를 단단히 감는다.
④ 커프 압력을 초당 20~30mmHg 속도로 내리면서 혈압을 측정한다.
⑤ 재측정이 필요하면 10초 이내에 다시 혈압을 측정한다.

- 혈압 측정 시 커프를 위팔에 감을 때 커프 표시선이나 고무관이 상완동맥 위치에 오도록 하여 정확한 측정이 되게 한다.
- 팔은 심장 높이에서 측정해야 하며 심장보다 높으면 혈압이 실제보다 낮게 측정된다.
- 커프는 너무 느슨하지 않게 단단히 감아야 하지만 손가락 하나 들어갈 정도의 약간의 여유는 둔다.
- 커프 공기밸브를 열어 압력을 뺄 때는 초당 약 20~30mmHg는 너무 빨라 정확한 판독이 어렵다.
- 재측정 시에는 최소 1~2분 기다렸다가 측정해야 한다. 10초 이내 재측정은 부정확하다.

★★
73

환자의 배설량에 포함하여 기록해야 하는 것은?

① **구토물**
② 주입된 위관영양액
③ 정맥으로 주입된 액
④ 약을 복용할 때 마신 물
⑤ 양치질을 할 때 사용한 가글액

환자의 배설량(Output)에는 소변, 대변뿐 아니라 구토물과 배액 등의 체액 손실도 포함한다.

★★★
74

편마비 환자의 식사를 보조하는 방법으로 옳은 것은?

① 마비된 쪽으로 음식을 씹게 한다.
② 한 번에 음식을 입안에 가득 넣어준다.
③ 불쾌감을 주는 처치는 식사 전에 실시한다.
④ **환자가 음식을 먹고 난 후 입안에 음식물이 남아있는지 확인한다.**
⑤ 음식의 온도를 확인하기 위하여 환자에게 음식을 조금 먹어보게 한다.

- 편마비 환자는 음식을 먹고 난 후 마비된 쪽에 음식물이 남기 쉽기 때문에 식후 구강 안에 잔류 음식이 있는지 반드시 확인한다.
- 씹을 때는 마비되지 않은 건측으로 씹게 해야 안전하다.
- 한꺼번에 많은 양을 넣으면 질식 위험이 있으므로 한입 크기로 천천히 넣어준다.
- 불쾌한 처치(검사나 상처처치 등)는 식사 직후나 식간에 하고, 식사 전에 하면 식욕을 떨어뜨려 피하는 게 좋다.
- 음식 온도는 간호자가 미리 확인해서 제공해야지 환자에게 직접 먹어보게 하면 화상 위험이 있다.

★★★
75

정체관장을 하는 도중에 복부팽만을 호소하는 환자를 위한 간호보조활동으로 옳은 것은?

① 대변을 보도록 화장실에 보낸다.
② 관장용액을 담은 통의 높이를 올린다.
③ 복부를 마사지해주면서 관장용액을 계속 주입한다.
④ 관장용액 주입을 멈추고 관장용액 대신 공기를 주입한다.
⑤ 관장용액 주입을 30초 정도 멈췄다가 다시 천천히 주입하면서 환자의 상태를 살핀다.

• 정체관장 중 환자가 복부팽만이나 불편감을 호소하면 즉시 중지하고 잠시 후 속도를 늦춰 재개한다.
• 팽만감을 느낀다면 용액통의 높이를 낮춰 흐름을 느리게 해야지 높이를 올리면 압력이 더 올라가 불편이 가중된다.
• 통증이나 팽만 시에는 주입을 멈춰야 하며 마사지를 하거나 계속 주입하면 안 된다.
• 공기를 주입하는 것은 위험하고 팽만을 더 악화시킬 수 있다.

★★★
76

유치도뇨관 삽입 시 필요한 물품은?

① 단순도뇨관　　　② 멸균증류수
③ 1cc 주사기　　　④ 4급 암모늄염
⑤ 지용성 윤활제

멸균증류수를 10cc 주사기에 넣어 도뇨관 끝부분의 풍선에 증류수 10cc를 넣어서 부풀려 본 후 이상이 없으면 다시 10cc를 전부 뺀다. 이때 생리식염수를 사용할 경우 풍선 안에서 결정을 형성하거나 풍선을 부식시킬 수 있으므로 멸균증류수를 사용하도록 한다.

★★★
77

표준주의 감염관리 지침에 따른 활동으로 옳은 것은?

① 오염된 세탁물은 폐기한다.
② 장갑을 벗은 후 손 위생을 실시한다.
③ 분비물이 없어도 보안경을 착용한다.
④ 오염된 주삿바늘은 소독하여 폐기한다.
⑤ 기침할 때 손으로 입과 코를 막아 호흡기 예절을 따른다.

표준예방지침
2017년 출판된 의료관련감염 표준예방지침 권고에 따르면 장갑은 벗은 후에는 즉시 손 위생을 실시하는 것이 원칙이다.

★★★
78

멸균용액을 멸균용기에 준비하는 방법으로 옳은 것은?

① 용액병에 표기된 일련번호를 확인한다.
② 용액병의 입구가 용기에 닿은 상태로 따른다.
③ 용액병에 병을 개봉한 날짜와 시간을 적어 둔다.
④ 필요 이상으로 용액을 많이 따른 경우 용액병에 다시 넣는다.
⑤ 용액병의 뚜껑을 연 후 용액을 따라 버리지 않고 용기에 붓는다.

병을 개봉하면 개봉한 날짜와 시간을 용액병에 기록하는 것이 중요하다.

★★
79

산화에틸렌가스(E.O. gas) 멸균물품을 포장하고 여는 방법에 관한 설명으로 옳은 것은?

① **멸균 직후 멸균물품을 8 ~ 12시간 이상 통기한다.**
② 포장을 열 때 허리 높이 아래에서 작업한다.
③ 날카로운 물품은 포장지를 이중으로 사용한다.
④ 멸균된 포장지가 축축하면 건조하여 사용한다.
⑤ 멸균된 포장지 안쪽으로 손가락을 넣어서 벌린다.

- 산화에틸렌가스 멸균법은 냉멸균이라고도 불리며, 29 ~ 65℃의 비교적 낮은 온도에서도 멸균하여 고열이나 습도에 민감한 제품이나 예리한 기구, 플라스틱, 고무, 내시경 등의 멸균에 적합하다.
- 포장 열기 작업은 허리 높이 이상에서 진행하는 것을 권장한다.
- 날카로운 물품은 직접 만지지 않고 멸균 핀셋을 사용한다.
- 축축하거나 유효기간이 지난 포장은 오염 또는 무효로 간주해 즉시 폐기한다.
- 포장 맨 위쪽 바깥 표면만 만지고, 멸균 영역(포장 안쪽)에는 손이 닿지 않도록 한다.

★★★
80

침상목욕을 할 때 환자의 사지를 말초에서 몸의 중심 방향으로 문지르며 닦는 목적은?

① 피부 보호
② 침구 오염 방지
③ **정맥혈 귀환 촉진**
④ 미생물 전파 감소
⑤ 관절가동범위 증가

침상목욕 시 사지 마사지를 말초에서 심장 방향으로 하는 것은 정맥혈이 심장으로 돌아오는 순환을 돕기 위함이다.

★★★
81

상처 드레싱을 돕는 방법으로 옳은 것은?

① 상처 세척 용액을 차게 준비한다.
② 조명을 어둡게 하여 프라이버시를 보호한다.
③ **드레싱 세트를 환자마다 별도로 준비한다.**
④ 전달집게(이동겸자)의 끝을 위로 향하게 유지한다.
⑤ 사용 후 혈액이 묻은 드레싱 세트를 뜨거운 물로 먼저 씻는다.

상처 감염 예방을 위해 환자별로 멸균 드레싱 세트를 개별 사용해야 교차감염을 막는다.

★★★
82

공기주의 격리지침에 관한 설명으로 옳은 것은?

① 병실 문을 열어 둔다.
② 양압격리실에 환자를 배치한다.
③ 활동성 폐결핵 환자는 코호트 격리를 한다.
④ **간호조무사가 격리실에 들어갈 경우 N95 마스크를 착용한다.**
⑤ 의학적으로 필요한 경우 외에 환자에게 병실 밖으로 나가는 것을 허용한다.

공기주의 격리지침
사람 간 공기전파가 가능한 병원체에 감염되었거나 의심되는 경우에는 표준주의와 공기전파주의를 적용한다. 음압격리실에 들어갈 경우 N95 마스크를 착용한 후 제대로 착용되었는지 확인해야 한다.

★★★
83

구강 간호보조활동으로 옳은 것은?

① 혀는 안쪽 깊숙이 닦는다.
② 혈액응고장애가 있을 때는 치실을 사용한다.
③ 칫솔질을 할 때는 치아의 안쪽면을 먼저 닦는다.
④ 앞니의 안쪽면을 닦을 때는 칫솔을 세워서 닦는다.
⑤ 치주염 환자의 앞니는 칫솔을 좌우로 강하게 문지르며 닦는다.

- 앞니 안쪽은 면적이 좁으므로 칫솔을 세로로 세워 안쪽면을 닦으면 구석까지 잘 닦을 수 있다.
- 혀는 살살 겉부분만 닦아내는 것으로 충분하며 너무 깊숙이 닦으면 구역반사를 유발한다.
- 혈액응고장애 환자는 잇몸 출혈 위험이 있어 치실 사용을 피하거나 조심해야 한다.
- 양치 순서는 보통 겉면 → 안쪽면 → 씹는면 순으로 체계적으로 닦는 것이 권장된다.
- 치주염 환자의 치아는 세게 문지르면 잇몸 손상이 악화되므로 부드럽게 원을 그리거나 잇몸 방향으로 쓸어내는 방식으로 닦아야 한다.

84

하지의 등척성 운동에 해당하는 것은?

① 무릎을 구부린다.
② 발가락을 아래로 구부린다.
③ 다리 전체를 앞으로 들어 올린다.
④ 발바닥이 몸의 중심을 향하게 돌린다.
⑤ 관절을 움직이지 않고 대퇴사두근을 몇 초간 조였다가 이완한다.

등척성 운동은 관절을 움직이지 않고 수행하는 운동으로 근육을 몇 초간 조여서 수축시키고 힘을 풀어 이완시키는 것이다. 관절염 환자나 골다공증 환자에게 근력 강화를 위해 1차적으로 권장된다.

★★★
85

우측 편마비 환자의 보행을 돕는 방법으로 옳은 것은?

① 보조지팡이를 사용하여 보행하는 경우 환자의 우측에 서서 보조하며 걷는다.
② 지팡이 없이 걷는 경우 환자의 우측에 서서 보조하며 걷는다.
③ 환자와 마주 서서 보조를 맞춰 걷는다.
④ 환자 뒤에서 걷도록 한다.
⑤ 지팡이를 사용하여 보행하는 경우 환자의 좌측에 서서 걷는다.

환자를 부축하여 함께 이동 시 보조자는 환자의 건강한 쪽에서 보조하며 걷는다.

★★★
86

회음부 간호를 돕는 방법으로 옳은 것은?

① 여성은 앙와위를 취하게 한다.
② 여성은 항문에서 질 쪽으로 닦아준다.
③ 남성은 치골, 음경, 귀두 순으로 닦아준다.
④ 포경수술을 하지 않은 남성은 포피를 뒤로 젖힌 후 귀두를 닦아준다.
⑤ 방광 내 유치도관을 삽입한 여성은 글루타르알데하이드를 적신 거즈로 닦아준다.

- 여성 회음부 간호 시 눕힌 자세로 다리를 굽힌 배횡와위를 취하게 하고, 앞에서 뒤(요도 → 질 → 항문 방향)로 닦는다.
- 남성은 일반적으로 요도구가 있는 귀두 → 음경 몸통 → 치골 순으로 깨끗한 부위에서 더러운 방향(앞에서 뒤)으로 닦는다.
- 유치도뇨 중인 여성의 회음부는 생리식염수 등으로 닦아야 하며, 글루타르알데하이드는 피부에 사용하지 않는다.

능동적 관절범위운동 중 고관절의 외회전으로
옳은 것은?

① 다리를 안쪽으로 돌리는 동작
② **다리를 바깥쪽으로 돌리는 동작**
③ 다리를 뒤쪽으로 뻗는 동작
④ 다리를 몸쪽으로 들어 올리는 동작
⑤ 다리를 몸의 중심선 쪽으로 모으는 동작

> 고관절 외회전: 다리를 몸의 중심선에서 바깥쪽으로 돌리는
> 동작을 의미한다.

왼쪽 다리가 불편한 환자가 보행기를 이용하여
걷는 순서로 옳은 것은?

① **보행기와 왼쪽 다리 → 오른쪽 다리**
② 왼쪽 다리 → 보행기 → 오른쪽 다리
③ 오른쪽 다리 → 왼쪽 다리 → 보행기
④ 보행기와 오른쪽 다리 → 왼쪽 다리
⑤ 오른쪽 다리 → 보행기 → 왼쪽 다리

> 보행기와 약한 쪽 다리를 함께 움직여야 하므로 보행기와
> 왼쪽 다리를 먼저 한 걸음 정도 옮긴 후 건강한 오른쪽 다
> 리를 보행기와 왼쪽 다리에 체중을 의지하면서 앞으로 옮겨
> 야 한다.

요추천자 시 환자가 취해야 하는 체위는?

① 등을 침상바닥에 대고 누운 체위
② 바로 누운 자세에서 다리를 45° 높인 체위
③ 침대에 바로 누워 침상머리를 45° 높인 체위
④ **옆으로 누워 양 무릎을 가슴에 붙여 등을 구부**
린 새우등 모양의 체위
⑤ 바로 누운 자세에서 무릎을 구부리고 양다리
를 벌려 다리 지지대에 올려 놓은 체위

> 요추천자
> 요추 사이의 공간(제3~4 요추 사이, 제4~5 요추 사이)을
> 넓혀 주어야 한다.

식도위내시경술(식도위내시경검사) 전 환자에게
설명할 내용으로 옳은 것은?

① "검사 다음 날부터 식사가 가능합니다."
② "검사 중에 의치는 착용할 수 있습니다."
③ "수면내시경 후 바로 운전이 가능합니다."
④ **"검사 전에 위장 내 기포 제거제가 투여됩니**
다."
⑤ "오른쪽으로 누운 상태에서 검사가 진행됩니다."

- 상부 위장관 내시경(식도위내시경)은 위 속을 비우고 안전을
  기하기 위해 검사 전날 밤부터 최소 8시간 금식해야 한다.
- 검사 다음 날까지 기다릴 필요 없이, 목의 국소마취 효과
  가 풀리고 의식이 명확해진 후 수 시간 내에 식사가 가능
  하다.
- 검사 중에는 의치를 빼야 한다(의치가 기도로 떨어지거나
  기구 손상 우려).
- 수면내시경 후 당일은 판단력이 저하될 수 있어 절대 운
  전하면 안 된다.

★★★
91

노인 환자에게 전기패드를 적용하던 중 적용 부위의 피부색이 붉게 변한 것을 발견했을 때 우선 해야 할 간호보조활동은?

① **전기패드를 제거한다.**
② 전기패드의 온도를 조금 낮춘다.
③ 전기패드 적용 부위에 더운물 찜질을 한다.
④ 전기패드에 얇은 커버를 씌우고 전기패드를 계속 대준다.
⑤ 전기패드를 적용 부위에 그대로 두고 5분 후에 다시 피부 상태를 사정한다.

노인 환자에게 전기담요나 핫팩을 적용 중 피부가 붉어지면 저온 화상을 의심해야 한다. 즉시 열원을 제거하고 피부를 살펴 손상 여부를 확인해야 하며, 필요하면 차가운 물수건 등으로 식혀준다.

★★
92

수술을 받은 환자에게 기침을 격려하는 목적은?

① 장 운동 촉진
② 혈전 형성 감소
③ 전해질 균형 유지
④ 수술 부위 감염 예방
⑤ **호흡기계 합병증 예방**

수술 후 기침과 깊은 호흡을 격려하는 것은 축적된 가래 등 분비물을 배출시켜 폐렴을 예방하고, 마취와 부동으로 인한 무기폐(폐허탈)를 방지하기 위함이다.

★★★
93

수술 직후 병실로 돌아온 환자를 위한 간호보조활동으로 옳은 것은?

① 환자가 의식이 없으면 머리를 똑바로 눕힌다.
② 척추마취를 한 환자는 반좌위자세를 취하게 한다.
③ 환자가 수술 부위에 통증을 호소하면 심호흡을 제한한다.
④ **배액관이 있는 경우 배액관이 제대로 기능하는지 확인한다.**
⑤ 전신마취를 한 환자가 갈증을 호소하면 물을 마시게 한다.

수술 직후 환자가 병실로 돌아오면 드레싱과 함께 부착된 배액관의 위치와 개방 상태, 배액량을 우선 확인해야 한다.

★★
94

손목보호대를 적용할 때 손목과 보호대 사이에 손가락 두 개 정도의 여유를 두는 목적은?

① 배뇨 촉진
② 소화 촉진
③ **혈액순환 유지**
④ 호르몬 분비 유지
⑤ 미생물 전파 방지

신체보호대 적용 방법
보호대 안쪽에는 적절한 여유 공간을 두어 혈액순환 장애를 일으키지 않도록 하는 것이 중요하다.

PART 02

★★★
95

검사물의 수집과 관리방법으로 옳은 것은?

① 혈액 검사물은 병실에 두었다가 검사실로 운반한다.
② 객담 검사물은 운반이 지연될 경우 상온에 보관한다.
③ **대변 검사물을 채집하기 전 충분히 배뇨하게 한다.**
④ 24시간 소변검사에서는 검사가 시작되는 시점에 본 소변을 용기에 수집한다.
⑤ 동맥혈기체분석(동맥혈가스분석) 검사물은 냉동보관 후 검사실로 운반한다.

대변 검사를 받을 때는 소변이 섞이지 않도록 미리 용변(배뇨)을 보게 한 후 대변을 채집해야 한다.

★
96

폐쇄형 질문에 해당하는 것은?

① **"고혈압 약을 드셨습니까?"**
② "왜 그렇게 생각하시는지요?"
③ "무슨 일로 슬퍼하시는지요?"
④ "주말을 어떻게 보내셨는지요?"
⑤ "무엇에 대해 생각하고 계시는지요?"

폐쇄형 질문
환자가 "예", "아니오"와 같은 짧고 간단한 답변으로만 응답할 수 있는 질문을 말한다.

★★★
97

얼굴과 가슴에 2도 화상을 입은 대상자의 응급처치 방법으로 옳은 것은?

① 수포가 있으면 터트린다.
② 손상된 피부 조직을 제거한다.
③ 화상 부위에 얼음을 직접 대어준다.
④ **기도를 유지하고 호흡곤란 유무를 관찰한다.**
⑤ 화상 부위에 붙어 있는 옷은 잡아당겨 제거한다.

- 화상 시 수포를 터뜨리지 않고 손상된 피부 조직을 제거하지 않는다.
- 얼음을 댈 경우 혈관을 수축시켜 순환장애를 일으킬 수 있으므로 얼음 대신에 흐르는 물을 사용한다.

98

외래 진료 중 폐기능 검사를 기다리는 환자를 확인하는 방법으로 옳은 것은?

① 환자의 이름을 불러 보아 맞는지 확인한다.
② 환자의 등록번호를 불러 보아 맞는지 확인한다.
③ 환자에게 진단명을 말하게 하여 맞는지 확인한다.
④ 보호자에게 환자의 이름을 말하게 하여 맞는지 확인한다.
⑤ **환자에게 이름과 생년월일을 말하게 하고 환자리스트와 대조하여 확인한다.**

개방형 질문으로 두 가지 이상의 고유 정보를 통해 환자를 확인하고 이를 환자리스트와 대조하여 확인한다.

★★ 99

의사의 동의 없이 환자 본인의 결정으로 퇴원하는 것은?

① 가퇴원 ② **자의퇴원**
③ 정규퇴원 ④ 사망퇴원
⑤ 강제퇴원

자의퇴원
환자가 본인의 의사에 따라 병원의 권고나 치료계획에 따르지 않고 자발적으로 퇴원하는 것

★★★ 100

성인 심정지 환자에게 심폐소생술을 실시할 때 가슴압박 방법으로 옳은 것은?

① 검상돌기를 압박한다.
② 분당 30회의 속도로 압박한다.
③ **가슴압박 중단 시간은 10초 이내로 최소화한다.**
④ 가슴압박 깊이는 가슴 두께의 1/3 이하로 약 4cm이다.
⑤ 2인 구조 상황에서 가슴압박 대 인공호흡의 비율은 15 대 2이다.

성인 심폐소생술
• 복장뼈(흉골)의 아래쪽 1/2, 깊이는 5cm, 분당 100 ~ 120회를 유지한다.
• 2인 구조 상황에서 가슴압박 대 인공호흡의 비율은 30 대 2이다.

★★ 101

발열과 통증을 완화하기 위해 처방되는 약물은?

① 디곡신
② 인슐린
③ 헤파린
④ 에페드린
⑤ **아세트아미노펜**

아세트아미노펜(타이레놀)
• 해열, 진통 효과가 있으며, 위장 부작용이 적다.
• 과량 복용 시 간독성이 있다.

★★★ 102

모르핀(morphine) 투약 전, 후에 반드시 확인해야 하는 것은?

① 체온
② 혈압
③ 맥압
④ **호흡수**
⑤ 맥박수

마약성 진통제인 모르핀, 코데인, 데메롤 투약 전에는 반드시 호흡수를 확인해야 한다. 성인의 정상 호흡수는 분당 12 ~ 20회이며, 특히 호흡수가 분당 10회 이하일 경우 호흡 억제의 위험이 높아지므로 투약을 중지한다.

✱✱✱
103

약물을 일정한 간격으로 투여하는 목적은?

① 길항작용 촉진
② **혈중농도 유지**
③ 중독작용 촉진
④ 약물내성 증진
⑤ 흡수과정 지연

약물을 일정한 간격으로 투여하는 목적은 혈중농도를 유지하는 것 외에도 부작용을 최소화하고, 내성을 예방하기 위함이다.

✱✱✱
104

급성통증 반응에 해당하는 것은?

① **동공 확대**
② 호흡수 감소
③ 근긴장도 감소
④ 집중력 향상
⑤ 면역기능 향상

• 급성통증 시 교감신경 활성이 증가한다.
• 교감신경 활성 증가 시 특징
  - 동공 확대   - 심박수 증가
  - 혈압 상승   - 호흡 빨라지거나 얕아짐
  - 발한   - 근긴장도 증가
  - 움직임 제한   - 창백 또는 홍조 피부
  - 심리적: 불안, 공포, 분노, 집중력 감소

✱✱✱
105

시각장애 환자와 대화하는 방법으로 옳은 것은?

① 환자의 뒤에서 이야기를 한다.
② 촉각을 활용한 설명은 자제한다.
③ **환자와 만날 때 먼저 자신을 소개하며 말을 건넨다.**
④ '여기', '이쪽' 등의 지시대명사를 사용하여 대화한다.
⑤ 간호조무사를 중심으로 오른쪽과 왼쪽을 정해 설명한다.

시각장애 환자와 대화하는 방법
환자를 만날 때와 헤어질 때에는 먼저 말을 걸고 악수를 청한다.

기초간호학 개요

01

간호조무사가 간호윤리를 실천할 때 얻을 수 있는 유익한 점은?

① 책임 보수 교육 시간을 단축할 수 있다.
② 출퇴근 시간을 임의로 조정할 수 있다.
③ 환자를 위하여 안전한 방향으로 행동할 수 있다.
④ 환자의 치료 회복 기간을 예측할 수 있다.
⑤ 환자의 개인정보를 친구와 공유할 수 있다.

간호윤리를 준수하면 간호조무사는 환자의 생명과 안전을 최우선으로 고려하여 환자 중심의 안전한 간호 행동을 할 수 있다.

02

일반병실 환자의 수술 부위를 드레싱한 후 나온 거즈의 폐기물 종류는?

① 병리계 폐기물
② 손상성 폐기물
③ 조직물류 폐기물
④ 일반의료 폐기물
⑤ 생물·화학 폐기물

일반의료 폐기물
혈액, 체액, 분비물, 배설물이 함유되어 있는 탈지면, 붕대, 거즈, 일회용 기저귀, 생리대, 일회용 주사기, 수액세트

03

병실의 환경관리로 옳은 것은?

① 창문 청소는 위쪽에서 아래쪽으로 한다.
② 감염병 환자의 침구는 털어서 소각한다.
③ 병실의 소음은 100dB 정도를 유지한다.
④ 환자의 머리맡에 직접조명을 켜 둔다.
⑤ 바닥의 먼지는 비질을 하여 제거한다.

병실의 환경관리 및 청소
• 감염병 환자의 침구는 감염의 위험이 있으므로 절대 털어서는 안 된다.
• 병실의 소음은 40dB 이하로 유지하고, 바닥의 먼지는 마른걸레로 닦는다.

04

간호조무사 윤리강령으로 옳은 것은?

① 자기 개발을 위해 지속적으로 노력한다.
② 공익을 위해 필요하다면 보고를 누락한다.
③ 정직한 행동보다는 동료 간 상호 협조를 중요시한다.
④ 법률에 위반되는 행위라도 국민보건 향상을 위해 협조한다.
⑤ 환자의 쾌유를 위해 정신건강 향상을 위한 조언은 피한다.

간호조무사 윤리강령
자신의 전문성 향상을 위해 꾸준히 노력한다.

05

흉곽의 앞쪽 정중앙에 있는 1개의 장방형 편평
골은?

① 흉추
② 흉골
③ 쇄골
④ 늑골
⑤ 견갑골

흉골
흉곽의 앞쪽 정중앙에 위치한 길고 납작한 뼈로, 가슴의 중
심을 이루는 장방형 편평골이다. 갈비뼈와 연결되어 있으
며, 흉곽의 안정성을 유지하고 중요한 내부 장기를 보호하
는 역할을 한다.

★★
06

위에서 분비되는 소화효소는?

① 펩신
② 설탕 분해효소
③ 젖당 분해효소
④ 엿당 분해효소
⑤ 녹말 분해효소

- 위에서는 단백질 분해효소인 펩신이 분비되어 단백질 소
  화를 시작한다.
- 설탕 · 젖당 · 엿당 분해효소는 주로 소장에 분비되는 당
  분 분해효소이다.
- 녹말 분해효소(아밀레이스)는 침이나 췌장에서 분비된다.

★★★
07

처방된 용량보다 많은 양의 물약을 약컵에 따랐
을 때 해야 할 행동으로 옳은 것은?

① 따른 용량을 그대로 투여한다.
② 초과된 용량은 버리고 처방된 용량만큼만 투
   여한다.
③ 처방 용량만 투여하고 남은 약은 약컵에 그대
   로 보관한다.
④ 초과된 용량은 다른 약병에 보관한 후 다음 투
   약 시간에 투여한다.
⑤ 따른 물약을 원래 약병에 넣고 처방 용량만큼
   을 다시 따라서 투여한다.

- 남은 약을 약컵에 보관하는 것은 오염 위험이 있어 부적
  절하다.
- 초과된 용량을 다른 약병에 옮겨 다음에 투여하는 것은
  안전하지 않으므로 초과분은 버리고 처방된 정확한 용량
  만 투여해야 한다.
- 따른 물약을 원래 약병에 다시 넣는 행위는 약물 오염과
  혼동을 초래하므로 금지된다.

★★★
08

천식 발작으로 입원한 유아를 위한 간호보조활
동으로 옳은 것은?

① 병실에 아이와 부모가 함께 있지 않게 한다.
② 병실 환경을 건조하게 유지한다.
③ 안정시키고 반좌위를 취하게 한다.
④ 빗자루로 병실 바닥을 매일 쓴다.
⑤ 겨울철에 창문을 자주 열어 찬 공기를 마시게 한다.

소아 천식 발작 시에는 아이를 안정시키고 상체를 약간 세
운 반좌위를 취하게 하여 호흡을 용이하게 한다.

09

뼈와 치아를 구성하는 성분이며 혈액 응고에 관여하는 무기질은?

① 인
② 철
③ **칼슘**
④ 구리
⑤ 아이오딘

무기질
- 인: 뼈와 치아의 중요한 구성요소지만 혈액 응고에 직접 관여하지는 않는다. 에너지 대사와 세포 기능에 중요한 역할을 한다.
- 철: 헤로글로빈의 구성요소로 산소 운반과 저장에 중요한 역할을 한다.
- 구리: 철 대사, 효소 기능, 결합 조직 형성 등에 중요한 역할을 한다.
- 아이오딘: 갑상선 호르몬의 중요한 구성요소로, 갑상선 기능과 물질대사 조절에 관여한다.

10

질병과 질병을 조절하기 위한 치료식이가 옳게 연결된 것은?

① 통풍 – 고퓨린식이
② **심부전 – 저염분식이**
③ 폐결핵 – 저단백식이
④ 골다공증 – 저칼슘식이
⑤ 고지혈증 – 고지방식이

심부전 환자는 염분 섭취를 제한하여 체액의 저류와 혈압 상승을 예방해야 하므로 저염분식이가 필요하다.

11

당뇨병 환자의 식이관리를 위한 간호보조활동으로 옳은 것은?

① 단당류의 섭취를 권장한다.
② 고섬유식이의 섭취를 제한한다.
③ 편의에 따라 식사시간의 변경을 권장한다.
④ 당지수(GI) 100 이상의 식품 섭취를 권장한다.
⑤ **섭취한 식사량과 측정한 혈당을 기록하게 한다.**

당뇨병 환자의 식이관리
- 규칙적인 혈당 모니터링을 위해 식후 혈당 측정과 섭취한 음식의 종류와 양을 기록하게 한다.
- 단당류의 섭취는 제한되고, 고섬유식이의 섭취가 권장되며, 일정한 식사시간을 유지하여야 한다.

12

치아 임플란트 수술 예정인 환자에게 설명할 내용으로 옳은 것은?

① "수술 당일에는 수술 부위에 온찜질을 하세요."
② **"임플란트 치아에도 치면 세균막이 생깁니다."**
③ "임플란트 치아는 의치보다 씹는 힘이 약합니다."
④ "수술한 다음 날부터 질긴 음식도 드실 수 있습니다."
⑤ "임플란트 고정체가 뼈에 자리 잡기까지 24개월 이상 걸립니다."

임플란트로 만든 인공 치아에도 자연치아와 같이 치태(플라크)가 형성될 수 있으므로 철저한 구강위생 관리가 필요하다.

13

피부에 음압을 작용시켜 어혈을 제거하고 체질을 정화하는 요법은?

① 침요법
② 양생술
③ 구요법
④ **부항요법**
⑤ 추나요법

부항요법
피부에 음압을 작용시키거나 간접적으로 화력을 이용하여 어혈을 제거하고 체질을 정화는 치료법이다.

14

한의 처치를 위한 간호보조활동으로 옳은 것은?

① 구요법을 위해 장침을 준비한다.
② 부항 시간은 30분 이상 유지한다.
③ **발침 후 뽑은 침의 개수를 재확인한다.**
④ 사용한 침은 솜으로 닦아 재사용한다.
⑤ 추나요법을 위해 쑥뜸을 준비한다.

침 시술 후 주의사항
발침 후 간호조무사는 반드시 뽑은 침의 개수를 재확인하며, 환자나 보호자에게도 재확인한다.

15

성인 대상자가 검사를 받기 전에 금식해야 하는 검사는?

① 심전도
② 흉강천자
③ 객담 검사
④ **기관지경 검사**
⑤ 흉부 X-선 촬영

기관지내시경은 최소 4시간 이상 금식이 필요하다.

16

통증에 관한 설명으로 옳은 것은?

① 만성 통증은 우울증을 감소시킨다.
② 급성 통증 시 깊고 느린 호흡을 한다.
③ 급성 통증은 근육의 긴장도를 감소시킨다.
④ **통증은 실제적 또는 잠재적 조직 손상에 대한 주관적 감각이다.**
⑤ 관심 있는 활동으로 주의를 돌렸을 때 통증은 더 심해진다.

통증은 국제통증학회에 따르면 실제적 또는 잠재적 조직 손상과 관련되거나 그러한 손상에 기인한 불쾌한 감각적 및 정서적 경험이다.

17

객담이 많이 분비되는 만성폐쇄성폐질환(COPD) 환자를 위한 간호보조활동으로 옳은 것은?

① 앙와위 유지
② 수분 섭취 제한
③ 고열량식이 제한
④ 식사 직후 체위배액 시행
⑤ **입술 오므리기 호흡법 격려**

만성폐쇄성폐질환 환자를 위한 간호보조활동
입술을 오므려서 길게 숨쉬도록 하는 호흡법을 교육시켜 호흡 효율을 높이도록 한다.

18

치주질환의 3차 예방에 해당하는 것은?

① 치면 세마
② 의치 보철
③ 치은염 치료
④ 치면열구전색
⑤ 치아우식 병소 충전

치주질환의 3차 예방은 이미 손상된 기능을 회복하고 재활하는 단계로, 빠진 치아에 대한 의치나 임플란트 보철 등이 이에 해당한다.

19

소화궤양 환자를 위한 간호보조활동으로 옳은 것은?

① 아침마다 홍차를 마시라고 한다.
② 식간에 탄산음료를 마시라고 한다.
③ 잠자기 전에 우유를 마시라고 한다.
④ 흡연자일 경우에는 금연하라고 한다.
⑤ 통증이 있으면 아스피린을 복용하라고 한다.

흡연은 위점막 혈류를 감소시켜 궤양 치유를 지연시키므로, 소화성 궤양 환자에게 금연은 매우 중요하다.

20

만성 신부전 환자를 위한 식사로 옳은 것은?

① 고칼륨 식사
② 고인산 식사
③ 철분제한 시사
④ 고단백질 식사
⑤ 저나트륨 식사

만성 신부전 환자는 부종 및 고혈압을 관리하기 위해 나트륨 섭취를 제한하여야 한다.

21

다음에서 설명하는 유산의 종류는?

- 임신 전반기에 태아가 사망하여 자궁강 내에 4 ~ 8주 이상 머무른 경우를 말한다.
- 자궁의 증대 및 유방의 변화가 없거나 감소된다.

① 절박유산
② 완전유산
③ 계류유산
④ 불가피유산
⑤ 불완전유산

계류유산
임신 초기에 태아가 사망하여 자궁 내에 4 ~ 8주 머무른 경우이며, 이때 자궁경부는 닫혀 있다. 대개 증상은 없으며 초음파를 통해 진단한다.

22

손목을 구부린 상태에서 양 손등을 맞대고 미는 동작을 1분간 지속할 때 손목과 손이 무감각해지거나 저린 경우 예상할 수 있는 질환은?

① 힘줄염
② 골수염
③ 골관절염
④ 수근관증후군
⑤ 테니스 팔꿈치증

팔렌검사는 손목을 굽힌 상태에서 손등을 맞댄 채 1분간 유지하는 검사로, 이때 손목이나 손에 저림·무감각이 나타나면 수근관증후군(손목터널증후군)을 의심한다.

✷✷ 23

뇌출혈 환자의 두개내압 상승 예방을 위한 간호 보조활동으로 옳은 것은?

① 기침을 격려한다.

② 호흡을 참게 한다.

③ 복부 마사지를 해 준다.

④ **침상 머리를 30도 올려 준다.**

⑤ 머리 밑에 더운 물 주머니를 대준다.

침상 머리를 약 30도 정도 올려 주면 머리 쪽 정맥 환류를
도와 주어 두개내압 상승을 예방할 수 있다.

✷✷ 24

다음의 특성을 보이는 단계는?

- 경관개대 8cm
- 2 ~ 3분 간격의 자궁 수축

① **분만 1기** ② 분만 2기

③ 분만 3기 ④ 분만 4기

⑤ 산욕기

분만 1기(개구기)
자궁경부가 완전히 대개(10cm)될 때까지의 시기로, 규칙
적인 자궁 수축이 시작되어 경부가 점차 얇아지고 열리는
단계이다.

✷✷ 25

모유수유 산모가 유두를 비누로 씻지 않아야 하는 이유는?

① 유방울혈 예방 ② **유분 제거 방지**

③ 유즙 생성 촉진 ④ 인공수유 이행 촉진

⑤ 유두 알레르기 예방

✷✷ 26

신생아 반사 중 발바닥을 발뒤꿈치에서 발가락 쪽으로 자극하면 엄지발가락은 발등 쪽으로 구부리며 나머지 발가락들은 펴지는 반사는?

① 모로반사(Moro reflex)

② 움켜잡기반사(grasp reflex)

③ 연하반사(swallowing reflex)

④ **바빈스키반사(Babinski reflex)**

⑤ 긴장목반사(tonic-neck reflex)

바빈스키반사(Babinski reflex)
발바닥을 자극했을 때 엄지발가락이 발등 쪽으로 젖혀지고
나머지 발가락이 벌어지는 반사로, 영유아기에는 정상이며
6 ~ 12개월 이후 소실된다.

✷✷✷ 27

4개월 된 영아에게서 볼 수 있는 정상적인 발달은?

① **목을 가눈다.**

② 대소변을 가린다.

③ 혼자서 일어선다.

④ 무릎으로 기어다닌다.

⑤ 도움 없이 걷기 시작한다.

3개월	목가누기	7~10개월	서기
4개월	뒤집기	12개월	걷기
6개월	앉기	8~9개월	잡기
7~9개월	기기	18개월	끌기

노인 피부는 건조하고 약하므로 보습제를 발라 피부를 촉촉하게 유지하면 욕창 위험을 줄일 수 있다.

★★★

28

유아의 대소변 가리기 훈련 방법으로 옳은 것은?

① 또래 아이와 비교한다.
② 옷에 대소변을 보면 벌을 준다.
③ 평소에 유아용 변기에 앉아보게 한다.
④ 유아용 변기에 한 번에 20분 이상 앉혀둔다.
⑤ 36개월 이후에 대소변 가리기 연습을 시작한다.

대소변 가리기 훈련은 놀이처럼 자연스럽게 접근해야 한다. 평소 유아가 유아용 변기에 익숙해지도록 부담 없이 앉아보게 하는 것이 바람직하다.

29

설하투여 방법으로 옳은 것은?

① 물과 함께 약을 삼키게 한다.
② 혀 아래에 약을 놓는다.
③ 이로 약을 물고 있게 한다.
④ 볼 안쪽 점막에 약을 놓는다.
⑤ 입술과 잇몸 사이에 약을 넣는다

설하투여 방법은 약을 혀 아래에 놓아 점막을 통해 흡수시키는 방법으로, 물과 함께 삼키지 않는다.

30

노인의 욕창을 예방하기 위한 간호보조활동으로 옳은 것은?

① 뼈 돌출 부위가 바닥에 닿게 한다.
② 저단백질 식사를 제공한다.
③ 뜨거운 물로 목욕하게 한다.
④ 피부에 보습제를 발라준다.
⑤ 기저귀를 하루에 한 번 정해진 시간에 갈아준다.

31

요실금이 있는 노인을 위한 간호보조활동으로 옳은 것은?

① 케겔 운동을 하게 한다.
② 진정제를 복용하게 한다.
③ 카페인 섭취를 권장한다.
④ 취침 직전에 수분 섭취를 권장한다.
⑤ 수분을 하루 500cc 이하로 섭취하게 한다.

요실금 관리
케겔 운동은 골반저근을 강화하는 운동으로, 요실금 증상 완화에 도움이 된다.

32

노인의 낙상 예방을 위한 간호보조활동으로 옳은 것은?

① 야간에 실내조명을 어둡게 한다.
② 욕실에 미끄럼 방지용 깔판을 깐다.
③ 앉고 일어날 때 빠르게 움직이게 한다.
④ 굽이 높고 폭이 좁은 신발을 신게 한다.
⑤ 식사 시 팔걸이가 없는 의자에 앉게 한다.

노인의 낙상 예방
• 욕실에 미끄럼 방지용 깔판을 설치하여 안전을 확보한다.
• 미끄럼 방지 고무가 달린 슬리퍼를 착용하게 하고, 야간에는 바닥에 간접조명을 켜 둔다.

★★★
33

응급처치의 기본 원칙에 따라 우선적으로 치료해야 하는 응급환자는?

① 쇼크 환자
② 동상 환자
③ 타박상 환자
④ 중이염 환자
⑤ 방광염 환자

> 우선순위가 높은 경우는 당장 생명을 위협하는 상태로, 질식, 대량 출혈, 심정지, 쇼크 등이 있다. 이는 사지를 살리는 것보다 생명을 구하는 것이 더 중요하기 때문이다.

★★★
34

자동심장충격기를 이용한 성인 심폐소생술 방법으로 옳은 것은?

① 패드 두 개를 젖꼭지 아래의 오른쪽 중간 겨드랑이선에 나란히 부착한다.
② 심장 리듬을 분석하는 중에 가슴압박을 실시한다.
③ 충격 버튼을 누르기 전에 모든 사람이 대상자와 떨어져 있는지 확인한다.
④ 의식이 있는 대상자에게 심장 충격을 실시한다.
⑤ 심장 충격 실시 후 1분 동안 모든 시행을 중지하고 대상자를 관찰한다.

> **자동심장충격기(자동제세동기)**
> • 기계에서 "심장 리듬을 분석합니다."라는 음성 지시가 나오면 환자에게서 모두 떨어져야 한다.
> • "모두 물러나세요."와 같이 말하며, 분석 후 충격 버튼을 누르기 전에 반드시 모든 사람이 환자와 떨어져 있는지 확인해야 한다.

★★★
35

발목 염좌가 발생한 직후 손상 부위에 대한 응급처치로 옳은 것은?

① 마사지 시행
② 냉찜질 적용
③ 관절운동 시행
④ 압박붕대 사용 금지
⑤ 체중을 실어 걷기 권장

> 염좌 발생 직후 초기에는 냉찜질을 하여 부기와 염증을 줄이고, 손상 24~48시간 후에는 온찜질을 하여 혈액순환 촉진과 근육과 인대를 이완시켜 회복을 돕는다.

보건간호학 개요

★★★
36

프라이(Fry)에 의한 보건의료체계 유형 중 자유방임형에 관한 설명으로 옳은 것은?

① 한국, 미국, 일본 등의 나라에서 적용한다.
② 의료자원의 지역적 분포가 균등하다.
③ 보건의료서비스를 무상으로 제공한다.
④ 개개인의 의료서비스 선택권이 존재하지 않는다.
⑤ 의료진에게 의료의 내용, 범위 및 수준 결정에 재량권이 없다.

> **자유방임형의 장단점**
> • 장점: 선택의 자유가 보장되며, 다양성, 선택의 폭이 넓고, 경쟁을 통해 의료의 질이 높다.
> • 단점: 의료비용이 높아져 소득에 따른 접근성 차이가 발생할 수 있으며, 사회적 불평등이 심화될 가능성이 있다.

★★ 37

실제와 유사한 상황을 구현하여 학습자를 학습 활동에 참여하게 하는 교육 방법은?

① 강의법 ② 심포지엄
③ 시뮬레이션 ④ 브레인스토밍
⑤ 패널토의

시뮬레이션(Simulation)은 실제와 유사한 환경이나 상황을 구분하여 학습자가 직접 참여하고 체험하면서 문제 해결 능력을 기를 수 있도록 하는 교수법이다.

★★ 38

보건교육의 계획 단계에서 학습 목표 설정 시 고려해야 할 사항은?

① 학습과정을 목표로 서술한다.
② 목표는 추상적으로 설정한다.
③ 교육자 중심의 학습 목표를 설정한다.
④ 구체적이고 명료한 행동 용어로 진술한다.
⑤ 한 개의 목표 속에 두 개의 학습 결과를 포함한다.

학습 목표는 학습 후 달성할 구체적인 행동 변화로 명확하게 서술해야 한다.

★★★ 39

당뇨병 환자에게 6개월간 운동 요법을 실천하도록 교육하고 6개월 후 혈당 수준을 측정하고자 할 때의 평가유형은?

① 진단평가 ② 성과평가
③ 투입평가 ④ 과정평가
⑤ 형성평가

교육 후 6개월간 운동을 실천하게 하고 혈당 변화를 측정하는 것은 교육의 성과(결과)를 평가하는 총괄평가(성과평가)에 해당한다.

40

국민의 건강과 사회보장 등의 사무를 관장하는 중앙정부 조직은?

① 고용노동부 ② 보건복지부
③ 기획재정부 ④ 행정안전부
⑤ 문화체육관광부

보건복지부는 국민의 건강 증진, 보건의료 정책, 사회보장 및 복지 업무를 총괄하는 중앙행정기관이다.

★ 41

보건소 설치의 근거가 되는 법은?

① 「의료법」 ② 「모자보건법」
③ 「지역보건법」 ④ 「국민건강증진법」
⑤ 「농어촌 등 보건의료를 위한 특별조치법」

• 「지역보건법」: 보건의료원, 보건소, 보건지소
• 「농어촌 등 보건의료를 위한 특별조치법」: 보건진료소

★ 42

쓰레기를 지표면 아래에 묻고 흙이나 화학작용을 일으키지 않는 물질로 덮는 폐기물 처리방법은?

① 소각법 ② 퇴비법
③ 매립법 ④ 고형화법
⑤ 해양투기법

쓰레기를 땅 속에 파묻고 흙이나 불활성 물질로 덮는 폐기물 처리방법은 매립법이다.

이주노동자인 주민이 보건의료서비스를 이용할 때 차별을 받지 않도록 고려했다면, 이는 세계보건기구(WHO)에서 제시한 일차보건의료 접근의 필수요소 중 무엇에 해당하는가?

① 효율성
② 접근성
③ 수용가능성
④ 지불부담능력
⑤ 지역사회주민의 참여

세계보건기구(WHO)의 일차보건의료 접근법 중 성별, 인종, 지역적 특성, 사회경제적 특성 등의 이유로 차별받지 않고 모든 사람이 시간, 장소에 구애 없이 보건의료서비스를 이용할 수 있어야 한다는 것은 접근성에 해당한다.

44

최근 A씨 가족은 주 소득자인 남편이 사망하여 자력으로 생계를 유지할 수 없게 되었다. 이 가족이 의료를 보장받을 수 있는 공공부조 제도는?

① 국민연금
② 고용보험
③ 의료급여
④ 국민건강보험
⑤ 가정복지서비스

사회보장제도 중 생활이 어려운 국민에게 질병, 부상 등으로 인한 경제적 부담을 줄이고 의료서비스 이용 보장을 위하여 의료비를 지원하는 공공부조에 해당하는 것은 의료급여이다.

국민건강보험 가입자인 여성이 제왕절개분만 후 합병증 없이 퇴원하는 경우 적용되는 진료비지불보상 방식에 관한 설명으로 옳은 것은?

① 신의료기술 도입이 촉진된다.
② 의료비용을 사전에 예측할 수 있다.
③ 진료비 청구에 대한 행정적 업무절차가 복잡하다.
④ 불필요한 검사·처치 등의 과잉진료 가능성이 있다.
⑤ 보험자 측과 진료자 측이 보수 총액을 정하여 계약을 체결한다.

진료비 지불제도 중 백내장수술, 제왕절개분만, 맹장수술, 항문수술 등 7개 질환군에 적용되는 포괄수가제는 특정 질병에 대하여 정해진 비용을 미리 산정해두기 때문에 사전에 총비용을 예측할 수 있다. 단, 합병증이 발생하거나 경과가 달라진 경우에는 정해진 추가 금액이 지불된다.

46

다음에서 설명하는 온열 지수는?

- 공기의 쾌적도와 기류 측정 시 사용한다.
- 단위시간 안에 인체의 단위면적에서 손실되는 열량을 의미한다.

① 쾌감대　　　　② 감각온도
③ 체적온도　　　　④ 불쾌지수
⑤ 카타냉각력

카타냉각력
카타온도계를 이용해 공기의 시원함(냉각 능력)을 나타내는 지표로, 단위시간당 인체의 단위면적에서 손실되는 열량을 의미한다.

★★

47

오염된 물과 비교했을 때 깨끗한 물에서 나타나는 수질 검사 결과는?

① 용존산소 증가
② 부유물질 증가
③ 대장균군 증가
④ 화학적 산소요구량 증가
⑤ 생물학적 산소요구량 증가

> 깨끗한 물일수록 용존산소(DO)가 높고, 화학적·생물학적 산소요구량은 낮다.

★★★

48

다음에서 설명하는 것은?

> • 단백질이 미생물의 작용으로 분해되는 과정이다.
> • 분해 과정에서 암모니아 등이 생성되어 악취를 내고 인체에 유해한 물질을 생성한다.

① 부패
② 발효
③ 변패
④ 산패
⑤ 방부

발효	미생물이 당질 등을 분해하여 유용한 산이나 알코올을 만드는 과정으로 비교적 악취가 없음
변패	음식이 변질되어 상하는 것을 포괄적으로 말하며, 단백질 분해에 따른 부패와 구별됨
산패	지방이 산화되어 변질되는 것으로 기름 냄새가 심해지는 현상
방부	부패를 억제하는 것으로 부패의 반대 개념

★★

49

보건교육의 필요성이 대두되는 이유는?

① 만성 질환의 유병률이 감소하여
② 노인 인구 증가로 의료비가 감소하여
③ 질병 예방에 대한 필요성이 감소하여
④ 치료 중심의 보건의료 정책이 증가하여
⑤ 자기 건강 관리 능력에 대한 요구도가 증가하여

> 인구 고령화와 만성 질환 증가로 개인의 자기 건강 관리 욕구가 커지면서 보건교육의 필요성이 높아지고 있다.

★★★

50

작업장의 위해 요인 중 화학적 원인에 이한 질병은?

① 잠함병
② 고산병
③ 미나마타병
④ 레이노병
⑤ 수근관증후군

미나마타병	유기수은 중독으로 발생한 공해병으로, 화학적 유해요인에 의한 직업병 사례이다.
잠함병 (감압병)	높은 기압 환경 후 급감압으로 발생하는 질환으로 물리적 요인에 속한다.
고산병	낮은 기압·저산소 환경에서 생기는 질환으로 물리적 원인이다.
레이노병	추위나 진동 등으로 말초혈관이 수축하는 현상(물리적 원인 관련)이다.
수근관증후군	반복 작업으로 인한 신경 압박 증상으로 인체역학적 요인에 가깝다.

★★ 51

다음에서 설명하는 지역응집성에 따른 감염병 발생 양상은?

> • 지역의 특수성으로 말미암아 그 지역에 환자가 지속적으로 존재하여 감염 수준이 일정하게 유지됨
> • 오랜 기간 환자 발생 수준이 일정함

① 산발성(sporadic)
② **토착성(endemic)**
③ 주기성(periodic)
④ 유행성(epidemic)
⑤ 범유행성(pandemic)

토착성(endemic)
지역의 특수성으로 인하여 지속적, 주기적으로 감염병이 발생하며, 오랜 기간 환자 발생 수준이 일정하다.

★★ 52

태아가 모체의 태반을 통해 항체를 받아 획득하는 면역은?

① 선천면역
② 인공능동면역
③ 인공수동면역
④ **자연수동면역**
⑤ 자연능동면역

후천성 면역 중 모체의 태반을 통하여 항체 등이 전달되어 출생 후 일정 기간 유지되는 면역은 자연수동면역이다.

★★ 53

다음에서 설명하는 식품매개감염병은?

> • 오염된 소고기를 덜 익혀 먹을 경우 발생할 수 있다.
> • 사람 사이에서도 쉽게 전파되어 소아 집단시설에서의 관리가 중요하다.
> • 주 증상은 설사, 복통, 발열, 구토이다.
> • 합병증으로 용혈요독증후군, 혈전혈소판감소자색반병 등이 발생할 수 있다.

① 수두
② 성홍열
③ 디프테리아
④ 지카바이러스 감염증
⑤ **장출혈성대장균감염증**

장출혈성대장균감염증
• 오염된 식수나 덜 익힌 소고기(햄버거 패티 등) 섭취로 발생할 수 있다.
• 사람 간 전파도 가능하여 소아 집단시설 관리가 중요하다.
• 고열, 복통, 구역, 구토가 나타나고 혈변으로 진행할 수 있다.
• 용혈요독증후군, 혈전혈소판감소자색반병 등의 합병증이 발생할 수 있다.
• 탈수 예방을 위한 전해질, 수분 공급 및 안정 간호가 필요하다.

54

바이러스성 성매개감염병은?

① 매독
② 임질
③ 연성하감
④ 클라미디아 감염증
⑤ **후천면역결핍증후군**

성매개감염병
• 후천성면역결핍증: HIV 바이러스에 의한 바이러스성 감염병
• 매독, 임질, 연성하감: 세균성 병원체에 의해 감염
• 클라미디아 감염증: 원충성 병원체에 의해 감염

★★★
55

다음에서 설명하는 감염병은?

> • 감염된 털진드기의 유충에 물려서 감염된다.
> • 초기에는 발열, 오한, 두통 등이 있다가 기침, 구토, 근육통 등이 동반된다.
> • 발진과 가피(eschar)가 생긴다.

① 장티푸스(typhoid fever)
② 렙토스피라증(leptospirosis)
③ 파라티푸스(paratyphoid fever)
④ 쯔쯔가무시병(tsutsugamushi disease)
⑤ 출혈열신증후군(hemorrhagic fever with renal syndrome, HFRS)

쯔쯔가무시병(tsutsugamushi disease)
감염된 털진드기 유충에 물려 전파되는 가을철 열성 질환으로, 발열·오한·두통·근육통 등이 나타나며 물린 부위에 발진과 가피가 형성된다.

★★★
56

스트레스가 많은 상황에 직면한 대상자에게 수면장애, 심계항진 등이 나타나는 일반적응증후군 반응의 첫 단계는?

① 소모기 ② 대응기
③ 저항기 ④ **경고기**
⑤ 달진기

스트레스 상황 시 일반적응증후군의 첫 단계는 경고 단계로, '투쟁-도피 반응'이 나타나는 시기이다. 이 단계에서 심박동 증가, 수면장애 등 급성 스트레스 반응이 나타난다.

★★★
57

영아사망률에 관한 설명으로 옳은 것은?

① 영아는 출생 후 1년에서 6년 미만의 사람을 말한다.
② 영아사망률이 높을수록 그 나라의 보건 수준은 높다.
③ 영아사망자 수에는 임신 28주 이후의 태아 사망수를 포함한다.
④ **모자보건사업의 수행 결과를 나타내는 대표적인 지표 중 하나이다.**
⑤ 연간 태어난 출생아 1,000명 중 생후 28일 미만에 사망한 아이의 수이다.

• 영아는 출생 후 1년 미만의 아이를 말한다.
• 영아사망률이 높을수록 보건 수준은 낮은 것이며, 낮아야 선진국형 건강 수준을 의미한다.
• 영아사망자 수에는 태아사망(사산)은 포함되지 않고 살아서 출생한 영아 중 사망수를 센다.
• 출생아 1,000명당 생후 28일 미만 사망아 수는 신생아사망률에 대한 설명이다. 영아사망률은 1년 미만의 사망아 수이다.

★★
58

임신 20주에 받은 산전검진에서 특별한 이상이 없는 정상 임부의 다음 정기검진 일정으로 옳은 것은?

① 임신 22주 ② **임신 24주**
③ 임신 26주 ④ 임신 28주
⑤ 임신 30주

특별한 이상이 없는 정상 임부의 산전 정기검진 주기는 보통 임신 28주까지는 4주(1개월)마다 1회이다.

★★
59

영유아 예방접종 시 주의사항으로 옳은 것은?

① 접종 전날은 금식을 하도록 한다.
② 접종 직후에 목욕을 하도록 한다.
③ 접종 당일에는 엎어서 재우도록 한다.
④ 접종 당일 격렬한 신체활동을 권장한다.
⑤ 접종 후 고열 시 의사의 진찰을 받도록 한다.

영유아 예방접종 후 38℃ 이상의 고열이 나거나 이상 반응이 의심되면 즉시 의료기관을 방문하여 의료진의 진찰을 받도록 안내해야 한다.

60

「의료법」상 태아 성 감별 행위 등 금지에 대한 설명 중 옳은 것은?

① 의료인은 태아 성 감별을 목적으로 임부를 진찰해도 된다.
② 임부가 의료인이라면 태아에 대한 정보를 알려줘도 된다.
③ 의료인은 태아 성 감별을 목적으로 진료하는 의료인의 행위를 도와줄 수 있다.
④ 의료인은 태아 성 감별을 목적으로 임부를 진찰하거나 검사하여서는 안 된다.
⑤ 임부 본인에게는 태아 성 감별을 알려 줘도 된다.

「의료법」 제20조(태아 성 감별 행위 등 금지)
의료인은 태아 성 감별을 목적으로 임부를 진찰하거나 검사하여서는 아니 되며, 같은 목적을 위한 다른 사람의 행위를 도와서도 아니 된다.

★★★
61

우리나라 성비(sex ratio)에 관한 설명으로 옳은 것은?

① 출생 시는 남자보다 여자의 수가 많다.
② 노년층은 여자보다 남자의 수가 많다.
③ 2차 성비는 출생 시의 성비이다.
④ 연령별 인구구성을 나타낸 것이다.
⑤ 남자 100명에 대한 여자 인구 수로 표시된다.

• 인구의 성비는 보통 여자 100명당 남자 수로 표시하며, 2차 성비는 출생 시의 남녀 비율을 말한다.
• 출생 시에는 일반적으로 남아 출생수가 여아보다 많다.
• 여성의 수명이 더 길기 때문에 노년층에서는 여성 인구가 남성보다 많다.
• 성비는 특정 연령층 인구구성이 아니라 남녀 수의 비율을 나타낸 값이다.

★
62

다음에서 설명하는 방어기제의 유형은?

• 받아들이기 어려운 인격의 일부가 자아의 통제를 벗어나 하나의 독립된 인격으로 행동하는 것
• 정서적 고통을 피하기 위하여 개인의 성격이나 정체감을 일시적으로 분리하는 것

① 보상　　　　　② 해리
③ 퇴행　　　　　④ 승화
⑤ 동일화

해리
• 괴로움을 느끼는 갈등을 해소하기 위해 본인격으로부터 분리하는 것
• 본인격 대신 다른 인격이 나와 본인도 모르게 활동하는 것

★★
63

노인장기요양급여 중 재가급여에 해당하는 것은?

① 단기보호
② 특례요양비
③ 노인요양시설
④ 요양병원간병비
⑤ 노인요양공동생활가정

재가급여
가정에서 생활하며 서비스를 제공받는 것으로, 방문요양, 방문목욕, 방문간호, 주·야간보호, 단기보호, 기타재가급여(복지용구 등)가 포함된다.

★★★
64

「감염병의 예방 및 관리에 관한 법률」상 다음에서 설명하는 용어는?

> 전파가능성을 고려하여 발생 또는 유행 시 24시간 이내에 신고하여야 하고, 격리가 필요한 감염병

① 제1급감염병   ② 제2급감염병
③ 제3급감염병   ④ 제4급감염병
⑤ 제5급감염병

법정감염병 분류

제1급 감염병	생물테러감염병 또는 치명률이 높거나 집단 발생의 우려가 커서 발생 또는 유행 즉시 신고하여야 하고, 음압격리와 같은 높은 수준의 격리가 필요한 감염병
제2급 감염병	전파가능성을 고려하여 발생 또는 유행 시 24시간 이내에 신고하여야 하고, 격리가 필요한 감염병
제3급 감염병	그 발생을 계속 감시할 필요가 있어 발생 또는 유행 시 24시간 이내에 신고하여야 하는 감염병
제4급 감염병	제1급감염병부터 제3급감염병까지의 감염병 외에 유행 여부를 조사하기 위하여 표본감시 활동이 필요한 감염병

★★
65

가정방문 활동과 비교하여, 건강관리실 활동의 특징으로 옳은 것은?

① 다양한 물품이나 기구의 활용도가 낮다.
② 가족단위로 보건교육을 실시하기가 쉽다.
③ 대상자의 가정 상황을 잘 파악할 수 있다.
④ 거동이 불편한 사람들의 접근 기회를 높일 수 있다.
⑤ 동일한 문제가 있는 대상자들과 경험을 공유할 기회가 많다.

지역보건사업 중 건강관리실은 가정방문에 비하여 한 곳에 대상자들이 모여 서비스를 제공받기 때문에 동일한 문제가 있는 대상자들이 서로 경험을 공유할 기회가 많으며, 비치된 물품이나 기구의 활용도가 높다.

66

「정신건강증진 및 정신질환자 복지서비스 지원에 관한 법률」상 정신의료기관의 장은 동의입원을 한 정신질환자에게 입원한 날부터 몇 개월마다 퇴원할 의사가 있는지를 확인하여야 하는가?

① 2개월
② 3개월
③ 4개월
④ 5개월
⑤ 6개월

동의입원 등 자의입원 환자의 경우 입원일로부터 2개월마다 환자 본인이 퇴원을 원하는지 여부를 확인해야 한다.

67

「결핵예방법」상 전염성 결핵 환자와 접촉한 동거 가족에 대하여 우선적으로 실시하여야 하는 관리 조치는?

① **결핵검진**　　② 결핵치료
③ 결핵예방접종　　④ 의료기관 입원
⑤ 전염성 소실의 판정

> 전염성 결핵 환자와 접촉한 가족은 가장 먼저 결핵에 감염되었는지 검진을 실시해야 한다. 따라서 흉부 X선 촬영이나 투베르쿨린 검사 등을 통해 감염 여부를 확인한다.

68

「구강보건법」상 다음에서 설명하는 용어는?

> 구강질환의 예방 진단, 구강건강에 관한 교육 관리 등을 함으로써 국민의 구강건강을 유지·증진시키는 사업

① **구강보건사업**
② 구강건강실태조사
③ 구강관리용품 생산 지원
④ 수돗물불소농도조정사업
⑤ 초등학생 치과주치의사업

- 구강건강실태조사는 질병관리청장이 보건복지부장관과 협의하여 국민의 구강건강상태와 구강건강의식 등 구강건강실태를 3년마다 조사하는 것이다.
- 보건복지부장관은 구강관리용품의 생산을 위한 연구·개발을 하는 기관, 단체 등에 재정적 지원을 할 수 있다.
- 수돗물불소농도조정사업이란 치아우식증(충치)의 발생을 예방하기 위하여 상수도 정수장 또는 수돗물 저장소에서 불소화합물 첨가시설을 이용하여 수돗물의 불소농도를 적정수준으로 유지·조정하는 사업 또는 이와 관련되는 사업을 말한다.
- 초등학생 치과주치의사업이란 초등학생의 구강건강관리를 위하여 구강검사, 구강질환 예방진료, 구강보건교육 등을 지원하는 사업을 말한다.

69

「혈액관리법」상 혈액원이 헌혈자에 대하여 채혈을 실시하기 전에 하여야 하는 건강진단 항목은?

① 혈당 검사　　② **혈압 측정**
③ 심전도 검사　　④ 체지방 측정
⑤ 가슴 X선 검사

- 과거의 헌혈경력 및 혈액검사결과와 채혈금지대상자 여부의 조회
- 문진·시진 및 촉진
- 체온 및 맥박 측정
- 체중 측정
- 혈압 측정
- 다음의 어느 하나에 따른 빈혈검사
  - 황산구리법에 따른 혈액비중검사
  - 혈색소검사
  - 적혈구용적률검사
- 혈소판계수검사(혈소판성분채혈의 경우에만 해당)

70

노인장기요양보험제도에 관한 설명으로 옳은 것은?

① 대상자 스스로 가입 여부를 선택할 수 있다.
② 재원은 국가 및 지방자치단체에서 전액 부담한다.
③ **장기요양보험사업의 보험자는 국민건강보험공단이다.**
④ 대상자의 건강 수준에 따라 장기요양보험료가 결정된다.
⑤ 장기요양보험료와 국민건강보험료는 통합된 회계로 관리된다.

> 노인장기요양보험은 보건복지부장관이 관장하며, 보험자는 국민건강보험공단이고, 가입자는 건강보험의 가입자 및 피부양자, 건강보험에 가입된 외국인 등이다.

★★
71

맥박 결손 여부를 확인하기 위해 요골맥박과 동시에 측정하여 비교해야 하는 것은?

① 측두맥박 　　　② 심첨맥박
③ 상완맥박 　　　④ 슬와맥박
⑤ 족배맥박

요골맥박이 불규칙한 경우(부정맥, 맥박 결손 등)에는 정확한 맥박 측정을 위해서 심첨 부위에서 1분간 심첨맥박을 측정하여 요골맥박과 비교한다.

★★
72

혈압이 실제보다 낮게 측정될 수 있는 경우는?

① 커프를 느슨하게 감아서 측정하였을 때
② 폭이 좁은 커프를 감아서 측정하였을 때
③ 길이가 짧은 커프를 감아서 측정하였을 때
④ 흡연 직후인 환자의 혈압을 측정하였을 때
⑤ 환자 팔의 위치를 심장보다 높게 하여 측정하였을 때

혈압 측정 시 팔의 위치가 심장보다 높거나 커프의 폭이 넓으면 혈압이 실제보다 낮게 측정될 수 있다.

73

위관을 이용하여 영양액을 공급한 후 위관에 30mL 정도의 물을 주입하는 목적은?

① 탈수 예방 　　　② 구토 예방
③ 복부 팽만 예방 　④ 위관 위치 고정
⑤ 위관 개방성 유지

위관을 이용하여 영양액을 공급한 후 위관에 30 ~ 60ml 정도의 미온수를 주입하는 목적은 위관 개방성을 유지하기 위함이다.

★★★
74

섭취량 및 배설량 측정에 관한 설명으로 옳은 것은?

① 위관영양액은 1g을 2mL로 환산한다.
② 소변량이 시간당 50mL이면 보고한다.
③ 주입된 복막투석액은 배설량으로 기록한다.
④ 정맥 주입 용액은 경구 섭취량으로 기록한다.
⑤ 섭취한 얼음량의 절반을 수분량으로 환산한다.

- 섭취량 기록 시 섭취한 얼음량의 절반을 수분량으로 환산하여 기록한다.
- 위관영양액 등 음식에 해당되는 것은 1g을 1mL로 환산하며, 소변량이 시간당 30mL 이하인 경우 의료진에게 보고한다.
- 정맥으로 주입된 용액은 비경구이므로 '비경구적 섭취량' 란에 기록한다.

★★
75

성인 환자의 배출관장 시 간호보조활동으로 옳은 것은?

① 우측 심스 체위를 취하게 한다.
② 관장액의 온도는 20 ~ 24℃로 한다.
③ 튜브를 직장 내로 삽입한 후 풍선을 부풀린다.
④ 관장액이 주입되는 동안에는 숨을 참게 한다.
⑤ 관장이 끝나고 적어도 10분 동안 참은 후에 배변하게 한다.

배출관장 시 관장액이 장 내에 오래 머물수록 치료 효과가 높으므로 변의가 있더라도 적어도 10분 후 배변하도록 한다.

★★★
76

단순도뇨의 목적으로 옳은 것은?

① 매시간 소변량을 측정하기 위해
② 방광을 지속적으로 세척하기 위해
③ 전신마취를 하고 장시간 수술을 받는 동안 방광의 팽만을 막기 위해
④ 의식이 없는 요실금 환자의 피부 손상을 예방하기 위해
⑤ 무균적인 소변 검사물을 일회성으로 수집하기 위해

단순도뇨(단회 도뇨)는 일시적으로 도뇨관을 삽입하여 멸균 소변을 채취하거나 일시 배뇨시키는 것을 목적으로 한다.

★★★
77

다음에서 설명하는 소독제는?

> • 농도에 따라 손 소독, 관 삽입 부위 피부 소독, 점막 소독 등에 사용한다.
> • 피부에 존재하는 그람양성균에 대해 소독력이 높다.
> • 결핵균, 바이러스, 포자(아포)에는 살균력이 없다.

① 알코올
② 과초산
③ 클로르헥시딘
④ 4급 암모늄염
⑤ 포비돈 아이오딘

클로르헥시딘
농도에 따라 손 소독, 시술 부위 피부소독, 점막 소독 등에 사용되며 그람양성 피부균에 효과가 높으나, 결핵균, 일부 바이러스 및 포자(아포)에 대해서는 살균력이 없다.

78

드레싱을 돕던 중 환자의 혈액이 간호조무사의 손에 묻었을 때 올바른 손 위생 방법은?

① 알코올젤로 손을 문지른다.
② 비누를 사용하여 흐르는 물에 손을 씻는다.
③ 소독제를 묻힌 솔로 손을 문지른다.
④ 소독제가 함유된 티슈로 손을 닦는다.
⑤ 포비돈 아이오딘으로 아래팔과 손을 닦는다.

환자의 혈액 등 유기물이 손에 묻은 경우에는 즉시 비누와 흐르는 깨끗한 물로 손을 씻는 것이 가장 효과적이다.

★★★
79

멸균물품을 다룰 때 주의사항으로 옳은 것은?

① 멸균물품은 사용하기 30분 전에 개봉해둔다.
② 펼쳐놓은 멸균 세트를 가로질러 물품을 전달한다.
③ 유효일자가 가까운 멸균물품을 보관장 뒤쪽에 배치한다.
④ 멸균 포의 가장자리 내 2.5cm는 멸균 영역으로 간주한다.
⑤ 멸균 통에서 거즈를 꺼낼 때는 멸균 전달집게(이동겸자)를 이용한다.

• 멸균물품은 사용 직전에 개봉해야 한다. 30분 전에 미리 열어두면 공기 중 미생물에 오염될 수 있다.
• 멸균 세트 위를 가로질러 물품을 주고받으면 멸균 영역에 팔이 지나가 오염 가능성이 높다.
• 유효기간이 임박한 물품은 먼저 사용하기 위해 보관장 앞쪽에 배치해야 한다(선입선출).
• 멸균 포장의 가장자리 2.5cm 안쪽 부분은 멸균 영역이 아닌 오염된 영역으로 간주해야 한다.

★★★
80

붕대를 감을 때 주의사항으로 옳은 것은?

① 말단 부위 끝까지 감는다.
② 상처 부위 위에 매듭을 짓는다.
③ 체간부에서 말단부를 향해 감는다.
④ 관절을 충분히 신전한 상태에서 감는다.
⑤ 뼈 돌출 부위에 거즈나 면 패드를 대고 감는다.

붕대 감을 때의 주의사항
- 붕대 감을 때 팔꿈치, 무릎 등의 뼈 돌출 부위에는 패드를 대어 압력을 완화시킨 후 감아야 압박 궤양을 예방할 수 있다.
- 붕대는 사지의 말단 부분을 약간 남겨 손가락·발가락 등의 혈액순환을 확인할 수 있도록 한다(끝까지 꽁꽁 감지 않는다).
- 매듭은 상처 위가 아닌 옆이나 응고 부위가 아닌 곳에 지어 환부에 압박을 주지 않도록 한다.
- 붕대는 신체 원위부(말단)에서 근위부(몸 쪽)를 향해 감아야 정맥혈 회귀를 도울 수 있다.
- 관절은 약간 굽힌 기능적 자세로 유지하면서 감아야 움직임에 무리가 없다(충분히 신전한 상태로 감으면 나중에 굽히기 어렵다).

★
81

환자의 천골 부위 피부가 붉게 변할 때 취해주어야 하는 체위는?

① 복위
② 반좌위
③ 변형된 트렌델렌버그 자세
④ 측위
⑤ 앙와위

측위
체위 변경이나 안위를 위해 사용하거나, 마비 환자나 움직임이 어려운 환자의 식사 시 또는 천골 부위의 욕창에 압력을 줄이기 위해 사용한다.

★★★
82

의치 관리 방법으로 옳은 것은?

① 의치는 100% 과산화수소 용액으로 세척한다.
② 빼낸 의치는 뜨거운 물로 살균한다.
③ 의치는 찬물에 담근 상태로 보관한다.
④ 의치를 건조시킨 후 착용하게 한다.
⑤ 의치를 끼우기 전 잇몸에 지용성 윤활제를 발라 준다.

의치 관리 방법
- 의치는 과산화수소 용액이 아닌 전용 세정제로 닦은 후 흐르는 찬물로 세척한다.
- 의치를 뜨거운 물로 세척할 경우 의치의 모양이 변할 수 있다.
- 의치 착용 시에는 물에 적신 후 착용한다.

★★★
83

남성의 회음부 간호보조활동으로 옳은 것은?

① 절석위를 취하게 한다.
② 항문 주위를 제외하고 닦는다.
③ 젖은 수건으로 닦은 후 물기를 남겨둔다.
④ 포경수술을 하지 않은 경우 포피를 뒤집어 닦는다.
⑤ 치골 부위에서 음경 끝을 향해 나선형으로 닦는다.

남성의 회음부 간호보조활동
- 자세는 앙와위를 취하도록 한다.
- 음경에서 치골 부위를 향해 요도구부터 요도구 바깥쪽으로 나선형으로 닦는다.
- 귀두, 음경, 치골, 항문의 순서로 닦으며 매번 수건의 다른 면을 사용하여 닦는다.
- 닦은 후에는 측위 자세에서 엉덩이와 항문 주변을 건조시켜 준다.

✿✿✿
84

환자에게 제공하는 발 관리 방법으로 옳은 것은?

① **발뒤꿈치에 크림을 발라준다.**
② 티눈은 손톱깎이로 제거해준다.
③ 발톱의 모서리를 파서 깎아준다.
④ 발가락 사이는 씻고 물기를 남겨둔다.
⑤ 족저사마귀는 줄칼로 잘라 피부를 매끄럽게
　 해준다.

- 발톱은 일자로 깎아준다.
- 발뒤꿈치에는 크림을 발라 건조해지는 것을 방지하거나
  각질이 두꺼워지는 것을 예방한다.

✿✿✿
85

입원 예정인 환자를 위한 빈 침상 만들기 방법
으로 옳은 것은?

① 방수포는 반홑이불 위에 깐다.
② **밑홑이불은 주름이 없도록 팽팽하게 깐다.**
③ 반홑이불은 수평 방향으로 주름을 만들어 깐다.
④ 윗홑이불은 병실 바닥에 닿도록 여유 있게 깐다.
⑤ 베갯잇의 트인 쪽이 출입문을 향하게 베개를 놓는다.

- 빈 침상 준비 시 하단 시트(밑홑이불)는 피부상처 예방을
  위해 주름 없이 팽팽하게 깔아야 한다.
- 방수포(방수 요)는 아래 시트 위에 놓고 그 위에 반홑이불
  (대상자와 접촉하는 반접은 시트)을 덮어야 한다. 방수포
  를 반홑이불 위에 직접 깔면 환자 피부에 닿아 불편하다.
- 반홑이불은 발치 쪽에서 잔주름을 만들지 않고 곱게 덮어
  야 하며, 의도적으로 수평 주름을 만들지 않는다.
- 상단 시트나 이불은 침대 아랫부분에서 여유를 주지 않고
  너무 길게 늘어뜨리면 바닥 오염 우려가 있으므로 바닥에
  닿지 않게 한다.
- 베개 커버의 트인 쪽은 출입문 반대 방향(벽 쪽)으로 두어
  야 병실이 정돈되어 보이고 병균 전파를 줄일 수 있다.

✿✿✿
86

견인을 하고 있는 환자 간호로 적절한 것은?

① 골격 견인을 하는 경우 핀이 꽂힌 부위는 생리
　 식염수로 소독한다.
② **환자가 불편감을 호소하더라고 추를 들면 안**
　 된다.
③ 견인하고 있는 다리는 등장성 운동을 하도록
　 한다.
④ 견인 중인 손발의 끝은 보호하기 위해 감싸야
　 한다.
⑤ 경추 손상으로 견인하는 경우 수분 섭취를 제
　 한해야 한다.

추는 바닥과 침대에 닿지 않도록 하고 임의로 추를 들거나
빼지 않는다.

✿✿✿
87

목발을 이용하여 평지를 보행하는 환자를 돕는
방법으로 옳은 것은?

① 머리를 숙이고 바닥을 보면서 걷게 한다.
② 팔꿈치를 90°로 굽혀서 손으로 손잡이를 잡게
　 한다.
③ **목발 사용 전에 팔과 어깨 근육을 강화하기 위**
　 한 운동을 충분히 시킨다.
④ 환자의 액와를 목발 위쪽 고무 받침에 대어 몸
　 무게를 지탱하게 한다.
⑤ 목발을 처음 적용하여 보행하는 경우 보폭을
　 넓게 하여 걷다가 점점 보폭을 좁혀 걷게 한다.

목발 보행은 상지 근력과 지구력이 필요하므로, 사전에 팔
과 어깨 근육 강화 운동을 해두면 환자가 더 안전하고 효율
적으로 목발을 사용할 수 있다.

88

무의식 환자의 구강분비물 배액을 촉진하고 흡인을 방지하기 위한 자세는?

① 심즈 자세(Sims position)
② 앉은 자세(sitting position)
③ 바로누운 자세(supine position)
④ 골반내진 자세(lithotomy position)
⑤ 배횡와위(dorsal recumbent position)

왼쪽 심즈 자세는 반측위를 취해 침이나 분비물이 입에서 자연스럽게 배출되도록 하여 흡인을 예방하는 데 가장 효과적인 자세이다.

✦✦
89

환자의 체위를 변경하는 방법으로 옳은 것은?

① 8시간마다 체위를 변경한다.
② 체위를 변경할 때마다 압력받은 부위의 피부를 관찰한다.
③ 마찰력이 작용하도록 환자를 끌어당긴다.
④ 환자의 관절은 완전히 편 상태를 유지하게 한다.
⑤ 대전자 두루마리를 다리 안쪽에 대주어 대퇴의 외회전을 방지한다.

• 정기적인 체위 변경 시에는 이전에 압박받았던 부위의 피부 상태(발적, 홍반 등)를 확인하여 욕창의 조기 징후를 관찰해야 한다.
• 체위 변경은 2시간마다 시행하는 것이 원칙이다.
• 환자를 이동할 때는 시트 등을 사용해 들어 올려 마찰을 최소화해야 한다. 환자를 질질 끌면 마찰력이 생겨 피부 손상이 발생할 수 있다.

✦✦✦
90

의식이 명료하지 않은 환자에게 신체보호대를 적용할 때 주의사항으로 옳은 것은?

① 보호대는 침상 난간에 묶는다.
② 보호대를 2시간마다 풀고 적용 부위의 순환 상태를 확인한다.
③ 환자가 움직일 때마다 신체가 조여지게 묶는다.
④ 보호자 동의 여부와 상관없이 보호대를 적용한다.
⑤ 보호대를 일시적으로 풀어줄 경우 환자를 혼자 있게 한다.

보호대를 적용해야 할 경우 2시간마다 일시적으로 풀어 피부 상태와 혈액순환을 점검하고 관절운동을 시켜준다.

✦
91

회음절개술을 받은 산모에게 40W의 열램프를 적용할 때 간호보조활동으로 옳은 것은?

① 열램프를 담요로 덮는다.
② 60분간 열램프를 적용한다.
③ 5분마다 열에 노출된 피부를 사정한다.
④ 회음부에 온습포를 올려 놓고 열램프를 적용한다.
⑤ 열램프를 회음부로부터 20cm 정도의 거리에 둔다.

• 불편감이나 화상 부작용 등을 관찰한다.
• 적용 시간은 20분 정도가 적당하다.
• 거리는 약 40~50cm 정도가 적절하다.

92

수술 후 배액관과 배액주머니가 적용된 환자를 위한 간호보조활동으로 옳은 것은?

① 배액관이 꺾이도록 고정한다.
② 배액관 위쪽의 잠금장치를 잠가 둔다.
③ 배액관 삽입 부위에 발적이 있으면 보고한다.
④ 배액주머니의 배출구 마개를 열어 둔다.
⑤ 배액주머니는 상처 부위보다 높게 둔다.

배액관 관리
- 수술 부위에 거치한 도관이나 담낭절개 수술, 담관절개 수술 후 T자관 등이 있다.
- 배액관은 꺾이거나 눌리지 않도록 하며, 배액 시에는 배액관의 잠금장치를 열어 둔다.
- 배액주머니는 상처 부위보다 낮게 해야 압력 차이에 의해 배액주머니로 모이게 된다.

93

간호조무사가 상부위장관촬영술에 대해 이해한 내용으로 옳은 것은?

① 조영제를 정맥 주사하는 검사이다.
② 검사 2시간 전부터 금식해야 한다.
③ 금식 중 담배를 피우는 것은 허용된다.
④ 검사 후 흰색 변을 볼 수 있다.
⑤ 검사 후 수분 섭취를 제한해야 한다.

검사 후 24 ~ 72시간까지 바륨이 섞인 흰색 변을 볼 수 있으며, 환자가 놀라지 않도록 사전에 이에 대해 설명하도록 한다.

94

대변 잠혈검사에 관한 설명으로 옳은 것은?

① 검사 전 금식해야 한다.
② 검사 전 붉은 육류 섭취를 권장한다.
③ 대장내시경검사를 통해 검체를 채취한다.
④ 검체 채취 시 외과적 무균술을 적용한다.
⑤ 검사 3일 전부터 철분 제제를 복용하지 않게 한다.

대변 잠혈검사는 위장관 출혈을 확인하거나 대장암의 선별검사를 위한 검사로, 주의사항으로 3일 전부터 육류 및 붉은 야채 섭취를 피하며 철분 제제를 복용하지 않도록 한다.

95

24시간 소변검사에 관한 설명으로 옳은 것은?

① 소변을 수집할 때는 깨끗한 중간 소변을 받게 한다.
② 검사가 시작되는 시점에 본 소변은 용기에 수집한다.
③ 소변 수집 중 소변을 버렸다면 처음부터 다시 수집한다.
④ 검사가 종료되는 시점에 본 소변은 수집하지 않고 버린다.
⑤ 소변을 수집한 용기에서 소변을 덜어내어 다른 소변검사에 사용한다.

24시간 소변검사는 깨끗한 중간뇨가 아닌 첫 소변을 제외하고 24시간 동안의 모든 소변을 받는 것이다. 첫 소변을 제외한 시간을 검사 시작으로 하며 검사 시작 24시간 직후 환자가 요의가 없더라도 마지막 소변을 보게 하여 검사에 포함시킨다. 또한 수집한 용기에서 다른 소변검사를 목적으로 소변을 덜어내면 안 된다.

★★★
96

영아 심폐소생술 방법으로 옳은 것은?

① 등을 두드려 의식을 확인한다.
② 목을 과신전하여 기도를 개방한다.
③ 분당 100 ~ 120회의 속도로 가슴을 압박한다.
④ 목동맥을 촉지하여 맥박을 확인한다.
⑤ 가슴을 압박할 때는 검상돌기 아래 부위를 누른다.

- 영아의 경우 반응 확인은 등을 두드리는 것이 아니라 발바닥을 자극하거나 어깨를 톡톡 치는 방식으로 한다.
- 기도 개방 시 영아는 과다한 고개 젖힘을 피하고 중간 정도로만 후굴(head tilt)해야 한다.
- 영아의 경우 맥박 확인은 상완동맥(팔 안쪽)으로 측정하며 목동맥은 잘 만져지지 않아 사용하지 않는다.
- 가슴압박 지점은 양 유두선 연결선 바로 아래 흉골 중앙 부위이다(검상돌기 압박 시 간 등 장기 손상 위험).

★
97

오른쪽 편마비 환자가 단추 있는 상의를 입을 때 돕는 방법으로 옳은 것은?

① 환자의 왼쪽에 서서 준비한다.
② 왼쪽보다 오른쪽 팔에 소매를 먼저 입혀준다.
③ 단추를 모두 채우고 머리를 끼운다.
④ 환자를 앉힐 때는 오른쪽 팔로 바닥을 짚게 한다.
⑤ 오른쪽 팔에 소매를 끼우지 않고 옷을 어깨에 걸쳐 둔다.

편마비가 있는 쪽부터 옷을 입히므로 간호조무사는 환자의 편마비 쪽(오른쪽)에 서서 준비하고, 왼쪽보다 오른쪽 팔에 소매를 먼저 입혀준다.

98

입원 환자를 위한 간호보조활동으로 옳은 것은?

① 환자를 확인한 후 입원팔찌를 채운다.
② 집에서 가져온 약물은 버리게 한다.
③ 귀중품은 간호사실에 보관하게 한다.
④ 병동 안내는 같은 병실 환자에게 받게 한다.
⑤ 침상은 환자가 병실에 도착한 후에 준비한다.

- 입원 환자에게 가장 먼저 해야 할 일 중 하나는 환자 신원을 확인하고 인식팔찌(손목밴드)를 채워 환자 확인이 정확히 이루어지도록 하는 것이다.
- 환자가 집에서 가져온 약은 의료진에게 보여 약물 확인을 받도록 하고, 함부로 버리지 않는다.
- 귀중품은 분실 우려가 있어 보호자에게 맡긴다.

★★★
99

성인 심정지 환자에게 자동심장충격기를 적용하는 방법으로 옳은 것은?

① 옷 위에 패드를 붙인다.
② 심장 충격 버튼을 눌러 제세동을 시행한 후 즉시 가슴압박을 한다.
③ 패드를 붙일 부위에 약물 패치가 있으면 그대로 둔다.
④ 심장리듬 분석 중에도 가슴압박을 계속한다.
⑤ 심장 충격 버튼을 누를 때 패드를 누르고 있는다.

- 패드는 옷을 벗기고 맨살에 부착해야 한다.
- 패드를 붙일 부위에 약물 패치가 있으면 화상 위험이 있으므로 제거하고 닦은 후 패드를 붙여야 한다.
- "리듬 분석 중" 안내 시에는 환자 움직임이 없도록 CPR을 잠시 중단하고 기다린다.
- 심장 충격 버튼을 누를 때 환자와 패드에 닿아 있으면 감전될 수 있으므로 "모두 물러나세요."라고 말하고 주위를 확인 후 어떤 접촉도 없이 버튼을 눌러야 한다.

★★★
100

치매 환자와 의사소통하는 방법으로 옳은 것은?

① 높고 큰 목소리로 말한다.
② 어린아이를 대하듯 말한다.
③ 한 번에 여러 가지를 설명한다.
④ 문법에 맞는 긴 문장으로 대화한다.
⑤ **가까운 곳에서 얼굴을 마주 보고 말한다.**

- 치매 환자와 대화할 때는 가까이 다가가 눈을 맞추고 천천히 또렷하게 말해야 한다. 이는 환자가 말을 이해하고 안도감을 느끼게 도와준다.
- 높고 큰 날카로운 목소리는 오히려 불안과 반감을 줄 수 있다.
- 어린아이 취급하는 말투는 환자의 자존감을 해치므로 피하고 어른으로 예우하면서 이야기해야 한다.
- 한 번에 여러 가지를 말하면 혼란을 주므로 간단한 내용을 하나씩 전달한다.
- 너무 길고 복잡한 문장은 이해하기 어려우므로 짧고 쉬운 표현을 사용하는 것이 좋다.

★★
101

안전한 병원 환경을 조성하는 방법으로 옳은 것은?

① 소독제와 내복약을 같은 서랍에 보관한다.
② 손상된 전선은 반창고를 감아 계속 사용한다.
③ 오염 세탁물과 기타 세탁물을 혼합하여 수거한다.
④ **산소요법 시 정전기를 일으킬 수 있는 물건을 치운다.**
⑤ 바닥 청소는 오염된 구역에서 깨끗한 구역 순서로 한다.

산소요법 시 정전기를 일으킬 수 있는 물건은 치워 놓는다. 산소는 인화성이 높아 정전기 발생 시 화재나 폭발 위험이 있기 때문이다.

★★★
102

병원에서 화재가 발생했을 때, 입원해 있는 환자를 대피시키는 방법으로 옳은 것은?

① 엘리베이터를 이용하여 이동하게 한다.
② 비상구에 인원이 밀집되도록 유도한다.
③ **자기 힘으로 움직일 수 있는 환자를 신속히 대피시킨다.**
④ 출입문의 손잡이가 뜨거우면 천으로 감싸 쥐고 문을 연다.
⑤ 밖으로 나온 후 환자를 구조하기 위해 다시 건물로 재진입한다.

병원 내 화재 시 대응방법
- 일반 시설의 구조 원칙과는 다르게, 거동이 불편한 환자보다 거동이 가능한 환자를 우선으로 대피시킨다.
- 내원객 → 거동가능 환자 → 경증 환자 → 중증 환자 → 직원

103

「의료법」상 종합병원이 갖추어야 할 조건으로 옳은 것은?

① 300병상 이상을 갖추어야 한다.
② 중증질환에 대한 난이도가 높은 의료행위를 해야 한다.
③ 300병상을 초과하는 경우에는 7개 이상의 진료과목을 갖추어야 한다.
④ 진료과에는 전공의를 두어야 한다.
⑤ 100병상 이상 300병상 이하인 경우에는 정신건강의학과가 필수가 아니다.

「의료법」 제3조의3(종합병원)
종합병원은 다음의 요건을 갖추어야 한다.
- 100개 이상의 병상을 갖출 것
- 100병상 이상 300병상 이하인 경우에는 내과·외과·소아청소년과·산부인과 중 3개 진료과목, 영상의학과, 마취통증의학과와 진단검사의학과 또는 병리과를 포함한 7개 이상의 진료과목을 갖추고 각 진료과목마다 전속하는 전문의를 둘 것
- 300병상을 초과하는 경우에는 내과, 외과, 소아청소년과, 산부인과, 영상의학과, 마취통증의학과, 진단검사의학과 또는 병리과, 정신건강의학과 및 치과를 포함한 9개 이상의 진료과목을 갖추고 각 진료과목마다 전속하는 전문의를 둘 것

★★★ 104

외상환자의 침상배변 간호로 적절한 것은?

① 엉덩이를 들 수 있는 환자라도 옆으로 누워서 변기를 대준다.
② 변기의 높은 부분이 허리쪽으로 가도록 한다.
③ 패드를 깔고 기저귀에 보도록 한다.
④ 변기는 찬물로 먼저 세척한 후 비눗물로 다시 세척한다.
⑤ 침상 머리는 낮추어야 한다.

- 엉덩이를 들 수 있는 환자는 엉덩이를 들어서 변기를 대고, 금기가 아니라면 침상 머리를 조금 올린다.
- 변기의 높은 부분은 발치 쪽으로 가도록 한다.

★★ 105

역격리를 해야 하는 환자는 누구인가?

① 간이식을 받은 환자
② 결핵 환자
③ 중증 빈혈 환자
④ 다발성 골절 환자
⑤ 콜레라 환자

역격리
감염에 취약한 타인에게서 보호하기 위함 예 백혈병, 중증 화상, 장기이식 환자

기초간호학 개요

✦ 01

업무 중에 병동물품을 분실한 사실을 숨기는 것은 어떤 윤리강령을 위배하는가?

① 헌신
② 사명감
③ 봉사정신
④ 최선의 노력
⑤ **정직한 행동**

간호조무사 윤리강령 중 정직한 행동
정직하게 행동하며, 실수를 숨기지 않고 보고하는 것을 의미한다.

✦✦✦ 02

다음의 상황에서 간호조무사가 위반한 의무는?

> 침대에서 휠체어로 환자를 옮기던 중 다른 업무를 생각하는 동안 환자가 낙상하였다.

① **주의 의무**
② 품위 유지 의무
③ 비밀 유지 의무
④ 사생활 보호 의무
⑤ 설명 및 동의 의무

간호조무사의 주의의무
- 환자의 안전을 위해 업무 수행 시 주의력을 집중하고 위험을 예방해야 한다.
- 환자 케어 중에는 다른 생각이나 업무에 신경 쓰지 않고 현재 수행 중인 업무에만 집중해야 한다.

✦✦✦ 03

일반병실 입원 환자에게 수혈을 마친 후 배출된 빈 혈액백의 폐기물 분류는?

① 손상성폐기물
② 병리계폐기물
③ 일반의료폐기물
④ 격리의료폐기물
⑤ **혈액오염폐기물**

혈액오염폐기물
폐혈액백, 혈액 투석 시 사용된 폐기물, 그 밖에 혈액이 유출될 정도로 포함되어 있어 특별한 관리가 필요한 폐기물

✦✦ 04

'물을 적당히 먹었음'에서 '물을 300cc 섭취함'으로 수정해서 기록했을 때 준수한 의무기록의 원칙은?

① 간결성
② **정확성**
③ 적시성
④ 형식성
⑤ 보안성

정확성
정확한 계량 척도를 사용하여 기록을 정확히 남긴다.

☆

05

신장에서 분비되며 혈압을 조절하는 물질은?

① 레닌   ② 트립신

③ 아세틸콜린   ④ 항이뇨호르몬

⑤ 프로게스테론

신장은 레닌을 분비하여 레닌 – 안지오텐신 – 알도스테론 시스템을 통해 혈압 조절에 관여한다.

☆☆

06

아스피린(aspirin)의 부작용으로 옳은 것은?

① 체온 상승   ② 체중 증가

③ 치아 착색   ④ 혈압 상승

⑤ 위장관 출혈

아스피린(aspirin)
- 해열, 진통, 소염, 혈전증 치료제
- 부작용: 위장장애, 혈액응고시간 연장

☆☆☆

07

심근의 수축력을 높이기 위해 투여하는 약물은?

① 이뇨제   ② 강심제

③ 항응고제   ④ 항협심증제

⑤ 항히스타민제

강심제	심근 수축력 높임(디곡신, 디지탈리스 등)
이뇨제	배뇨 촉진
항응고제	혈전 예방
항협심증제	협심증 완화
항히스타민제	알레르기 완화

☆☆☆

08

호흡과 맥박을 조절하는 중추로, 생명유지와 직결되는 뇌의 부위는?

① 연수   ② 시상

③ 소뇌   ④ 뇌량

⑤ 중뇌

- 연수(숨뇌)는 호흡과 심박동을 조절하는 뇌간 부위로 연하운동, 구토, 호흡, 기침, 재채기, 심박동조절의 중추이며 생명유지에 필수적이다.
- 시상은 감각 중계, 소뇌는 균형 유지, 뇌량은 좌우 뇌 연결 기능을 하며 호흡 · 맥박 조절과 무관하다.

☆☆☆

09

영양소 대사에 관한 설명으로 옳은 것은?

① 단백질은 당원으로 전환된다.

② 탄수화물은 근육을 구성하는 주요 성분이다.

③ 신경조직은 포도당을 에너지원으로 이용한다.

④ 수용성 비타민은 체내에서 충분한 양이 합성된다.

⑤ 에너지로 사용되지 않은 지방산은 대변으로 배설된다.

뇌와 신경조직은 거의 포도당만을 에너지로 사용하여 기능한다. 다른 조직은 지방이나 단백질도 에너지원으로 활용할 수 있지만, 신경계는 포도당 공급이 부족하면 기능 장애가 발생할 수 있기 때문이다.

✷✷✷
10

질환과 치료식이를 옳게 연결한 것은?

① 변비 – 저섬유 식이
② 고혈압 – 고지방 식이
③ 당뇨병 – 단당류 식이
④ **통풍 – 퓨린 제한 식이**
⑤ 만성 신부전 – 고염 식이

- 퓨린은 요산으로 대사되어 통풍 증상을 악화시키므로, 육류 내장 등 퓨린이 많은 음식 섭취를 제한한다.
- 변비 – 고섬유 식이, 고혈압 – 저지방 식이, 만성 신부전 – 저염, 저단백 식이

✷✷
11

치근의 가장 가운데에 있고 신경과 혈관이 존재하는 치아의 조직은?

① **치수**   ② 치은
③ 상아질   ④ 법랑질
⑤ 백악질

치수는 치근의 중심부에 위치하면서 신경, 혈관, 결합조직이 존재하는 치아의 조직이다.

✷✷
12

치과 진료 시 탐침(explorer)을 사용하는 경우는?

① **충치의 깊이를 검사할 때**
② 구강에 소형 재료를 넣을 때
③ 구강 안의 이물질을 흡입할 때
④ 구강 안의 우식 치질을 삭제할 때
⑤ 빛을 반사시켜 구강 안을 살펴보고자 할 때

탐침은 날카로운 끝이 있는 금속 기구로, 치아 표면을 탐색하여 충치의 깊이, 치석, 치아의 흔들리는 정도를 검사하는 기구이다.

✷
13

부항 요법에 관한 설명으로 옳은 것은?

① 운동 직후에 적용한다.
② 하루에 여러 번 할수록 효과가 좋다.
③ 1회 적용 시간은 30분 이상으로 한다.
④ **명현 반응이 심해지면 휴식하게 한다.**
⑤ 화관 한 개당 1회에 20mL 이상을 방혈한다.

- 1회 적용 시간은 5 ~ 15분으로 한다.
- 한방 치료 시 일시적으로 증상이 악화되는 명현 반응이 심할 때는 치료를 중단하고 휴식을 취하게 하는 것이 원칙이다. 무리하게 치료를 지속하거나 강도를 높이면 환자 상태가 악화될 수 있다.

✷
14

혼합된 약제에 물을 붓고 오랜 시간 열을 가하여 추출한 액체로, 흡수와 치료 효과가 빠른 약제형은?

① **탕제(湯劑)**
② 산제(散劑)
③ 주제(酒劑)
④ 정제(錠劑)
⑤ 환제(丸劑)

- 탕제는 한약을 물에 달여서 만든 액상 형태의 제제로 급성질환에 효과가 빠르며, 한약 처방의 기본 형태이다.
- 환제는 알약을, 산제는 가루약을 의미한다.

15

철결핍빈혈 환자가 구강용 철분제제를 복용할
때 알아야 할 것은?

① 저섬유소 식이를 섭취한다.
② 생과일은 섭취하지 않는다.
③ 비타민 B와 함께 복용한다.
④ 복용 후 소변 색이 까맣게 변한다.
⑤ **액체제제는 빨대를 사용하여 복용한다.**

액체 철분제는 치아에 착색을 일으킬 수 있으므로, 빨대를 사
용해 복용하며, 복용 후 물로 입안을 헹구는 습관이 권장된다.

16

폐암을 확진하기 위한 검사는?

① 심전도　　　　② 폐기능검사
③ **폐생검**　　　　④ 객담 배양 검사
⑤ 흉부 X-선 촬영

기관지내시경은 조직 검사나 기관지 내 분비물을 통해 가슴
X선 사진에서 발견된 결핵, 폐암 등의 폐 병변의 원인을 확
인하는 검사이다. 기관지내시경을 하면서 폐 조직을 떼어내
어(폐생검) 조직검사를 통해 폐암을 확진할 수 있다.

17

객혈을 하는 환자를 위한 간호보조활동으로 옳
은 것은?

① 등을 두드려 준다.
② **절대 안정하게 한다.**
③ 기침을 세게 하게 한다.
④ 가슴에 온요법을 적용해 준다.
⑤ 객혈 후 바로 식사를 하게 한다.

환자가 객혈을 하는 경우에는 환자 곁을 떠나지 않고 안심
시킨 후 절대 안정하도록 한다.

18

임종을 앞둔 환자를 위한 간호보조활동으로 옳
은 것은?

① 가족의 면회를 제한한다.
② 병실의 조명은 어둡게 한다.
③ **체위 변경을 규칙적으로 시행한다.**
④ 환자와 대화 시 큰 소리로 말한다.
⑤ 실내 온도는 30℃ 이상을 유지한다.

임종간호
• 실내 온도는 21~23℃로 유지한다.
• 임종을 앞두고 있더라도 불편감을 느끼므로 체위 변경을
  규칙적으로 시행한다.

19

덤핑증후군(dumping syndrome)을 예방하기
위한 간호보조활동으로 옳은 것은?

① 고탄수화물 식이를 제공한다.
② 식사 시 좌위를 취하게 한다.
③ 식사 중 물을 음식과 함께 섭취하게 한다.
④ 식사 직후 30분 동안 걷게 한다.
⑤ **조금씩 자주 천천히 식사하게 한다.**

덤핑증후군을 예방하기 위해 저탄수화물, 고지방, 고단백,
저수분 식이가 권장되고, 조금씩 자주 천천히 식사하게 한다.

★★★
20

다음에서 설명하는 의식 수준은?

> • 일반적인 질문이나 지시에 반응하지만 반응이 느리고, 그냥 두면 다시 잠드는 상태
> • 질문에 대한 대답이 혼란스럽고, 통찰력과 기억력이 불분명한 상태

① 명료　　　　② 기면
③ 혼미　　　　④ 반혼수
⑤ 혼수

기면
자극을 주면 깨어나지만 자극이 없어지면 다시 자는 상태로, 자극이 있을 때에만 반응하며 자극이 없으면 거의 대부분 잠들어 있다.

★★★
21

협심증 환자가 자신의 건강관리에 대해 말한 다음 내용 중 옳은 것은?

① "녹차를 많이 마시는 것은 도움이 됩니다."
② "하루에 5개비 이하의 흡연은 가능합니다."
③ "육체적으로 피로하지 않게 활동을 조절해야 합니다."
④ "기온이 영하일 때 새벽에 외출하는 것은 안전합니다."
⑤ "흉통이 있을 경우 나이트로글리세린을 물과 함께 삼켜야 합니다."

만성질환을 가진 환자는 활동과 휴식을 조절하여 과도한 피로를 피해야 한다. 무리한 운동이나 활동은 증상을 악화시킬 수 있으므로, 일상생활에서 자신의 체력 한도 내에서 움직이도록 교육한다.

★★
22

분만 2기에 관한 설명으로 옳은 것은?

① 이실이 비치기 시작한다.
② 자궁경부소실이 시작된다.
③ 태아가 만출되는 시기이다.
④ 자궁수축의 강도는 약해진다.
⑤ 자궁수축의 지속시간이 점점 짧아진다.

• 분만 2기는 자궁경부가 완전히 개대된 후부터 태아가 산도를 통해 완전히 만출될 때까지의 기간으로, 흔히 태아 만출기라 한다.
• 분만 1기는 규칙적 진통 시작부터 경부 완전 개대까지, 분만 3기는 태반 만출기이다.

★★★
23

임신 32주에 태어난 미숙아의 신체적 특징 중 만삭아와 다른 것은?

① 솜털이 적다.
② 피하지방이 적다.
③ 귀의 연골이 두껍게 발달한다.
④ 손바닥과 발바닥에 주름이 많다.
⑤ 피부에서 혈관이 관찰되지 않는다.

37주 이전에 태어난 아기를 미숙아라 하며, 미숙아의 신체적 특징은 다음과 같다.
• 머리가 신체에 비해 크다.
• 솜털이 많고 피하지방이 부족하거나 없다.
• 피부색은 적색에서 분홍색이다.
• 체온 조절 능력이 미숙하여 저체온증의 위험이 높다.
• 폐 발달이 미숙하여 호흡곤란증후군의 위험이 크다.

뇌척수액 흐름의 장애로, 다량의 뇌척수액이 뇌실에 저류되어 두개내압을 높이는 질환은?

① 수두증 ② 뇌졸중
③ 파킨슨병 ④ 경막하출혈
⑤ 일과성허혈발작

머리가 비정상적으로 커지고 두개골 봉합선이 벌어지는 것은 뇌척수액의 과다로 인한 수두증(뇌수종)을 시사한다. 수두증이 있으면 뇌압 상승으로 머리 둘레가 증가한다.

25

임신 8개월 임부의 속쓰림을 완화하는 데 도움이 되는 것은?

① 양치질하기
② 고개 숙여 머리 감기
③ 자기 전에 야식 먹기
④ 식후 침상에 누워 휴식하기
⑤ 허리가 조이지 않는 옷 입기

허리가 조이는 옷은 복부 압력의 증가로 위산의 역류를 조장하여 속쓰림을 유발할 수 있다.

★★
26

에릭슨의 심리사회 발달이론에서 유아기에 달성해야 하는 발달과제는?

① 자율성 ② 신뢰감
③ 근면성 ④ 주도성
⑤ 자아정체감

유아기(1~3세)
자율성 대 수치심: 독립적인 행동을 통해 자율성을 학습하는 시기로, 과도한 비난은 수치심과 의심을 유발한다.

★★★
27

고위험 신생아가 장기간 고농도의 산소 치료를 받았을 때 흔히 나타날 수 있는 합병증은?

① 패혈증
② 두혈종
③ 괴사성 장염
④ 미숙아 망막증
⑤ 고빌리루빈혈증

미숙아 망막증
미숙아에게 고농도 산소를 장기간 투여할 때 망막 혈관이 미성숙해 손상되는 질환으로, 심한 경우 실명에 이를 수 있다. 따라서 미숙아에게 산소 공급 시 반드시 고농도로 투여되지 않도록 적절한 산소 농도를 유지하여야 한다.

★
28

분만 후 유방울혈이 시작되면서 체온이 약간 상승하는 때는?

① 분만 직후
② 분만 후 2 ~ 3일
③ 분만 후 7 ~ 8일
④ 분만 후 14 ~ 15일
⑤ 분만 후 21 ~ 22일

유방울혈은 산욕기 산모의 정상적인 생리 현상으로 분만 후 2 ~ 3일에 수유부에게 흔히 나타나며 체온이 일시적으로 약간 상승할 수 있다.

★★

29

아토피 피부염 환아를 위한 간호보조활동으로 옳은 것은?

① 보습제를 발라 준다.
② 가려우면 긁게 한다.
③ 때를 자주 밀어 준다.
④ 알칼리성 비누를 자주 사용한다.
⑤ 몸에 꽉 끼는 옷을 입혀 준다.

- 아토피 피부염은 가려움과 건조한 피부를 특징으로 하므로 피부가 건조하게 되지 않도록 매일 보습제를 발라주는 것이 중요하다.
- 자극이 적은 세정제를 사용하고 최대한 긁지 않도록 하며, 이를 위해 손톱을 짧게 자르게 한다.

★★

30

집 밖으로 나가려고 배회하는 치매 환자를 위한 간호보조활동으로 옳은 것은?

① 라디오 소리를 크게 해 준다.
② 복잡한 일거리를 제공한다.
③ 실내등을 꺼서 집 안을 어둡게 한다.
④ 환자가 좋아하는 노래를 함께 부른다.
⑤ 보호대를 사용하여 움직임을 제한한다.

단순한 일거리를 제공하거나, 평소에 좋아하던 활동을 함께 해서 관심을 돌린다.

★★★

31

노인의 수면 장애와 관련된 다음의 간호보조활동 중 수정이 필요한 내용은?

① 낮잠은 삼가게 한다.
② 알코올 섭취를 제한한다.
③ 낮 동안 규칙적인 운동을 하게 한다.
④ 수면량에 따라 기상시간을 매일 변경하게 한다.
⑤ 공복감으로 잠이 오지 않으면 가벼운 간식을 먹게 한다.

수면관리 측면에서 매일 일정한 시간에 기상하는 것이 중요하다. 수면시간이 부족했다고 기상 시간을 늦추는 등 매일 다른 시간에 일어나면 생체 리듬이 흐트러진다.

★★★

32

낙상의 발생 위험이 낮은 환자는?

① 파킨슨병 환자
② 후각이 소실된 환자
③ 무릎 퇴행관절염 환자
④ 진정제를 복용 중인 환자
⑤ 망막박리 수술을 받은 환자

후각이 소실된 환자는 특히 냄새로 알 수 있는 위험에 취약하여 가스 누출이나 탄 냄새를 감지하지 못해 화재나 중독 위험이 크다.

☆
33

길에 쓰러져 있는 50대 남자를 발견했을 때 우선 해야 할 응급처치는?

① 도움 요청
② 반응 확인
③ 맥박 확인
④ 호흡 확인
⑤ 외부형자동심장충격기(AED) 적용

- 응급상황에서 심정지 환자를 발견하면 가장 먼저 의식과 반응을 확인해야 한다. 어깨를 두드리며 반응을 확인한 후 주변에 도움 요청 및 119에 연락하고, 순서대로 흉부 압박과 기도확보 및 인공호흡을 시행한다.
- 반응 확인 없이 바로 심폐소생을 시작하거나 상황을 방치해서는 안 된다.

☆☆
34

목에 걸린 음식 때문에 숨을 쉬기가 어려워 양손으로 목을 잡고 서 있는 노인을 위한 응급처치로 옳은 것은?

① 등을 두드려준다.
② 가슴을 압박한다.
③ 산소를 투여한다.
④ 심호흡을 하게 한다.
⑤ 고개를 옆으로 돌려준다.

환자가 스스로 가래를 잘 뱉지 못하면 등을 두드려 후드득(타진)하여 가래 배출을 돕는다. 등 부위 타진은 객담을 기관지 쪽으로 이동시키는 효과가 있다. 무리하게 기침을 시키거나 환자의 앞가슴을 때리는 것은 효과적이지 않다.

☆☆☆
35

열경련(heat cramp) 환자를 위한 응급처치로 옳은 것은?

① 얼음찜질을 한다.
② 병원으로 즉시 이송한다.
③ 찬 생리식염수로 관장을 실시한다.
④ 짠 음식과 다량의 수분을 공급한다.
⑤ 경련이 일어난 근육을 지압하지 않는다.

열경련은 땀을 많이 흘려 전해질(특히 나트륨)이 부족해 근육이 경련하는 상태로, 무리한 움직임이나 자극을 피하고, 경련이 멈춘 후 수분을 천천히 섭취하게 하는 것이 원칙이다.

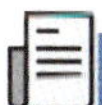

보건간호학 개요

☆☆
36

보건교육의 궁극적인 목적은?

① 국민의료비 증가
② 전문의료시설 확보
③ 지역사회 경제수준 개선
④ 고가의 첨단 의료장비 도입
⑤ 건강 관련 지식, 태도, 행동 개선

교육을 통하여 대상자의 건강 관련 지식, 태도, 습관, 행동 등의 바람직한 변화를 유도하여 건강증진 및 질병예방을 달성하고자 함이 목적이다.

37

교육자가 바람직한 행동양식을 보여주고, 학습자는 관찰과 모방을 통해 이를 습득하는 교육방법은?

① 시범
② 강의
③ 상담
④ 역할극
⑤ 심포지엄

개인을 대상으로 천식 흡입제 사용, 복막투석액 관리 등 자가처치가 필요한 행동을 개별적으로 알려주는 것은 개별시범교육에 해당한다.

38

중학생을 대상으로 금연교육을 시행하기 전에 해야 할 진단평가 항목은?

① 금연 시도율
② 교육 참여율
③ 학습성과 달성도
④ 학습자의 흥미
⑤ 금연에 대한 태도 변화

진단평가
교육 전, 초기에 대상자의 현재 지식 수준, 흥미, 태도, 행동 및 필요, 욕구 등을 평가하는 과정

39

보건소에 비치된 소책자(팸플릿)를 통하여 스스로 학습하는 보건교육에 관한 설명으로 옳은 것은?

① 대상자가 교육내용을 요구할 수 있다.
② 대상자의 이해 정도를 파악할 수 있다.
③ 다수의 대상자에게 제공할 수 있어 경제적이다.
④ 대상자에게 즉각적으로 피드백을 할 수 있다.
⑤ 대상자가 실제 상황을 직접 관찰할 수 있다.

건강 관련 지류를 제작하여 누구나 들고갈 수 있도록 하는 팸플릿은 적은 비용으로 많은 사람에게 지식을 전달할 수 있어 경제적이다.

40

방역·검역 등 감염병에 관한 사무 및 각종 질병의 조사·시험·연구에 관한 사무를 관장하는 중앙행정기관은?

① 국립재활원
② 질병관리청
③ 행정안전부
④ 식품의약품안전처
⑤ 한국의료분쟁조정중재원

질병관리청은 보건복지부 산하 기관으로, 감염병 예방·관리, 보건 행정, 특수 검사 등 보건 관련 행정업무와 연구에 관한 사무를 관장하는 중앙행정기관이다.

★★
41

다음에 해당하는 일차보건의료의 특성은?

> • 지리적, 지역적, 경제적, 사회적 이유로 차별해
> 서는 안 됨
> • 벽·오지까지 소외되는 지역 없이 보건의료서비
> 스가 전달되도록 함

① 접근성
② 지속성
③ 수용가능성
④ 주민의 참여
⑤ 지불부담능력

국민 누구나 필요한 보건의료 서비스를 지리적·경제적으
로 쉽게 이용할 수 있는 정도를 접근성이라고 한다. 접근성
이 높아야 의료 이용이 가능하며, 모든 사람이 차별없이 이
용할 수 있다.

42

우리나라 보건의료체계에 관한 설명으로 옳은
것은?

① 재원 조달은 조세에 의한다.
② 국민이 보건의료기관을 자유롭게 선택할 수
있다.
③ 전 국민에게 의료서비스를 무상으로 제공한다.
④ 매년 초 주민들이 주치의를 정한다.
⑤ 지역별 의료자원의 배치가 균등하다.

우리나라 국가 의료보험 제도의 특징 중 하나는 피보험자가
원하는 의료기관을 자유롭게 선택할 수 있다는 점이다. 즉,
특별한 지정이나 제한 없이 어디서든 진료받을 수 있는 접
근성이 보장된다.

★★
43

우리나라 사회보장제도 중 의료를 보장하는 공
공부조는?

① 의료급여
② 고용보험
③ 국민건강보험
④ 기초생활보장
⑤ 산업재해보상보험

• 생활 형편이 어려운 저소득층에게 국가가 의료비를 지원
하는 제도는 의료급여(국가가 부담하는 의료보호)이다.
• 국민건강보험은 전 국민을 대상으로 보험방식으로 운영되
며, 산재보험은 업무재해 시 적용된다.

★★
44

우리나라 국민건강보험제도에 따라 보험급여를
받을 수 있는 경우는?

① 20세 대학생의 시력교정술
② 30세 직장인의 어깨 도수치료
③ 40세 직장인의 일반건강검진
④ 50세 직장인의 대상포진 예방접종
⑤ 60세 자영업자의 진단서 발급 비용

국가 일반건강검진은 만 20세 이상 직장가입자 및 지역세
대주 등을 대상으로 2년에 한 번 시행되며, 짝수년도 출생
자는 짝수년에 검진을 받는다. 40세 직장인은 해당 연령과
주기에 맞아 검진 대상이 된다.

45

사후보상방식에 따라 진료비를 결정하는 지불제도는?

① 인두제 ② 봉급제
③ 총액계약제 ④ 포괄수가제
⑤ **행위별 수가제**

> 행위별 수가제는 의료인이 제공한 치료나 시술 등 각 의료행위 하나하나에 대해 비용을 산정·지불하는 방식으로, 진료량에 따라 보상이 이루어지기 때문에 과잉진료 우려가 있다.

46

남미 해안부터 중태평양에 이르는 넓은 범위에서 해수면의 온도가 높아지는 이상기후 현상은?

① 황사현상 ② 열섬현상
③ 산성비현상 ④ **엘니뇨현상**
⑤ 기온역전현상

> 해수면의 온도가 높아지는 현상은 엘니뇨현상, 낮아지는 현상은 라니냐현상이다.

47

대규모 개발 사업이 환경에 미치는 피해나 오염을 최소화하기 위해 사전에 조사하고 예측하는 평가는?

① 건강영향평가
② **환경영향평가**
③ 재해영향평가
④ 건강위해성평가
⑤ 작업환경측정평가

> 환경영향평가
> 정책, 계획, 프로그램, 개발사업 등이 환경에 미치는 영향을 평가하여 부정적인 영향을 최소화하기 위한 권고안 등을 작성하는 것

48

호기성 균을 활용하여 생물학적으로 하수를 처리하는 방법은?

① 임호프탱크법 ② **활성오니법**
③ 스크린법 ④ 침사법
⑤ 침전법

> 활성오니법
> 미생물이 포함된 활성오니(슬러지)를 하수에 혼입하고 산소를 공급시켜 유기물을 분해하는 방법

49

식품에 소금, 설탕, 식초를 넣어 삼투압 또는 수소이온농도(pH)를 조절함으로써 부패 미생물의 발육을 억제하는 보존 방법은?

① 밀봉법 ② 가열법
③ **절임법** ④ 훈연법
⑤ 훈증법

식품 관련 보존법

절임법	소금·설탕·식초 등을 사용 → 삼투압(pH 변화)으로 미생물 성장 억제
밀봉법	공기 차단 → 미생물 번식 방지
가열법	열을 가해 미생물 사멸
훈연법	연기 성분의 살균·방부 작용 이용(햄, 훈제연어)
훈증법	가스 상태의 약품 사용 → 해충·미생물 제거 (저장 곡물 방제 등)

★★★
50

근로자의 건강진단 결과 직업성 질병으로 진전될 우려가 있어 추적검사 등 관찰이 필요한 경우의 건강관리구분 판정은?

① C1　　　　② C2
③ D1　　　　④ D2
⑤ R

C1	직업병 요관찰자
C2	일반 질병 요관찰자
D1	직업병 유소견자
D2	일반 질병 유소견자
R	추가 검사 필요 대상자
U	미정

공중보건학개론

★★★
51

리벨과 클라크(Leavell & Clark)의 '질병의 자연사'에 따른 예방 수준과 발달 단계가 옳게 연결된 것은?

① 1차 예방 - 회복기
② 1차 예방 - 증상(발현성) 감염기
③ 2차 예방 - 무증상(불현성) 감염기
④ 2차 예방 - 비병원성기
⑤ 3차 예방 - 초기 병원성기

- 2차 예방법은 질병의 조기 발견과 조기 치료를 통해 진행을 막는 것으로, 증상이 나타나기 전 잠복기나 불현성기에 적용된다. 건강검진으로 암을 조기 발견하는 것이 대표적 예이다.
- 1차 예방은 발병 자체를 막는 예방접종 등이고, 3차 예방은 재활과 후유증 관리이다.

★★
52

다음의 예방관리가 필요한 감염병은?

> 10 ~ 12월에는 감염된 설치류의 배설물에 접촉되지 않도록 야외 작업 시 들이나 풀밭에 눕거나 옷을 벗어 두지 않아야 한다.

① 풍진
② 수족구병
③ 인플루엔자
④ 신증후군출혈열
⑤ 유행성이하선염

신증후군출혈열(유행성출혈열)
- 한탄바이러스에 의한 출혈열로, 가을철에 주로 발생하며 발열 · 출혈 · 신부전을 특징으로 한다.
- 들쥐의 배설물에 노출되어 감염되므로 예방을 위해 야외 활동 시 조심해야 한다.

★★★
53

만성질환에 관한 설명으로 옳은 것은?

① 질병의 발생시점이 분명하다.
② 짧은 기간에 집단적으로 발생한다.
③ 질병의 직접적인 원인이 명확하다.
④ 연령 증가에 따라 유병률이 증가한다.
⑤ 갑작스러운 유행이 예견되어 격리가 필요하다.

인구의 평균 연령이 높아지면 만성질환의 유병률은 상승하는 경향이 있다. 노인 인구가 많을수록 고혈압 · 당뇨 등의 환자 비율이 높아지기 때문이다.

✰✰ 54

국가암검진사업을 실시하는 목적은?

① 질병의 치료법 개발
② 질병의 관련요인 규명
③ 질병의 발생기전 규명
④ 질병의 예방을 위한 지식 전달
⑤ **질병의 조기발견을 통한 조기치료**

질병을 조기에 발견하고 곧바로 치료하는 것은 2차 예방의 핵심으로, 병의 진행을 막고 예후를 개선한다. 예를 들어 암 검진을 통해 초기 암을 발견 · 치료하는 것이 해당된다.

✰✰ 55

「혈액관리법」상 혈액관리업무를 하는 자가 혈액의 적격 여부 검사 결과 부적격혈액을 발견한 경우의 처리 방법은?

① 폐기처분하고 그 결과를 관할 보건소장에게 신고하여야 한다.
② **폐기처분하고 그 결과를 보건복지부장관에게 보고하여야 한다.**
③ 폐기처분하고 그 결과를 행정안전부장관에게 신고하여야 한다.
④ 별도의 보관용기에 보관하고 그 결과를 관할 보건소장에게 보고하여야 한다.
⑤ 별도의 보관용기에 보관하고 그 결과를 보건복지부장관에게 신고하여야 한다.

혈액원 등 혈액관리업무를 하는 자는 혈액의 적격 여부 검사 결과 부적격혈액을 발견하였을 때에는 보건복지부령으로 정하는 바에 따라 이를 폐기처분하고 그 결과를 보건복지부장관에게 보고하여야 한다(혈액관리법 제8조).

✰✰ 56

「모자보건법」상 모자보건사업의 대상자와 그 정의로 옳은 것은?

① 모성: 임산부와 폐경기 여성
② 임산부: 분만 후 7개월 된 여성
③ 영유아: 출생 후 7년 된 사람
④ 신생아: 출생 후 2개월 된 사람
⑤ **미숙아: 신체의 발육이 미숙한 채로 출생한 영유아**

「모자보건법」상 미숙아
신체의 발육이 미숙한 채로 출생한 영유아로서 임신 37주 미만 출생아 또는 출생 시 체중 2,500g 미만인 영유아

✰✰✰ 57

「모자보건법」상 정상적인 3세 아이의 정기 건강진단 실시 기준은?

① 2주마다 1회   ② 1개월마다 1회
③ 3개월마다 1회   ④ **6개월마다 1회**
⑤ 12개월마다 1회

정상 영유아 1세까지는 1개월마다 1회, 1 ~ 5세까지는 6개월 마다 1회 실시한다.

✰✰ 58

환자나 보균자의 대소변에 의해 오염된 식수나 음식물로 전파되는 감염병은?

① **장티푸스**   ② 말라리아
③ 백일해   ④ 황열
⑤ 홍역

장티푸스는 살모넬라 타이피균에 의해 발생하는 경구 감염성 제2급 감염병으로, 오염된 물이나 음식물을 통해 전파된다.

59

모성사망비 지표의 분모에 해당하는 것은?

① **당해 연도 연간 총 출생아 수**

② 당해 연도 모성 사망 수

③ 당해 연도 신생아 사망 수

④ 당해 연도 15~49세 가임기 여성 수

⑤ 당해 연도 임신 28주 이후의 사산아 수

- 모성사망비: 모성사망수/당해 연도 연간 총 출생아 수 × 100,000
- 모성사망률: 모성사망수/당해 연도 가임기 여성 수(15~49세) × 100,000

60

알코올 의존증인 65세 노인이 "내가 술을 마시는 이유는 아내의 잔소리 때문이다."라고 주장하는 경우의 방어기제는?

① 부정 ② **투사**

③ 해리 ④ 억압

⑤ 퇴행

투사
자기 자신의 문제, 결점을 오히려 외부에 있다고 완고하게 믿으며 왜곡된 사고 등을 보이는 것

61

지역사회 정신보건 서비스 중 1차 예방 수준에 해당하는 것은?

① 조기치료 ② 집단정신요법

③ **치매예방교육** ④ 낮병원 서비스

⑤ 정신건강 선별검사

- 치매예방을 위한 교육은 아직 병이 발생하지 않은 노인을 대상으로 인지훈련, 생활습관 개선 등을 지도하는 1차 예방에 해당한다.
- 치매 조기검진은 2차 예방, 치매환자 돌봄서비스는 3차 예방에 속한다.

62

우리나라 노인인구에 관한 설명으로 옳은 것은?

① 노인인구가 감소하고 있다.

② **치매 환자 수가 증가하고 있다.**

③ 고혈압 환자 수가 감소하고 있다.

④ 기대수명과 건강수명이 일치한다.

⑤ 연령이 증가할수록 일상생활수행능력이 향상된다.

우리나라는 고령화로 인해 치매 환자 수가 꾸준히 증가하는 추세에 있다. 인구 고령층이 늘어나면서 치매 유병률도 높아지는 것이다.

63

「노인장기요양보험법」상 장기요양기관에 장기간 입소한 수급자에게 신체활동 지원 및 심신기능의 유지·향상을 유한 교육·훈련 등을 제공하는 장기요양급여는?

① 재가급여 ② **시설급여**

③ 가족요양급여 ④ 방문요양급여

⑤ 특별현금급여

노인장기요양보험에서 장기요양시설에 입소하여 받는 요양 서비스를 시설급여라고 한다. 반면, 집에서 방문간호·방문목욕 등을 받는 서비스를 재가급여라 한다.

★★★
64

하루 동안 방문보건활동을 할 때 첫 번째로 방문해야 할 대상자는?

① 결핵 환자
② 매독 환자
③ 고혈압 환자
④ 수족구병 환자
⑤ **임신당뇨병 환자**

가정방문 간호의 우선순위
- 시급성: 급성질환 → 만성질환 / 신환자 → 구환자
- 감염 방지: 전염성 대상자 → 비전염성 대상자
- 효과성: 문제가 의심되는 환자 대상자 → 문제가 있는 환자 대상자 → 건강한 대상자
- 효율성: 집단 → 개인 / 대상자가 모여 있는 지역 → 비교적 대상자가 한산한 지역
- 신생아 → 임산부 → 학령전 아동 → 학동기 아동 → 성병 환자 → 결핵 환자

★★★
65

「의료법」상 무면허 의료행위를 한 자는?

① **면허된 것 이외의 의료행위를 한 치과의사**
② 의사의 지도하에 의원급 의료기관에서 진료의 보조를 수행한 간호조무사
③ 지도교수의 지도·감독하에 전공 분야 관련 실습을 위해 간호판단을 한 간호학 전공 학생
④ 교환교수의 업무를 수행하기 위해 보건복지부장관의 승인을 받아 의료행위를 한 외국 의사 면허 소지자
⑤ 전시에 준하는 국가비상사태에서 국가의 요청에 따라 의료인의 지도·감독을 받아 의료행위를 한 의과대학생

의료인은 자신의 면허 범위를 벗어난 의료행위를 해서는 안 된다. 치과의사가 치과 영역이 아닌 수술 등을 시행하면 「의료법」 위반이다.

★★★
66

「정신건강증진 및 정신질환자 복지서비스 지원에 관한 법률」상 망상장애를 가진 사람의 사회적응을 위한 각종 훈련과 생활 지도를 하는 시설은?

① 정신의료기관
② 정신요양시설
③ **정신재활시설**
④ 국가트라우마센터
⑤ 국립정신건강연구기관

정신재활시설
정신질환자, 정신건강상 문제가 있는 자를 대상으로 사회적응을 위한 각종 훈련 및 생활지도를 제공하는 시설을 말한다.

★★
67

「결핵예방법」상 전염성 결핵 환자에 대하여 접객업이나 사람들과 접촉이 많은 업무에 종사하는 것을 전염성 소실의 판정을 받을 때까지 정지하거나 금지하도록 명하여야 하는 사람은?

① 질병관리청장
② 보건복지부장관
③ **시장·군수·구청장**
④ 식품의약품안전처장
⑤ 보건진료 전담공무원

특별자치시장·특별자치도지사 또는 시장·군수·구청장은 전염성 결핵 환자에 대하여 접객업이나 그 밖에 사람들과 접촉이 많은 업무에 종사하거나 집단생활시설에서 수행하는 업무에 종사하는 것을 보건복지부령으로 정하는 바에 따라 전염성 소실(消失)의 판정을 받을 때까지 정지하거나 금지하도록 명하여야 한다.

68

「감염병의 예방 및 관리에 관한 법률」상 기존에 알려지지 아니한 새로운 병원체에 의해 발생하여 국제적으로 보건문제를 야기하고 국내 유입에 대비하여야 하는 감염병으로서 질병관리청장이 보건복지부장관과 협의하여 지정하는 것은?

① 생물테러감염병
② 인수공통감염병
③ 의료관련감염병
④ 관리대상 해외 신종감염병
⑤ 세계보건기구 감시대상 감염병

관리대상 해외 신종감염병
기존 병원체의 변이, 변종 또는 알려지지 않은 신종 병원체 등에 의하여 국제공중보건 문제를 야기하고 국내 유입에 대비할 필요가 있는 감염병

★
69

A 지역의 인구 분포가 다음과 같을 때 노년 부양비는?

- 0 ~ 14세 인구 수: 50명
- 15 ~ 49세 인구 수: 250명
- 50 ~ 64세 인구 수: 200명
- 65세 이상 인구 수: 900명

① 180
② 200
③ 300
④ 450
⑤ 1,800

노년부양비

$$\frac{65세\ 이상\ 고령인구}{생산연령인구(15세 \sim 64세)} \times 100$$

$$= \frac{900}{250 + 200} \times 100 = 200$$

70

「구강보건법」상 구강보건사업 대상이 아닌 사람은?

① 초등학생
② 노인복지시설을 이용하는 노인
③ 모자보건수첩을 발급받은 임산부
④ 국방부 직할 부대에 소속된 군인
⑤ 장애인복지시설에 입소하여 생활하는 장애인

구강보건사업은 학교, 사업장 및 노인, 장애인, 임산부, 영유아를 위한 구강보건사업 내용을 포함한다.

실기

★★
71

성인의 고막체온을 측정할 때 귓바퀴를 당기는 방향은?

① 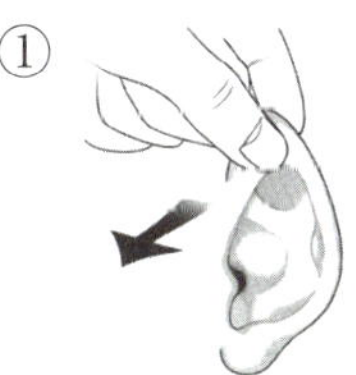

② 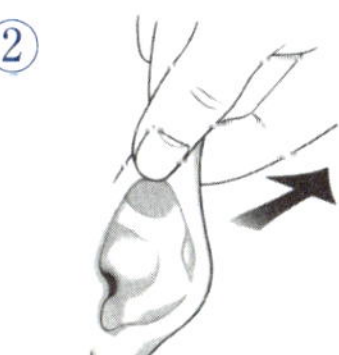

③ 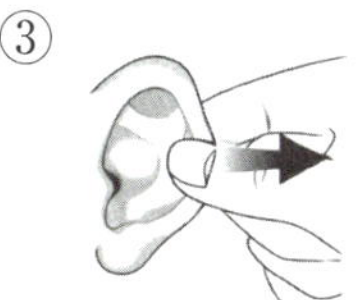

④ 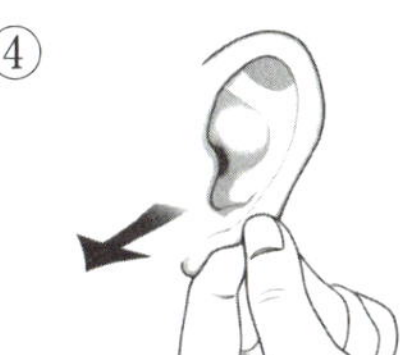

⑤ 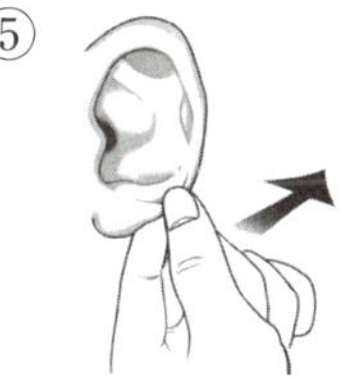

성인은 후상방, 소아는 후하방으로 귓바퀴를 당긴다.

★★
72

맥박을 측정하는 방법으로 옳은 것은?

① 신생아는 요골동맥에서 측정한다.
② **손떨림이 있는 환자는 경동맥에서 측정한다.**
③ 간호조무사의 엄지손가락을 사용하여 족배동맥을 촉진한다.
④ 맥박결손을 확인해야 하는 경우 심첨맥박을 측정한 직후 요골맥박을 측정한다.
⑤ 부정맥이 있는 경우 15초간 맥박 수를 측정한 후 측정된 맥박 수에 4를 곱한다.

손이 심하게 떨리는 환자는 요골동맥 등 말초맥박을 정확히 재기 어려우므로, 목의 경동맥같이 큰 중심맥박을 측정하는 것이 바람직하다. 경동맥은 큰 동맥으로 박동이 분명하여 진전이 있어도 정확한 측정이 가능하다.

★★★
73

영양액 주입용기로 간헐적 위관영양을 할 때 주의사항으로 옳은 것은?

① 영양액은 차게 하여 공급한다.
② 1분에 60mL의 속도로 주입한다.
③ 위관영양이 끝나면 주사기로 코위관에 공기를 충분히 넣어준다.
④ 영양액 주입용기를 코위관 삽입 지점에서 약 80cm 높이의 걸대에 건다.
⑤ **영양액을 주입하기 전에 주사기로 코위관에 15 ~ 30mL의 물을 공급한다.**

위관영양을 할 때 먼저 20mL 정도의 물로 관을 세척(플러싱)하면 관이 막히지 않고 원활하게 통과되도록 하며, 남아 있는 이전 영양물을 밀어내고 수분을 공급하는 역할도 한다.

★★
74

섭취량과 배설량 측정 결과, 배설량이 섭취량보다 지속적으로 많은 경우에 환자에게 나타날 수 있는 것은?

① 부종
② **탈수**
③ 체중 증가
④ 피부긴장도 증가
⑤ 구강점막 습기 증가

배설량이 섭취량보다 지속적으로 많은 경우 탈수가 올 수 있다. 탈수 시 체중 감소, 피부긴장도 감소, 구강 점막 습기 감소 등이 나타날 수 있다.

★★
75

여성 환자의 단순도뇨 방법으로 옳은 것은?

① 심스 체위를 취하게 한다.
② **도뇨관 끝에 수용성 윤활제를 바른다.**
③ 도뇨관 삽입 시 복부에 힘을 주게 한다.
④ 도뇨관은 요도구로 18 ~ 20cm 정도 삽입한다.
⑤ 도뇨관 삽입 전 요도구, 소음순, 대음순 순서로 소독한다.

- 도뇨관 끝부분에 5cm 정도 수용성 윤활제를 바른 후 요도구에 도뇨관을 소변이 나올 때까지 삽입한다. 보통 여성은 5 ~ 6cm, 남성은 18 ~ 20cm 정도 삽입 시 소변이 나온다.
- 여성은 배횡와위, 남성은 앙와위 자세를 취하게 한다.

76

장 내의 가스를 배출할 목적으로 우유와 당밀을 사용하여 시행하는 관장은?

① 구풍관장 ② 수렴관장
③ 역류관장 ④ 용수관장
⑤ 글리세린관장

구풍관장
• 장 내 가스 배출과 복부 팽창을 경감하기 위해 시행
• 우유 + 당밀관장 / 글리세린 + 마그네슘 용액 + 물 혼합
• ⓐ 소화계의 수술 뒤, 복막염 환자에게 실시(관장 후 가스의 유무, 복부 팽만 완화의 정도 등을 관찰)

77

고압증기멸균법을 적용할 수 있는 물품은?

① 도뇨관 ② 직장관
③ 산소마스크 ④ 중심정맥관
⑤ 수술용 가위

고압증기멸균법 적용 물품
도뇨관을 제외한 도뇨관 삽입 세트, 거즈, 가운, 방포, 면직류, 린넨류, 직물, 스테인레스 곡반, 드레싱 세트 등

78

검사를 받기 전에 금식이 불필요한 것은?

① 요추천자 ② 바륨관장
③ 위내시경술 ④ 정맥신우조영
⑤ 상부위장조영

요추천자는 금식이 필요하지 않다.

79

외과적 손 씻기에 대한 설명은 옳지 않은 것은?

① 손끝을 팔꿈치보다 항상 높게 한다.
② 손끝에서 팔꿈치로 물이 흐르게 한다.
③ 사용한 멸균수건을 이용하여 수도꼭지를 잠그도록 한다.
④ 멸균수건을 사용하여 손에서부터 팔꿈치 방향으로 닦아 내린다.
⑤ 왼손과 오른손에 각각의 솔을 사용한다.

외과적 손 씻기는 무릎이나 발을 이용하여 페달을 눌러 물을 사용한다.

80

공기주의지침을 적용하는 환자 관리에 관한 내용으로 옳은 것은?

① 환자를 양압격리실에 배치한다.
② 하루에 한 번 병실 문을 열어 환기한다.
③ 병실 내에서 환자는 N95 마스크를 착용해야 한다.
④ 병실에 들어가는 간호조무사는 수술용 마스크를 착용한다.
⑤ 의학적으로 필요한 경우 환자를 병실 밖으로 이동할 수 있다.

• 환자는 음압격리실에 배치되며, 병실 내에서 환자는 마스크를 벗을 수 있지만 간호조무사를 포함한 의료종사자는 N95 마스크를 착용해야 한다.
• 환자를 병실 밖으로 이동할 수 있으며, 이때 의료종사자를 동반하여 시간을 최소화한다.

✧✧✧
81

수술 상처를 소독할 때 지켜야 할 사항은?

① 전달집게의 끝을 위로 향하게 든다.
② 개인별로 소독솜 한 개를 여러 번 사용한다.
③ 수술 상처는 주위 피부보다 오염이 심한 것으로 간주한다.
④ 상처 세척 시 용액은 오염이 심한 곳에서 덜 심한 곳으로 흐르게 한다.
⑤ 배액관이 있는 경우 배액관을 삽입한 부위에서 밖을 향해 원을 그리며 소독한다.

상처 소독은 중심부 가장 깨끗한 부분에서 시작해 바깥으로 원을 그리며 진행한다. 특히 배액관 주변은 감염위험이 높으므로 그 부위부터 시작해 점차 주변으로 닦아야 한다.

✧
82

노인 환자가 더운 물로 좌욕을 할 때 돕는 방법으로 옳은 것은?

① 대야에 물을 가득 채운다.
② 좌욕하는 동안 수온을 측정하여 적정온도를 유지한다.
③ 대야에 엉덩이가 닿도록 쪼그려 앉힌다.
④ 좌욕은 40 ~ 50분 동안 실시한다.
⑤ 좌욕이 끝나면 혼자 일어서게 한다.

좌욕 시 물의 온도는 약 40 ~ 43℃로 유지하는 것이 적절하며, 치료 효과와 환자 안전을 위해 중간중간 온도를 확인해야 한다. 온도가 너무 낮으면 효과가 감소하고, 너무 높으면 화상을 입을 수 있다.

✧✧✧
83

의치를 관리하는 방법으로 옳은 것은?

① 물에 담가 뚜껑을 닫고 보관한다.
② 의치는 빼서 뜨거운 물로 닦는다.
③ 착색된 의치는 연마제에 담가둔다.
④ 세척한 의치는 직사광선에 건조한다.
⑤ 의치 표면은 강하게 힘을 주어 닦는다.

의치를 사용하지 않을 때는 깨끗한 물에 담근 후 뚜껑을 닫고 보관해야 건조로 인한 변형을 막을 수 있다. 특히 부분의치는 마르면 형태가 변하고 입 안에 상처를 줄 수 있으므로 항상 습기를 유지한다. 휴지 등에 싸 놓으면 분실 우려가 있고 건조 노출도 발생한다.

✧✧✧
84

환자의 손 관리를 돕는 방법으로 옳은 것은?

① 손톱은 바짝 자른다.
② 손톱 측면은 가위로 자른다.
③ 건조한 손톱에 인조손톱을 붙인다.
④ 마무리 단계에서 손가락 사이에 물기를 남겨둔다.
⑤ 손톱의 깎은 면을 다듬기용 줄로 문질러 다듬는다.

손톱을 자른 후 날카롭게 남은 모서리는 줄(파일)로 부드럽게 갈아준다. 날카로운 모서리를 그대로 두면 환자가 자신이나 타인을 긁어 상처를 입힐 수 있다.

★
85

오른쪽 편마비 환자에게 단추나 지퍼와 같은 여밈 수단이 없는 윗옷을 입히는 순서로 옳은 것은?

① **오른쪽 팔 → 머리 → 왼쪽 팔**
② 오른쪽 팔 → 왼쪽 팔 → 머리
③ 왼쪽 팔 → 머리 → 오른쪽 팔
④ 왼쪽 팔 → 오른쪽 팔 → 머리
⑤ 머리 → 오른쪽 → 왼쪽 팔

옷을 입힐 때는 불편한 쪽 먼저, 벗길 때는 건강한 쪽을 먼저 한다. 따라서 오른쪽 편마비 환자에게 윗옷을 입힐 때는 불편한 쪽(오른쪽 팔) → 머리 → 건강한 쪽(왼쪽 팔) 순서로 입힌다.

★★★
86

수동적 관절가동범위 운동을 시행하는 방법으로 옳은 것은?

① 힘을 주어 강하게 한다.
② 발끝부터 머리까지의 순서로 한다.
③ **가능한 관절가동범위 내에서 움직여 준다.**
④ 대상자가 피로감을 느낄 때까지 지속한다.
⑤ 좌우 양쪽 부위 관절을 동시에 움직여 준다.

• 순서는 머리부터 발끝까지의 순서로, 큰 근육에서 작은 근육 순서로 한다.
• 환자가 피로감을 느끼지 않게 한다.
• 여러 관절을 동시에 하지 않고 한 쪽을 끝낸 후 다른 쪽을 운동시킨다.

★★★
87

환자를 침상에서 휠체어로 이동할 때 간호보조 활동으로 옳은 것은?

① **기립성 저혈압 징후가 있는지 살핀다.**
② 환자를 휠체어 앞쪽에 걸터 앉혀 둔다.
③ 환자의 바지를 잡고 회전하여 휠체어에 앉힌다.
④ 환자를 휠체어에 앉히기 전 휠체어의 발받침대를 내린다.
⑤ 편마비 환자의 경우 마비된 쪽 침대 난간에 휠체어를 붙인다.

침대에서 휠체어로 이동 시 돕는 법
• 편마비 환자일 경우 건강한 쪽 침대 난간에 휠체어를 붙인다.
• 휠체어 안쪽으로 깊숙이 엉덩이를 붙일 수 있도록 한다.
• 발받침대는 환자를 휠체어에 앉힌 후 펴도록 한다.

★★★
88

왼쪽 편마비 환자가 지팡이를 사용하여 계단을 내려갈 때 보행 순서로 옳은 것은?

① 건강한 다리 → 지팡이 → 마비된 다리
② **지팡이 → 마비된 다리 → 건강한 다리**
③ 지팡이 → 건강한 다리 → 마비된 다리
④ 마비된 다리 → 지팡이 → 건강한 다리
⑤ 건강한 다리 → 마비된 다리 → 지팡이

지팡이 보행 돕기 순서
• 오르기: 지팡이 → 건강한 다리 → 마비된 다리
• 내리기(평지): 지팡이 → 마비된 다리 → 건강한 다리

다음에서 설명하는 체위는?

> • 목적: 산후 자궁후굴 예방, 자궁 내 태아 위치 교정, 월경통 완화
> • 방법: 침상에서 무릎을 꿇고 머리와 가슴을 침상에 닿도록 한 후 머리를 옆으로 돌리고 둔부를 올려 대퇴와 침상이 직각이 되게 한다.

① 복위   ② 측위

③ **슬흉위**   ④ 반좌위

⑤ 절석위

슬흉위(무릎-가슴 자세)
• 태아의 위치를 교정하거나 제대 탈출(탯줄이 밖으로 나온 경우) 시 혈류를 방해하지 않기 위해 사용한다.
• 태아의 혈류가 막히지 않도록 하여 산소 공급을 원활하게 한다.
• 태아 곤란(심박동 저하) 시에는 권장되지 않으며 이때는 측위를 한다.

낙상 예방 활동으로 옳은 것은?

① **욕실에 손잡이를 설치한다.**
② 야간에는 조명을 소등한다.
③ 호출벨을 높은 곳에 걸어 둔다.
④ 취침 시 침대 높이를 최대한 높여 준다.
⑤ 신고 벗기 편한 헐거운 슬리퍼를 신게 한다.

낙상 예방법
• 미끄럼 방지 고무가 달린 적절하게 맞는 슬리퍼를 착용하게 한다.
• 야간에는 바닥에 간접조명을 켜 둔다.
• 침대 높이는 허리와 같거나 허리보다 낮게 조정한다.

얼음주머니를 적용할 때 주의해야 할 사항으로 옳은 것은?

① 50분 적용 후 10분간 중단한다.
② 얼음주머니를 피부에 직접 적용한다.
③ 얼음을 주머니 입구까지 가득 채운다.
④ **발적이 있으면 얼음주머니를 제거한다.**
⑤ 얼음주머니를 적용할 피부에 물기가 있는 상태에서 대준다.

냉요법 도중 피부에 발적이나 창백, 통증이 느껴지면 조직 손상의 신호이므로 즉시 중단해야 한다. 얼음주머니 적용 부위 피부가 지나치게 빨개지거나 창백해지면 동상 위험이 있어 바로 제거하고 피부 상태를 확인한다. 계속 적용하면 저온으로 인한 조직 손상이 발생할 수 있다.

전신마취하에 수술이 예정된 환자를 수술실에 보내기 직전에 하는 간호보조활동으로 옳은 것은?

① **부분 의치를 빼준다.**
② 입원팔찌를 제거한다.
③ 수술용 환의를 속옷 위에다 입힌다.
④ 수술 부위 표시를 확인한 후 지운다.
⑤ 긴 머리는 여러 개의 머리핀으로 고정해준다.

의식이 없는 환자를 간호할 때는 구강 내 기도 폐쇄를 막기 위해 틀니가 있으면 빼놓아야 한다. 부분 틀니나 전체 틀니가 입 안에 남아 있으면 환자가 기도로 흡인하거나 점막을 눌러 상처를 줄 수 있다.

93

모든 종류의 미생물을 사멸할 수 있는 높은 수준의 소독제는?

① 페놀
② 75% 알코올
③ 4급 암모늄염
④ 2% 글루타르알데히드
⑤ 0.5% 클로르헥시딘

2% 글루타르알데히드 소독제
- 의료 기기의 고수준 소독 및 멸균에 사용되는 화학 소독제로, 결핵균·진균·바이러스 등 다양한 미생물을 10분 이내에 사멸시키는 효과가 있다.
- 침습적 의료 기기의 소독에 사용된다. 예를 들면, 내시경이나 외과 수술 도구와 같이 멸균이 필요하지만 멸균할 수 없는 장비를 소독한다.

★★★
94

흉강천자 검사를 위한 간호보조활동으로 옳은 것은?

① 검사 전 도뇨를 시행한다.
② 검사 중 바늘이 삽입되면 기침을 제한한다.
③ 검사 후 옆누운 잭나이프자세를 유지하게 한다.
④ 검사 후 천자 부위는 개방된 상태로 둔다.
⑤ 검사 후 검체는 24시간 동안 상온에 보관한다.

폐조직 검사를 위해 경피적 폐생검(바늘생검)을 할 때는 바늘이 폐에 들어간 순간에 환자가 기침하거나 움식이면 큰 위험이 된다. 따라서 검사 중 "지금은 움직이거나 기침하지 마세요."라고 지시하여 바늘이 안전하게 유지되도록 한다. 검사 전후의 심호흡과 기침 격려는 분비물 배출을 위해 필요하지만, 바늘 삽입 순간에는 금지된다.

★★★
95

24시간 소변검사 시 소변을 수집하고 보관하는 방법으로 옳은 것은?

① 검사가 끝나는 시간의 마지막 소변은 제외한다.
② 밤에 본 소변은 별도 보관 후 검사실로 보낸다.
③ 수집 용기에서 소변을 덜어 낸 다른 검사에 이용한다.
④ 시작 시간의 첫 소변은 버리고 24시간 동안 소변을 모은다.
⑤ 소변 수집 중 소변을 흘렸다면 24시간이 끝난 후 한 번 더 소변을 보게 하여 합친다.

24시간 소변 검사를 할 때는 정확한 시간 관리가 중요하다. 예를 들어 아침 8시에 시작하면 8시 첫 소변은 버리고 그 시점부터 다음날 8시까지 나오는 모든 소변을 용기에 모은다. 첫 소변을 버리는 이유는 시작 시간을 기준으로 정확히 24시간분을 채집하기 위함이다.

★
96

심폐소생술 시행 시 가슴압박을 할 때마다 완전하게 가슴을 이완시키는 목적은?

① 호흡 촉진
② 정맥환류량 증가
③ 가슴뼈 손상 예방
④ 관상동맥 관류 감소
⑤ 흉강 내부 압력 증가

가슴압박 이후 다음 가슴압박을 위한 혈류가 심장으로 충분히 채워지도록, 즉 정맥환류량을 증가시키도록 각각의 가슴압박 이후 가슴의 이완을 최대로 한다. 매 압박 후 가슴이 원래 상태로 완전히 이완되어야 혈액이 효과적으로 순환할 수 있다.

★★★
97

비강캐뉼라를 이용한 산소요법 시 간호보조활동으로 옳은 것은?

① 음식 섭취 중에는 캐뉼라를 제거한다.
② 습윤병에 멸균증류수를 가득 채운다.
③ **입을 다물고 코로 숨을 쉬게 격려한다.**
④ 캐뉼라를 소독하기 위해 알코올을 환자 가까이 둔다.
⑤ 보온이 필요한 경우 환자에게 모직 담요를 덮어 준다.

- 효과적인 산소 전달을 위해 입을 다물고 코로 숨을 쉬게 격려한다.
- 캐뉼라 착용 중 의사소통이나 식사가 가능하다.
- 습윤병에는 표시된 선까지 멸균증류수를 채운다.

★★
98

환자운반차를 이용하여 다른 병동에서 전입한, 의사소통이 가능한 환자를 확인하는 방법으로 옳은 것은?

① 이송 요원에게 환자의 이름을 물어본다.
② 환자의 이름과 등록번호를 보호자에게 물어본다.
③ 전출 병동에 전화하여 환자의 이름과 등록번호를 확인한다.
④ 환자의 이름과 등록번호를 호명하고 맞는지 환자에게 물어본다.
⑤ **환자에게 이름과 등록번호를 개방형으로 질문하고 입원팔찌와 의무기록을 대조한다.**

환자를 확인할 때 두 가지 이상의 고유 정보를 개방형으로 질문하고 이를 대조하여 환자를 확인해야 한다.

★
99

입원 환자에게 입원 생활을 안내하는 동안 환자가 집에서 복용하던 약을 가져왔다는 것을 알게 된 경우 옳은 행동은?

① 약국에 반납하여 폐기한다.
② 보호자에게 집으로 가져가게 한다.
③ 집에서 복용하던 대로 복용하라고 한다.
④ **복용하지 않도록 안내한 후 간호사에게 알린다.**
⑤ 처방받은 병원에 복용 여부를 문의하도록 안내한다.

환자가 기존에 복용하던 약(자가약)을 가져온 경우 입원 중 일단은 복용하지 않도록 설명하고, 의사가 자가약을 검토할 수 있도록 간호사에게 알린다.

★★★
100

병원에 화재가 발생했을 때 대응방법으로 옳은 것은?

① 거동이 불편한 중증환자부터 대피시킨다.
② 중요한 물건을 찾기 위해 병원 안으로 들어간다.
③ **환자에게 젖은 수건으로 코와 입을 막고 대피하게 한다.**
④ 바람이 불어오는 쪽을 마주보고 서서 소화기 분말을 뿌린다.
⑤ 출입문의 손잡이가 뜨거우면 천으로 감싸 쥐고 문을 연다.

복도의 연기를 최대한 마시지 않도록 자세를 낮추고 젖은 수건으로 코와 입을 막고 이동하도록 한다.

★★
101

치료적 의사소통 방법 중 '반영'이 나타나는 대화는?

① "모든 일이 잘될 겁니다."
② "그래서 어떻게 되었나요?"
③ "부모님과의 관계는 어떻습니까?"
④ "그런 일이 보통 있을 수 있는 일일까요?"
⑤ **"다시 말해 그 사람이 많이 좋으신 모양이군요."**

반영
환자가 표현한 감정이나 경험을 되돌려주어 환자가 자신의 감정과 생각을 더 잘 이해하고 표현할 수 있도록 돕는 방법이다.

★★
102

병원의 환경관리 방법으로 옳은 것은?

① 사용한 침구는 털어서 보관한다.
② 병실의 복도바닥 청소 시 비질을 한다.
③ **격리실 안에 격리 의료폐기물 박스를 둔다.**
④ 사용한 후두경 날은 비눗물에 담가 소독한다.
⑤ 입원실 청소는 오염이 심한 구역에서 덜 심한 구역으로 한다.

격리실에서 발생한 폐기물은 이동 과정에서 오염 확산을 막기 위해 격리실 안에 격리 의료폐기물 박스를 둔다.

★
103

정상 호흡에서 흡기 시 사용되는 주호흡근은?

① 광배근   ② 대흉근
③ 승모근   ④ 소흉근
⑤ **외늑간근**

정상 호흡에서 흡기 시에는 주로 외늑간근과 횡격막이 사용되며, 호기 시에는 주로 내늑간근과 복근이 사용된다.

★
104

통증에 관한 설명으로 옳은 것은?

① 만성 통증은 우울증을 감소시킨다.
② 급성 통증 시 깊고 느린 호흡을 한다.
③ 급성 통증은 근육의 긴장도를 감소시킨다.
④ **통증은 실제적 또는 잠재적 조직 손상에 대한 주관적 감각이다.**
⑤ 관심 있는 활동으로 주의를 돌렸을 때 통증은 더 심해진다.

통증은 실제적 또는 잠재적 조직 손상과 관련되거나 그러한 손상에 기인한 불쾌한 감각적 및 정서적 경험으로 주관적 감각이다.

★★
105

복부천자에 대한 설명으로 옳은 것은?

① 흉수를 배출하기 위한 처치이다.
② 새우등 자세를 취한다.
③ 멸균원칙을 지키지 않아도 된다.
④ 천자하기 전에 가슴둘레를 측정한다.
⑤ **배출된 체액을 받는 수집통은 침상 아래에 둔다.**

• 복부천자는 복수를 배출하기 위한 처치이다. 처치 전후 복부 둘레를 측정한다.
• 앉은 자세를 취해 복수가 하복부에 고이게 돕는다.
• 바늘이 복강 안으로 들어가는 것이므로 처치 시 멸균원칙을 지켜야 한다.

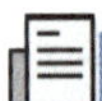 기초간호학 개요

01

다음에 해당하는 간호조무사의 윤리강령은?

> 간호대상자의 국적, 인종, 종교, 사상, 연령, 성별, 정치적·사회적·경제적 지위, 성적 지향, 질병과 장애의 종류와 정도, 문화적 차이를 불문하고 차별 없는 간호를 제공한다.

① 건강 환경 구현
② 평등한 간호제공
③ 개별적 요구 존중
④ 취약한 대상자 보호
⑤ 알 권리 및 자기결정권 존중

간호조무사는 차별 없는 간호를 제공하고, 환자의 권리를 존중하며, 직업적 책임과 주의의무를 다해야 한다.

02

디곡신을 투여하기 전 반드시 측정해야 하는 것은?

① 혈압
② 맥박
③ 호흡
④ 체온
⑤ 체중

디곡신을 투여하기 전에는 반드시 맥박을 측정하여 60회/분 이하이면 투여하지 않는다.

03

간호조무사의 직업윤리를 준수한 행동으로 옳은 것은?

① 보호자에게 환자의 질병상태를 알려준다.
② 동료와 의견이 충돌하면 대화를 회피한다.
③ 환자에게 개인적 친근감으로 동정과 인정을 표현한다.
④ 업무상 알게 된 환자의 불리한 비밀을 동료에게 알리지 않는다.
⑤ 환자에게 도움이 된다면 의사가 요구하는 부도덕한 행위에 협조한다.

간호대상자의 존엄성과 기본권을 존중하고, 사생활과 개인정보를 보호한다.

04

간호조무사의 직업적 업무수행 태도로 옳은 것은?

① 의문이 생기면 감독자와 의논한다.
② 쉬운 업무는 간소화하여 수행한다.
③ 배당된 업무를 동료와 임의로 분배한다.
④ 의사의 구두지시는 서면지시로 남기지 않는다.
⑤ 가족이 치료방침에 대해 질문하면 친절히 알려준다.

간호조무사의 직업적 태도
구두지시는 반드시 서면지시도 남겨야 하며, 치료방침에 대해서는 간호사나 의사에게 직접 문의하도록 설명한다.

05

물품 관리 및 세척에 관한 설명으로 옳은 것은?

① 고무제품은 건조한 상태로 보관한다.
② 혈액이 묻은 환의는 뜨거운 물로 세척한다.
③ 사용 중인 소변기는 일주일에 한 번 세척한다.
④ 고무재질로 된 공기방석은 공기를 빼서 보관한다.
⑤ 소독할 기구는 세척하지 않고 중앙공급실로 보낸다.

- 고무 재질 의료용품은 습기에 약하므로 완전히 건조시켜 보관해야 한다.
- 혈액이 묻은 천은 찬물로 헹구어야 한다.
- 사용 중인 소변기는 매일 세척해야 한다.
- 소독할 기구는 세척 후 보내야 한다.

체액에 관한 설명으로 옳은 것은?

① 총체액량의 2/3가 세포외액이다.
② 세포내역은 간질액과 혈장으로 구성되어 있다.
③ 체중 대비 총체액량 비율은 유아가 성인보다 높다.
④ 건강한 성인의 총체액량 비율은 체중의 20 ~ 30%이다.
⑤ 지방 함량이 높을수록 체중 대비 총체액량 비율이 높아진다.

- 총체액량의 약 2/3는 세포내액이다.
- 세포외액은 간질액과 혈액으로 구성되어 있다.
- 건강한 성인의 총체액량 비율은 체중의 약 50 ~ 60%이다.
- 체지방이 많을수록 체내 수분 비율은 오히려 낮아진다.

07

망막에 관한 설명으로 옳은 것은?

① 안구방수를 생산한다.
② 동공의 크기를 조절한다.
③ 수정체의 만곡을 조절한다.
④ 외막 구조로 안구를 보호한다.
⑤ 시각적 상을 받아 시신경을 통해 뇌로 보낸다.

망막은 외부에서 들어온 빛이 시각적 상으로 맺히는 부위로, 감각세포가 집중되어 있고 이를 전기적 신호로 변환하여 뇌로 전달한다.

천식 환자에게 투여하는 기관지확장제는?

① 모르핀 ② 살부타몰
③ 프로프라놀롤 ④ 리도카인
⑤ 암피실린

실부타몰은 대표적인 간기 작용성 베타2 삭용제로 급성 천식 발작 및 호흡곤란 증상의 빠른 완화를 위해 사용된다.

09

뇌세포의 주 에너지원은?

① 철 ② 칼슘
③ 포도당 ④ 나트륨
⑤ 아이오닌

뇌세포는 포도당만을 에너지원으로 사용하는 대표적인 기관이다. 뇌는 무게는 가볍지만 하루 전체 포도당 소비량의 약 20 ~ 25%를 사용할 정도로 에너지를 많이 소비하는 기관이다.

★★
10

항결핵약인 이소니아지드를 장기간 복용할 경우 결핍될 수 있으며, 결핍 시 신경장애를 유발할 수 있는 영양소는?

① 티아민
② **피리독신**
③ 코발라민
④ 리보플라빈
⑤ 아스코르빈산

이소니아지드의 대표적인 부작용으로 말초신경염이 있으며, 장기간 복용하면서 피리독신(비타민 B_6) 결핍에 의해 발생한다.

★★
11

시각장애 환자와 대화하는 방법으로 옳은 것은?

① 환자의 뒤에서 이야기를 한다.
② 촉각을 활용한 설명은 자제한다.
③ **환자와 만날 때 먼저 자신을 소개하며 말을 건넨다.**
④ '여기', '이쪽' 등의 지시대명사를 사용하여 대화한다.
⑤ 간호조무사를 중심으로 오른쪽과 왼쪽을 정해 설명한다.

시각장애 환자와 대화하는 방법
- 만나거나 헤어질 때 먼저 말을 걸고 악수를 청하도록 한다.
- 지시대명사를 사용하지 않으며 시계방향으로 설명한다.
- 환자를 기준으로 오른쪽, 왼쪽 방향을 설정하여 원칙을 정한다.

★★
12

영구치가 나오는 시기에 관한 설명으로 옳은 것은?

① 5세 정도에 아래턱에 앞니가 나온다.
② **6세 정도에 아래턱에 제1 큰어금니가 나온다.**
③ 8세 정도에 위턱에 송곳니가 나온다.
④ 12세 정도에 위턱에 제1 작은어금니가 나온다.
⑤ 15세가 되면 사랑니까지의 영구치열이 완성된다.

영구치 첫 번째 큰어금니는 일반적으로 만 6세 전후에 하악(아래턱)에서 맹출한다. 이는 "6세 구치"라고 불릴 정도로 대표적이다.

★
13

치과진료 기구 중 천공기(excavator)의 주된 사용 용도는?

① 충치의 깊이 파악
② 구강 내에 고인 액체 흡인
③ **충치가 진행된 상아질 제거**
④ 보존 치료를 위한 소형 재료 삽입
⑤ 잘 보이지 않는 구강 안쪽의 치아 관찰

천공기(excavator): 보존치료 시 우식 병소 제거

14

경락과 경혈을 자극하는 수기요법의 효과는?

① 혈액순환 감소
② 근육경련 증가
③ **신진대사 증가**
④ 소변 배설량 감소
⑤ 관절운동범위 감소

추나요법은 한의학에서 손이나 신체 부위를 이용해 관절과 근육을 조정하고 정렬을 맞추는 치료법으로, 그 효과로 통증 완화, 신진대사 증가, 관절 기능 향상, 근육이완 등이 있다.

15

침요법 시 체침(滯針) 반응이 나타났을 때 간호보조활동으로 옳은 것은?

① 자침 부위의 관절을 운동하게 한다.
② 침관을 사용하여 침을 밀어 넣는다.
③ 자침 부위를 얼음찜질한다.
④ **잠시 기다렸다가 침을 돌리면서 발침한다.**
⑤ 자침 부위가 아래로 가도록 체위를 변경하게 한다.

체침 반응은 침이 조직에 박혀서 빠지지 않는 경우로, 이때는 잠시 기다렸다가 침을 돌리면서 발침한다.

16

협심증 환자를 위한 간호보조활동으로 옳은 것은?

① **일상생활에서 추운 날씨에 노출되지 않게 한다.**
② 일상생활에서 많은 양의 식사를 하게 한다.
③ 호흡곤란 시 얼음물을 마시게 한다.
④ 흉통 발생 시 걷기 운동을 하게 한다.
⑤ 흉통 발생 시 나이트로글리세린을 물과 함께 삼키게 한다.

차가운 공기는 협심증 환자에게 좁아져 있는 관상동맥을 더욱 수축시켜 협심증의 증상을 악화시킬 수 있으므로 추운 날씨에 노출되지 않도록 한다.

17

갑상샘 절제 후 환자의 목소리로 확인할 수 있는 합병증은?

① 출혈
② 감염
③ 연하곤란
④ 갑상샘저하증
⑤ **후두신경 손상**

- 갑상선 수술 후 음성이 쉰다면 후두신경(반회후두신경) 손상을 의심해야 한다. 이 신경이 손상되면 성대 마비로 목소리가 쉬거나 기도 보호에 문제가 생긴다.
- 출혈 시에는 경부 팽창 및 혈종이 나타나며, 부갑상선 손상 시에는 저칼슘증 증상이 나타난다.

***

18

투베르쿨린검사(Tuberculin Test)를 하기 위해 약물을 주입한 후 그 반응을 확인하는 시간으로 옳은 것은?

① 15분
② 60분
③ 12 ~ 24시간
④ 48 ~ 72시간
⑤ 96 ~ 120시간

투베르쿨린 피부반응 검사는 투여 후 48 ~ 72시간에 판독해야 정확하다(발적 길이 측정 10mm 이상 양성). 이 시간 이후에는 반응이 소실되거나 변화하여 결과를 신뢰하기 어렵다.

***

19

빈혈 환자에게 철분제제를 투여하는 이유는?

① 감염 예방
② 변비 예방
③ 면역력 향상
④ 혈장량 증가
⑤ 적혈구 생성 촉진

철분제제를 통해 적혈구 생성을 촉진하는 역할을 한다.

**

20

충수염의 치료가 지연될 때 나타날 수 있는 합병증은?

① 간염
② 위염
③ 담낭염
④ 복막염
⑤ 췌장염

충수돌기염(맹장염)이 터지면 복강 내에 감염이 퍼져 복막염을 일으킬 수 있다. 복막염은 복부 전반에 심한 통증과 발열을 유발하는 응급 합병증이다.

**

21

인체의 생리적 변화를 알려주는 가장 민감한 지표는?

① 체중
② 골밀도
③ 활력징후
④ 체질량지수
⑤ 피부주름두께

활력징후
환자의 상태 파악을 위해 가장 기본적으로 측정해야 하는 것으로, 환자의 전반적인 생리적 안정을 확인하는 지표이다. 예 체온, 맥박, 호흡, 혈압

***

22

임신 2기 여성의 태반 위치를 확인하고자 복부 초음파 검사를 할 때 임부를 위한 간호보조활동으로 옳은 것은?

① 금식하게 한다.
② 절석위를 취하게 한다.
③ 복부를 포르말린으로 소독한다.
④ 초음파 젤은 차게 준비한다.
⑤ 검사가 끝날 때까지 소변을 참게 한다.

• 태반 위치 확인을 위한 복부(골반)초음파는 방광을 가득 채워야 태반과 자궁이 윗배에 떠올라 영상 확보에 유리하므로 검사 전 소변을 참도록 한다.
• 포르말린은 인체 자극이 강해 피부 소독용으로 부적절하며, 젤은 일반적으로 약간 따뜻하게 제공하여 환자 불편을 덜어준다.

☆☆
23

백내장 수술 직후 환자에게 기침과 코풀기를 제한하거나 무거운 물건을 들지 못하게 하는 이유는?

① 폐렴 예방
② 시력 증진
③ 안압 상승 예방
④ 안구 움직임 증가
⑤ 수술 부위 협착 예방

백내장 수술 직후 안압 상승 예방을 위해 기침과 코풀기, 그리고 무거운 물건을 드는 것, 배변 시 힘을 주지 않도록 교육한다.

☆☆☆
24

정상분만 직후 산모의 회음부 부종과 통증을 감소시키기 위한 간호보조활동으로 옳은 것은?

① 조기이상을 격려한다.
② 복부마사지를 시행한다.
③ 모유수유를 하게 한다.
④ 회음 절개 부위에 냉찜질을 적용한다.
⑤ 앉을 때 도넛 모양 쿠션을 사용하게 한다.

회음 절개 부위에 냉찜질을 적용하여 부종과 통증을 감소시킬 수 있다.

☆☆☆
25

유도분만 중 태아의 심박동수가 갑자기 분당 60회로 떨어지기 시삭했을 때 산모에게 적절한 체위는?

① 슬흉위
② 앙와위
③ 반좌위
④ 좌측위
⑤ 절석위

태아의 심박동수가 갑자기 분당 110회 미만으로 서맥이 되는 경우 태아 곤란증으로 이때는 산모에게 고농도의 산소를 공급하고, 좌측위로 눕게 하여 자궁으로의 혈류를 개선시킨다.

☆
26

출생 후 신생아가 처음으로 보는 암녹색의 끈적끈적한 변은?

① 혈변
② 태변
③ 이행변
④ 조제유변
⑤ 모유수유변

• 신생아가 처음 배설하는 대변인 태변은 검녹색의 끈적한 변으로 생후 24시간 이내에 배출된다.
• 태변은 소화기 내에 있던 노폐물로 구성되며, 이후 모유나 분유를 먹으며 변의 색과 형태가 바뀐다.

☆☆☆
27

신생아 목욕에 관한 설명으로 옳은 것은?

① 수유 후 실시한다.
② 30분 이상 씻긴다.
③ 알칼리성 비누를 사용한다.
④ 제대 부위에 파우더를 뿌린다.
⑤ 눈은 안쪽에서 바깥쪽으로 닦는다.

눈 주위를 닦을 때는 안쪽 눈구석(코쪽)에서 바깥쪽으로 닦아내어 눈물샘 부위의 오염을 방지한다. 이는 세균을 내안각 쪽으로 몰아넣지 않기 위한 방법이다. 바깥쪽에서 안쪽으로 닦으면 눈물샘 쪽에 오염을 유발할 수 있다.

28

영아의 이유식에 관한 설명으로 옳은 것은?

① 생후 2개월부터 시작한다.
② 모유를 충분히 먹인 직후에 이유식을 먹인다.
③ **이유식은 곡물, 고기, 채소, 과일 순서로 진행한다.**
④ 이유식은 젖병에 담아 구멍이 큰 젖꼭지로 먹인다.
⑤ 처음 먹이는 이유식 재료는 두 가지 이상을 섞는다.

영유아 이유식은 철분 강화된 곡류로 시작하고, 단백질 공급을 위한 고기, 그리고 채소와 과일 순으로 단계적으로 도입한다.

29

8세 여아가 다음과 같은 증상을 호소할 때 예상할 수 있는 질환은?

• 발열	• 두통
• 식욕부진	• 귀밑샘 부위의 통증과 부기

① 백일해　　　　② 파상풍
③ 성홍열　　　　④ **볼거리**
⑤ 수족구병

침샘이 붓고 발열을 동반하는 질환은 바이러스성 귀밑샘염인 볼거리(유행성이하선염)이다. 볼거리는 이하선이 붓고, 특히 사춘기 남자에게 고환염을 일으킬 수 있다.

30

노인을 위한 영양관리 방법으로 옳은 것은?

① 칼슘 섭취 제한
② 염분 섭취 권장
③ 단당류 섭취 권장
④ 식이섬유 섭취 제한
⑤ **불포화지방산 섭취 권장**

포화지방 대신 올리브유·등푸른 생선에 많은 불포화지방산 섭취를 늘리면 콜레스테롤 수치를 개선하고 고지혈증이나 동맥경화를 예방할 수 있다.

31

노인의 영양 섭취에 영향을 주는 신체적 변화로 옳은 것은?

① 침 분비가 증가한다.
② 단맛에 대한 감각이 예민해진다.
③ **소화능력이 떨어진다.**
④ 갈증에 대한 반응이 빠르다.
⑤ 음식 냄새에 민감해진다.

노인의 신체적 변화
위산 분비 감소, 소화 효소 감소, 장 운동성 감소로 소화능력이 떨어지고 영양 흡수 저하 등이 일어난다.

32

노인에게 수면 장애를 유발할 수 있는 경우는?

① 매일 같은 시간에 기상하기
② 낮 동안 규칙적으로 운동하기
③ 밤 동안 침실 조도를 낮추기
④ **잠자기 직전에 물을 많이 마시기**
⑤ 공복감으로 잠이 오지 않으면 가벼운 간식을 섭취하기

잠자기 직전에 물을 많이 마시면 소변 때문에 새벽에 깰 수 있으므로 수면의 질이 저하된다.

✭ 33

외상으로 인한 출혈로 혈압 저하와 빈맥이 나타나는 쇼크는?

① 독성 쇼크
② 신경성 쇼크
③ 심장성 쇼크
④ **저혈량 쇼크**
⑤ 아나필락시스 쇼크

혈액량이 감소하는 상황으로 신속히 다리를 올려 주어 심장으로 가는 혈류량을 증가시켜 주어야 한다.

✭✭✭ 34

자동심장충격기로 심장충격을 실시한 후 즉시 해야 할 행동으로 옳은 것은?

① 인공호흡
② **가슴압박**
③ 기도 유지
④ 의식 확인
⑤ 심장 리듬 분석

즉시 가슴압박을 시행하며 제세동 후 환자의 심장이 정상적으로 다시 박동할 때까지 심폐소생술을 계속 시행한다.

✭✭✭ 35

다리가 개방 골절되어 출혈이 동반된 환자에게 제공해야 하는 응급처치는?

① 골절 부위를 마사지한다.
② 골절 부위에 온찜질을 제공한다.
③ **골절 부위를 심장보다 높게 올린다.**
④ 골절 부위의 옷을 잡아당겨서 벗긴다.
⑤ 피부를 뚫고 나온 뼈 끝을 피부 속으로 밀어 넣는다.

- 골절 부위를 심장보다 높게 하고, 뼈가 튀어나왔더라도 절대 만지지 않는다.
- 옷은 잡아당기지 말고 잘라서 제거한다.

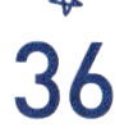

보건간호학 개요

✭ 36

보건교육의 내용에 관한 사항으로 옳은 것은?

① 어려운 것에서 쉬운 것 순으로 구성한다.
② **대상자의 경험이나 교육 수준을 고려해 선정한다.**
③ 광범위하고 전문적인 내용으로 선정한다.
④ 교육자의 요구와 흥미에 따라 선정한다.
⑤ 추상적인 것에서 구체적인 것 순으로 구성한다.

교육 자료나 내용은 대상자의 학습 수준과 기존 지식을 고려하여 선정해야 이해와 참여도를 높일 수 있다.

★
37

개별 보건교육을 실시할 때 주의사항으로 옳은 것은?

① 대상자와 상호작용을 적게 한다.
② **대상자의 수준에 맞는 어휘를 사용한다.**
③ 대상자의 부정적 감정 표현을 외면한다.
④ 대상자가 잘못 알고 있는 것을 무시한다.
⑤ 대상자의 변화를 확인하기 위해 대답을 재촉한다.

치료적 의사소통에서는 어려운 의학용어 대신 환자가 이해하기 쉬운 표현을 쓰는 것이 중요하다. 전문용어나 속어를 사용하거나 일방적 지시는 바람직하지 않으며, 환자 수준에 맞춘 쉬운 어휘 사용이 공감과 이해를 돕는다.

★★
38

다음에 해당하는 보건교육 평가 도구의 조건은?

> 평가 도구에 보건교육의 목표나 기준이 얼마나 잘 포함되어 있는지를 측정해 내는 정도를 의미한다.

① **타당도**
② 신뢰도
③ 객관도
④ 실용도
⑤ 성취도

- 검사나 도구가 측정하고자 하는 개념을 실제로 제대로 측정하는 정도를 타당도라고 한다. 즉, "재는 것이 제대로 재고 있는가"의 문제이다.
- 신뢰도는 측정값의 일관성에 관한 것이며, 객관도는 평가자의 주관 개입 없이 동일한 결과가 나오는 정도를 뜻한다.

★★★
39

보건교육 평가 유형과 그 평가 내용이 옳게 연결된 것은?

① 성과평가 – 교육진행의 정도 확인
② 투입평가 – 교육과정의 실행 효과 확인
③ 총괄평가 – 교육시행 전 학습자의 요구도 확인
④ 진단평가 – 교육시행 후 교육목표 달성 여부 확인
⑤ **형성평가 – 교육진행 중 학습자의 학습 이해도 확인**

형성평가는 교육이 진행되는 도중에 학습자의 이해도나 진행 상황을 확인하기 위한 평가로, 학습 중간중간 피드백을 제공하여 교육 효과를 높이는 것이 목적이다. 반면 총괄평가(총합평가)는 교육 후에 최종 성취도를 평가하는 것으로 형성평가와는 시기와 목적이 다르다.

★
40

다음에 해당하는 보건의료조직은?

> - 「의료법」에 의한 병원의 요건을 갖춘 보건소를 지칭한다.
> - 보건소의 방역, 예방사업에 덧붙여 진료 각 과를 두고 있으며, 30병상 이상의 규모를 갖추고 있다.

① 보건지소
② 보건진료소
③ **보건의료원**
④ 건강생활지원센터
⑤ 지역응급의료센터

군(郡) 지역 등 병원이 부족한 지방에서 1차 진료와 보건서비스를 함께 제공하는 기관은 보건의료원이다.

41

보건의료체계 중 지도력, 의사결정, 규제를 포괄하는 구성요소는?

① 경제적 지원
② 자원의 조직화
③ 보건의료 정책과 관리
④ 보건의료 자원의 개발
⑤ 보건의료 서비스의 제공

보건의료 정책 및 관리
보건의료체계의 효율적인 운영을 위한 정책 수립, 규제 시행 등이 해당된다.

생활이 어려운 사람에게 필요한 급여를 실시하여 이들의 최저생활을 보장하고 자활을 돕는 공공부조 제도는?

① 고용보험
② 국민연금
③ 국민건강보험
④ 국민기초생활보장
⑤ 산업재해보상보험

공공부조
• 국가가 생활이 어려운 국민에게 최소한의 인간다운 삶을 보장하기 위해 제공하는 복지제도이다.
• 이는 사회보험과 달리 기여 없이도 지원받을 수 있는 제도로, 주로 저소득층, 장애인, 노인, 한부모 가정 등을 대상으로 한다.
• 공공부조는 크게 소득보장(국민기초생활보장)과 의료보장(의료급여) 두 가지로 나뉜다.

43

다음에 해당하는 국제환경협약은?

> • 지구온난화를 일으키는 6가지 온실가스 배출을 억제하기 위한 협약이다.
> • 온실가스 배출량을 약속한 대로 줄이지 않은 국가에 대해서는 무역에서 불이익을 적용하기로 합의한다.

① 바젤협약
② 런던협약
③ 람사르협약
④ 교토의정서
⑤ 몬트리올의정서

• 교토의정서(1997)는 지구온난화를 막기 위해 온실가스 감축 목표를 국가별로 설정한 국제협약이다.
• 파리협정(2015)은 기후변화 대응 협약이고, 몬트리올의정서는 오존층 파괴 물질 규제에 관한 협약이다.

우리나라 국민건강보험의 특징으로 옳은 것은?

① 운영기관은 행정안전부이다.
② 개인의 선택에 따라 임의가입한다.
③ 가입자가 보험료의 전액을 부담한다.
④ 개인의 건강 위험 정도에 따라 보험료가 결정된다.
⑤ 보험료 부과 수준에 관계없이 균등한 보험급여를 받는다.

국민건강보험은 가입자의 기여 및 부담 수준과 상관없이 모든 가입자에게 동등한 보험급여 혜택을 부여함으로써 의료 서비스의 형평성, 공정성에 기여한다.

★★ 45

의료인이 환자를 진료할 때마다 진찰료, 검사비 등을 각각 산정하여 진료비를 청구하는 제도는?

① 봉급제 ② 인두제
③ 총액예산제 ④ 포괄수가제
⑤ **행위별 수가제**

★★ 46

파킨슨병으로 진단받은 68세 노인이 자신의 집에서 신체활동과 가사활동을 지원받고자 할 때 해당하는 장기요양급여는?

① **방문요양**
② 방문간호
③ 단기보호
④ 주 · 야간보호
⑤ 노인요양공동생활가정

★★★ 47

중태평양에서 동태평양에 이르는 지역의 해수면 온도가 비정상적으로 낮아지는 현상은?

① 열섬현상 ② 황사현상
③ **라니냐현상** ④ 엘니뇨현상
⑤ 기온역전현상

★★ 48

많은 사람이 일정한 공간에 밀집되어 있거나 산소가 불충분한 실내에 장시간 밀폐되어 있을 때 농도가 증가하여 군집중독을 일으키는 것은?

① 질소 ② 라돈
③ 일산화탄소 ④ **이산화탄소**
⑤ 폼알데하이드

★ 49

다음에 해당하는 생활폐기물 처리 방법은?

- 가장 위생적인 처리 방법이지만 주변 지역의 공기를 오염시킬 수 있다.
- 전선이나 비닐을 처리하는 과정에서 인체에 유해한 다이옥신 등이 방출된다.

① 매립 ② 파쇄
③ 퇴비 ④ **소각**
⑤ 적재

50

다음 A씨의 질병 요인으로 추측되는 것은?

> - 항공승무원 A씨는 급성 골수성백혈병으로 진단받았다.
> - 27년간 북극 항로를 이용하는 국제 운항 노선에서 근무한 경력이 있다.
> - 가족력이 없고, 채용 시 받은 건강검진에서도 이상이 없었다.

① 자외선   ② 적외선
③ 가시광선   ④ 레이저광
⑤ **전리방사선**

엑스선(X-ray), 감마선 등 전리방사선은 세포의 DNA를 직접 손상시켜 돌연변이와 암을 유발할 수 있다. 항공승무원은 비행 중 전리방사선(우주방사선)에 노출되어 혈액암, 유방암, 위암 등 직업성 암 위험이 높아질 수 있으며, 실제로 산재로 인정된 사례가 있다.

공중보건학개론

51

역학에 관한 설명으로 옳은 것은?

① 질병 치료에 중점을 둔다.
② 비감염성 질환은 제외한다.
③ 질병의 자연사는 제외한다.
④ 대상은 환자 개인에 국한한다.
⑤ **건강 문제의 원인을 규명한다.**

역학은 질병의 원인 규명에 중점을 두며, 환자 개인이 아닌 집단 내에서 질병의 발생 양상과 분포를 분석한다.

52

질병 발생의 병원체, 숙주, 환경 요인 중 병원체 요인에 해당하는 것은?

① 연령   ② 생활 습관
③ 건강 상태   ④ **박테리아**
⑤ 경제적 수준

병원체 요인
질병 발생의 직접적 요인으로, 세균, 바이러스, 리케차, 절지동물 등이 해당한다.

53

감염으로 인해 증상이 나타나는 사람은?

① 건강 보균자   ② **현성 감염자**
③ 잠재 감염자   ④ 잠복기 보균자
⑤ 회복기 보균자

현성 감염자
병원체의 침입으로 인하여 특이하고 현저한 증상이 발생한 환자

54

바이러스성 감염병은?

① 결핵   ② 성홍열
③ 콜레라   ④ 파라티푸스
⑤ **유행성이하선염**

- 결핵, 성홍열, 콜레라, 파라티푸스는 세균성 감염병에 해당한다.
- 유행성이하선염(볼거리)은 주로 봄에 유청소년이 비말을 통해 전파되는 급성 유행성 감염병이다.

55

만성질환을 관리하기 위한 이차예방활동에 해당하는 것은?

① 성인 대상 건강검진
② 당뇨 환자 대상 자조모임
③ 청소년 대상 건강증진프로그램
④ 노인 대상 인플루엔자 예방접종
⑤ 뇌졸중 환자 대상 운동재활프로그램

이차예방은 질병 잠복기의 무증상인 개인, 인구집단 등을 대상으로 조기발견, 조기치료 등을 시행하여 질병의 진행, 합병증, 후유증 등을 예방하는 것으로 일반건강검진, 암검진, 만성습관성질환 선별검사, 치매 선별검사 및 확인된 질환의 조기관리 및 치료 등이 포함된다.

56

동생이 태어난 후 8세 아동이 이불에 오줌을 싸서 기저귀를 차는 경우에 해당하는 방어기제는?

① 부정
② 투사
③ 퇴행
④ 억제
⑤ 반동형성

- 스트레스 상황에서 성격이 미숙했던 이전 발달 단계로 역행하는 방어기전을 퇴행이라고 한다. 예를 들어 성인이 투정을 부리거나 아이 같은 행동을 보이는 경우이다.
- 억압은 불편한 생각을 무의식에 눌러 담는 것이고, 부인은 현실을 인정하지 않는 것이다.

57

「모자보건법」상 임산부의 정의로 옳은 것은?

① 임신이 가능한 여성
② 임신 전부터 분만까지의 여성
③ 임신 전부터 수유기까지의 여성
④ 임신 중이거나 분만 후 6개월 미만인 여성
⑤ 임신 중이거나 분만 후 1년 미만인 여성

「모자보건법」에서 정의하는 "임산부"에는 현재 임신 중인 여성분만 아니라 분만 후 6개월이 지나지 않은 여성도 포함된다. 이는 산욕기까지 산모의 건강을 보호하기 위한 기준이다.

58

「모자보건법」상 본인이나 배우자가 대통령령으로 정하는 전염성 질환이 있는 경우 인공임신중절수술이 가능한 임부는?

① 임신 23주
② 임신 25주
③ 임신 27주
④ 임신 29주
⑤ 임신 31주

일반적으로 임신 20주 이후부터 태아의 생존 가능성이 급격히 높아지며, 임신 23 ~ 24주경부터 신생아 중환자치료로 생존이 가능하다고 간주한다. 따라서 임신중절 등 의료적 판단의 기준 주수로 약 24주 미만이 거론된다.

☆☆☆
59

모자보건지표 중 영아사망률은?

① 당해 연도 총 사망자 수/당해 연도 연 중앙인
구 × 1,000
② 당해 연도 생후 1년 미만의 사망아 수/당해
연도 1년간 출생 수 × 1,000
③ 당해 연도 생후 28일 미만의 사망아 수/당해
연도 1년간 출생 수 × 1,000
④ 당해 연도 임신, 출산, 산욕으로 인한 모성
사망자 수/당해 연도 연 중앙인구 × 100,000
⑤ 당해 연도 임신 28주 이후 사산아 수 + 생후
7일 미만의 사망아/당해 연도 1년간 출생 수
× 1,000

영아사망률은 한 해 동안 발생한 생후 1년 미만 영아 사망
수를 같은 해의 출생아 수로 나눈 후 1,000을 곱하여 계산
한다. 이 지표는 출생아 1,000명당 영아사망수를 나타내
며, 한 국가의 보건수준을 평가하는 중요한 지표이다.

60

다음에 해당하는 용어는?

> 인구조사 시점에서 그 지역에 주소를 두고 거주하
> 는 인구로, 일시 부재자가 포함된다.

① 상주인구
② 주간인구
③ 현재인구
④ 법적인구
⑤ 출생지인구

상주인구란 해당 지역에 주민등록되어 상시 거주하는 인구
를 말한다.

☆
61

「노인장기요양보험법」상 노인성 치매환자가 장
기요양 인지지원 등급의 수급자로 판정받기 위
한 장기요양 인정 점수는?

① 45점 미만
② 45점 이상 51점 미만
③ 51점 이상 60점 미만
④ 60점 이상 75점 미만
⑤ 75점 이상 95점 미만

인지지원 등급은 장기요양 인정 점수 45점 미만에 해당
된다.

☆☆
62

건강관리실 활동과 비교할 때 가정방문 활동의
장점으로 옳은 것은?

① 간호 제공자의 시간을 절약할 수 있다.
② 가정 환경에 맞는 간호를 제공할 수 있다.
③ 간호 제공 시 필요한 기구들을 충분히 활용할
수 있다.
④ 특수한 상담 및 의뢰 활동을 즉각적으로 실시
할 수 있다.
⑤ 같은 문제를 가진 대상자끼리 서로의 경험을
공유할 수 있다.

가정방문 간호는 대상자의 집을 직접 찾아가서 간호를 제공
하는 활동으로 가장 큰 장점은 대상자의 실제 생활 환경을
직접 확인하고, 그에 맞는 맞춤형 간호를 제공할 수 있다는
것이다. 또한 대상자가 거동이 불편한 경우에도 간호서비스
를 제공할 수 있다.

가정방문 활동의 우선순위 원칙으로 옳은 것은?

① 개인과 집단이 대상일 때 개인을 우선으로 한다.

② 신규 환자와 기존 환자가 있을 때 기존 환자를 우선으로 한다.

③ 하루에 여러 대상자를 방문할 때 감염성 대상자를 우선으로 한다.

④ **급성질환자와 만성질환자가 있을 때 급성질환자를 우선으로 한다.**

⑤ 건강한 대상자와 건강 문제가 있는 대상자가 있을 때 건강한 대상자를 우선으로 한다.

가정방문 우선순위
급성환자, 건강 문제가 있는 대상자, 집단, 신규 환자, 비감염질환자를 먼저 방문한다.

65세 이상 노인에게 무료로 실시하는 국가예방접종 감염병은?

① 결핵

② 수두

③ **폐렴구균**

④ 홍역

⑤ 사람유두종바이러스 감염증

만 65세 이상 노인에게 무료로 시행되는 국가예방접종으로는 인플루엔자, 폐렴구균이 있다.

「의료법」상 진료기록부를 보존하여야 하는 기간은?

① 2년 ② 3년

③ 5년 ④ 7년

⑤ **10년**

의료법상 보존 기간	
10년	진료기록부, 수술기록
5년	환자명부, 검사내용 및 검사소견기록, 방사선 사진, 간호기록부, 조산기록부
3년	진단서, 사망진단서, 시체검안서
2년	처방전

「정신건강증진 및 정신질환자 복지서비스 지원에 관한 법률」상 다음에 해당하는 입원은?

> 정신질환자의 보호의무자 2명 이상이 신청하고 정신건강의학과전문의가 입원이 필요하다고 진단한 경우, 정신의료기관의 장은 해당 정신질환자를 입원시킬 수 있다.

① 동의입원

② 응급입원

③ 자의입원

④ **보호의무자에 의한 입원**

⑤ 시장·군수·구청장에 의한 입원

「정신건강복지법」상 보호의무자 2인의 동의로 시행되는 보호입원은 환자의 의사와 관계없이 보호의무자에 의해 이루어지는 정신과 입원 형태이다. 이는 환자 치료와 안전을 위해 필요시 사용된다.

★★ 67

「결핵예방법」상 다음에 해당하는 용어는?

> 결핵에 감염되어 결핵감염검사에서 양성으로 확인
> 되었으나 결핵에 해당하는 임상적, 방사선학적 또
> 는 조직학적 소견이 없으며 결핵균검사에서 음성
> 으로 확인된 자

① 결핵환자
② 결핵의사환자
③ **잠복결핵감염자**
④ 전염성 결핵환자
⑤ 결핵환자 접촉자

활동성 결핵이 아닌 잠복결핵감염(LTBI) 상태의 사람은 몸
에 결핵균이 있으나 증상이 없고 전염성이 없다. 따라서 가
족이나 주변에 전염 위험은 없다.

★ 68

「구강보건법」상 학교 구강보건사업에 해당하는
것은?

① 구강보건연구기관의 설치
② 불소농도 유지를 위한 지도·감독
③ 구강보건 관련 인력의 역량 강화
④ 불소제제의 보관 및 관리에 관한 지도·감독
⑤ **칫솔질과 치실질 등 구강위생관리 지도 및 실천**

학교 구강보건사업
• 구강보건교육
• 구강검진
• 칫솔질과 치실질 등 구강위생관리 지도 및 실천
• 불소용액 양치와 치과의사 또는 치과의사의 지도에 따른
  치과위생사의 불소 도포
• 지속적인 구강건강관리
• 그 밖에 학생의 구강건강 증진에 필요하다고 인정되는 사항

★★ 69

「혈액관리법」상 타인에게 수혈을 하기 위한 헌
혈을 하기에 적합한 자는?

① C형간염 환자
② 후천성면역결핍증 환자
③ 체온이 섭씨 38도인 자
④ 체중이 40킬로그램인 여자
⑤ **맥박이 1분에 78회인 남자**

성인 남성의 정상 맥박수는 1분에 약 60 ~ 100회이므로,
78회는 정상 범위에 속한다.

★★ 70

「감염병의 예방 및 관리에 관한 법률」상 다음에
해당하는 감염병은?

> • 전파가능성을 고려하여 발생 또는 유행 시 24시
>   간 이내에 신고하여야 한다.
> • 격리가 필요하다.
> • 결핵, 콜레라, 한센병 등이 포함된다.

① 제1급감염병
② **제2급감염병**
③ 제3급감염병
④ 제4급감염병
⑤ 기생충감염병

제2급감염병은 환자 발생 즉시 신고 및 격리가 요구되는 감
염병으로 결핵, 수두, 홍역 등 유행 시 방역 조치가 필요한
질병들이 포함된다.

실기

71 ✿✿

고막체온 측정에 관한 설명으로 옳은 것은?

① 측정 시간이 5분 이상 걸린다.
② 심부 체온을 측정하기에 적절하다.
③ 사용한 탐침커버를 씌운 채로 보관함에 보관한다.
④ 성인의 경우 귓바퀴를 후하방으로 당기면서 탐침을 삽입한다.
⑤ 다인실에 있는 환자들에게 1개의 탐침커버를 사용하여 측정한다.

- 측정 시 귀 소아는 후하방, 성인은 후상방으로 귓바퀴를 잡아당기면서 탐침을 삽입하고 2～5초 정도 대기한 후 신호음이 울리면 계기판에 표시된 수치를 읽는다.
- 일회용 탐침커버를 사용하며, 개별 환자별로 교환하여야 한다.

72 ✿✿✿

다음 설명에 해당하는 호흡 양상은?

- 호흡 리듬은 규칙적이나 호흡이 비정상적으로 깊고 호흡수가 증가한다.
- 당뇨병 케톤산증 발생 시 나타난다.

① 빈호흡(tachypnea)
② 좌위호흡(orthopnea)
③ 비오호흡(Biot's respiration)
④ 쿠스마울호흡(Kussmaul respiration)
⑤ 체인-스토크스호흡(Cheyne-Stokes respiration)

제시문은 쿠스마울호흡에 대한 설명으로, 호흡 시 과일향이 나는 것이 특징이다.

73 ✿✿

노인 환자의 일상적인 식사를 돕는 방법으로 옳은 것은?

① 음식을 빨리 먹게 한다.
② 한 번에 많은 음식을 먹게 한다.
③ 식사 후 30분 정도 앉아 있게 한다.
④ 음식을 먹고 있을 때 말을 많이 시킨다.
⑤ 환자 손등에 음식을 조금 떨어뜨려 온도를 확인시킨다.

노인 환자의 식사돕기
- 식사 전 물이나 음식의 온도를 확인하기 위해 간호조무사의 손등에 조금 떨어뜨린다.
- 음식을 빨리 먹지 않게 하고 한 번에 조금씩 먹게 한다.
- 식사 시 말을 시키지 않으며 곁을 떠나지 않는다.

74 ✿✿

환자의 섭취량을 계산할 때 올바른 방법은?

① 식간에 마시는 음료를 제외한다.
② 약 복용 시 섭취한 물을 포함한다.
③ 비위관으로 주입된 물을 제외한다.
④ 정맥으로 주입된 수액의 양을 제외한다.
⑤ 섭취한 얼음양의 1/4을 수분량으로 환산한다.

섭취량은 어떤 경로로든 신체 내로 들어오는 모든 수분을 포함한다.

✦ 75

침상변기를 이용하여 배변을 돕는 방법으로 옳은 것은?

① 변기를 눈에 잘 보이게 침대 위에 둔다.
② 사용한 변기는 씻어서 물을 채워 보관한다.
③ 변기의 높은 부분을 머리 방향으로 대어 준다.
④ 부동 환자는 측위를 취해준 후 변기를 대어 준다.
⑤ 배변 후 물티슈로 항문에서 음부 쪽으로 닦아 준다.

부동 환자는 간호조무사 쪽으로 등을 대고 옆으로 눕는 자세(측위)를 취하게 한 후 엉덩이에 변기를 대어 준다.

✦✦ 76

방광 내 유치도관을 삽입한 환자를 위한 간호보소활동으로 옳은 것은?

① 수분 섭취를 제한한다.
② 유치도관을 매일 교환한다.
③ 소변수집주머니는 소변이 가득 찬 후에 비운다.
④ 소변수집주머니를 방광과 같은 높이로 침상에 고정한다.
⑤ 유치도관에서 소변수집주머니까지 폐쇄배액 체계를 유지한다.

요로감염 예방을 위해 유치도뇨관은 도관과 배액주머니 사이를 개방하지 않고 밀폐 체계를 유지해야 한다. 연결부를 함부로 분리하지 않고 소변주머니도 항상 아래로 두어 소변 역류를 막는다.

✦✦ 77

고압증기멸균 방법으로 옳은 것은?

① 무거운 물품은 멸균기 안 윗선반에 넣는다.
② 물이 고일 수 있는 기구는 엎어 놓아 기구에 물이 고이지 않게 한다.
③ 160℃의 뜨거운 공기로 1시간 멸균되도록 설정한다.
④ 멸균물품을 건조되기 전에 멸균기에서 꺼낸다.
⑤ 멸균 종료 후 10시간 동안 통기하고 사용한다.

120℃에서 20~30분 멸균 후 건조한 상태를 유지하거나 세척 후 건조를 위해서는 기구에 물이 고이지 않도록 엎어서 보관해야 한다. 물웅덩이가 생기면 미생물이 증식하기 쉬워 감염 위험이 높아진다.

✦ 78

물 없이 손소독제를 사용하여 손 위생을 할 수 있는 경우는?

① 혈액이 묻은 경우
② 화장실을 이용한 후
③ 환자의 침대를 만진 후
④ 눈에 보이는 오염이 있는 경우
⑤ 포자(아포)를 형성하는 세균에 오염된 경우

환자를 직접 간호한 후 분만 아니라 환자의 침대나 침구 등 주변 환경을 만진 후에도 손 위생을 해야 한다. 병원균은 환자 주변 환경에도 존재하므로, 이를 만진 손으로 다른 곳을 접촉하면 교차감염이 일어날 수 있다. 따라서 환자의 환경을 접촉한 후 손 위생은 필수적이다.

★★ 79

멸균용액을 따르는 방법으로 옳은 것은?

① 드레싱 준비부터 마칠 때까지 용액병을 열어 둔다.
② 용액병의 뚜껑은 멸균된 내면이 아래로 향하게 놓는다.
③ 라벨이 붙은 쪽을 아래로 향하게 하여 용액병을 잡는다.
④ **용액병의 가장자리는 오염된 것으로 간주하여 용액을 조금 따라 버린다.**
⑤ 용액을 용기에 많이 따랐을 경우 남은 용액을 다시 용액병에 넣는다.

무균술에서 멸균용액병의 입구 가장자리는 공기 중에 노출되어 있으므로 멸균이 아니라고 본다. 따라서 처음 용액을 따를 때 소량을 버려 병 입구를 헹구는 '립핑(lipping)'을 한다. 이는 멸균 그릇에 따르는 용액의 오염을 줄이기 위한 절차이다.

★★ 80

욕창을 예방하기 위한 간호보조활동으로 옳은 것은?

① 6시간마다 자세를 변경해준다.
② 붉어진 피부에는 마사지를 해준다.
③ **상처배액물로부터 피부를 보호해준다.**
④ 침상머리를 60° 이상 올린 상태로 유지한다.
⑤ 견갑골이 압박되지 않도록 바로 누운 자세를 취하게 한다.

상처 주위의 피부에 연고나 보호막을 발라두면 상처에서 나온 배액물이 주변 피부를 짓무르게 하는 것을 막아준다.

★★ 81

스스로 자세를 변경할 수 없는 환자의 욕창 예방법으로 옳은 것은?

① 수동 운동과 움직임을 제한한다.
② **침대 밑홑이불의 주름을 펴 준다.**
③ 앉아 있는 시간을 4시간으로 제한한다.
④ 체위 변경을 해 줄 때 대상자를 끌어당긴다.
⑤ 발적이 있는 피부를 강하게 마사지해 준다.

침대 밑홑이불의 주름을 펴 주면 침대에서 받을 수 있는 압력이나 마찰을 감소시켜 욕창을 예방할 수 있다.

★★★ 82

사지마비가 있는 성인의 침상 세발 간호보조활동으로 옳은 것은?

① **손가락 끝으로 두피를 마사지한다.**
② 두피의 습기는 남기고 머리카락 끝은 말린다.
③ 침대의 높이는 간호조무사의 무릎 높이로 유지한다.
④ 머리카락이 엉켰을 때 머리카락 끝에서 두피 쪽으로 빗어준다.
⑤ 혈액이 머리카락에 묻어 있는 경우 뜨거운 물로 혈액을 먼저 닦아준다.

• 손톱이 아닌 손가락 끝으로 마사지한다.
• 침대의 높이는 간호조무사의 허리 높이로 유지한다.
• 머리카락이 엉켰을 때는 두피 가까이 머리를 잡고 손가락으로 머리카락을 분리하고, 두피에서 머리카락 끝 쪽으로 빗어준다.
• 혈액이 머리카락에 묻어 있는 경우 과산화수소수로 혈액을 닦아낸다.

★★★
83

의식이 없는 기관 내 삽관 환자에게 제공하는 구강 간호보조활동으로 옳은 것은?

① 잇몸을 제외하고 입안을 닦아 준다.
② 클로르헥시딘 원액을 적신 솜으로 닦아 준다.
③ **간호조무사 쪽으로 측위를 취하거나 고개를 돌려 준다.**
④ 겸자를 입속 깊숙이 삽입하여 혀를 강하게 닦아 준다.
⑤ 겸자의 끝이 치아에 닿을 수 있게 소독솜을 겸자에 끼운다.

- 기도흡인을 방지한다.
- 희석된 클로르헥시딘을 사용한다.
- 잇몸을 포함하여 입 안에 남아 있는 물기를 닦아준다.

★★
84

환자의 손발 관리를 돕는 방법으로 옳은 것은?

① 손톱의 측면을 깊게 깎아 준다.
② 발가락 사이에는 로션을 발라 준다.
③ 냄새가 심한 경우 맨발 상태를 유지한다.
④ **두꺼운 발톱은 더운물에 담갔다가 자른다.**
⑤ 손톱 밑은 예리한 기구를 이용하여 다듬어 준다.

- 손톱은 둥글게, 발톱은 일자로 깎아 준다.
- 발뒤꿈치에 크림을 바르되, 발가락 사이에는 바르지 않는다.

★★
85

오른쪽 편마비 환자의 바지를 갈아 입힐 때 간호보조활동으로 옳은 것은?

① 왼쪽 다리에 바지를 먼저 입힌다.
② 오른쪽 다리의 바지를 먼저 벗긴다.
③ 왼쪽 무릎이 구부러지지 않게 주의하며 입힌다.
④ 간호조무사 쪽 침대 난간을 올린 상태에서 입힌다.
⑤ **오른쪽 다리는 바지의 발목에서 허리 부분까지 모아 잡아 입힌다.**

입힐 때는 마비된 쪽부터 입히고, 벗길 때에는 건강한 쪽부터 벗긴다.

★★
86

다음 환자가 한 운동으로 옳은 것은?

> "오늘은 저 혼자서 1층부터 3층까지 계단 오르내리기를 5번이나 반복했어요. 지난주보다 다리 힘이 더 좋아진 것 같아요."

① 수동 운동
② 등척성 운동
③ 무산소 운동
④ **등장성 운동**
⑤ 능동적 보조운동

- 등장성 운동은 근육 길이가 변화하며 힘을 발휘하는 운동으로, 걷기나 아령 들기처럼 관절이 움직이는 운동이다. 근육이 수축하고 이완하면서 실제 움직임이 발생한다.
- 등척성 운동은 근육 길이 변화 없이 힘만 주는 운동(예 벽 밀기)이다.

87

오른쪽 다리가 불편하여 목발을 사용하는 환자가 계단을 오를 때 처음 하는 동작을 표현한 그림으로 옳은 것은?

① 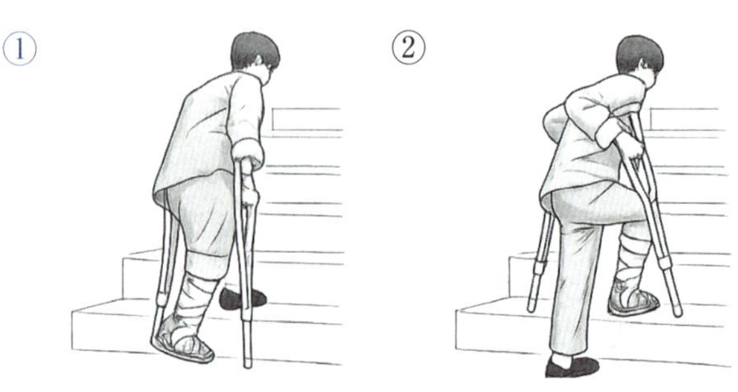

②

③ 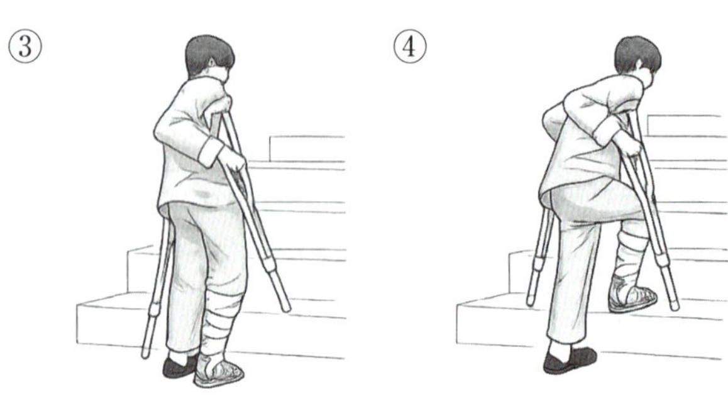

④

⑤ 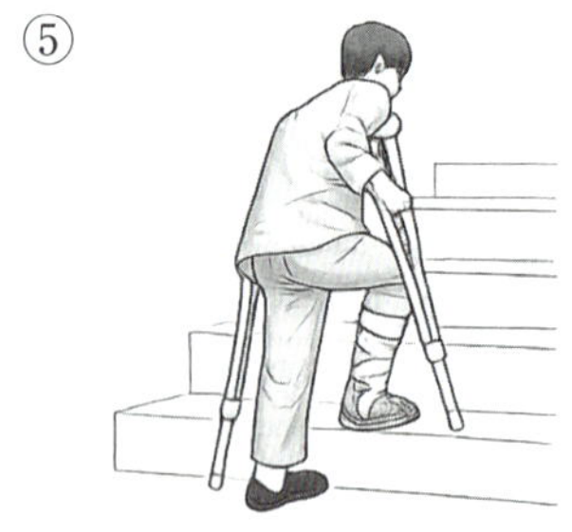

건강한 다리 먼저 → 아픈 발 + 목발

목발을 짚고 계단 오르내릴 때 "올라갈 때는 건강한 다리 먼저, 내려올 때는 아픈 다리 먼저" 원칙을 따른다. 즉 올라갈 때는 목발 짚은 상태에서 건강한 다리로 먼저 한 걸음 올라간 뒤, 다친 쪽 다리와 목발을 함께 끌어올린다. 내려올 때는 반대로 목발과 아픈 다리를 먼저 아래로 내린다.

88

저혈량쇼크 시 정맥혈의 복귀를 돕기 위해 취하게 하는 자세는?

① 심즈 자세
② 엎드린 자세
③ 반좌위 자세
④ 바로 누운 자세
⑤ **변형된 트렌델렌버그세**

- 변형된 트렌델렌버그는 환자의 다리를 몸통보다 높이고 머리는 약간 낮춘 자세로, 쇼크 환자의 말초순환을 개선하기 위해 사용된다.
- 트렌델렌버그 자세는 머리를 낮추고 발을 올리는 자세이며, 필요에 따라 상체는 평평하게 두고 다리만 올리는 변형 자세를 취한다.

기립성 저혈압 환자의 낙상을 예방하는 활동으로 옳은 것은?

① 침대 높이는 높게 조정한다.
② 신체보호대를 지속적으로 적용한다.
③ 환자가 침대 옆에 서자마자 바로 걷게 한다.
④ 자주 사용하는 물품은 환자 침대에서 멀리 둔다.
⑤ **침대에서 내려오기 전에 침상 머리를 천천히 올려 반좌위자세를 취하게 한다.**

오래 누워 있던 환자가 일어날 때는 바로 일으키지 말고 침상 머리를 서서히 올려 앉은 자세(반좌위)로 잠시 적응하도록 한다. 갑작스러운 체위 변화는 기립성 저혈압으로 어지럼증과 낙상의 위험이 있다. 따라서 단계적으로 자세를 변화시켜 혈압 안정 시간을 준다.

90

휠체어에 앉아 있는 환자가 휠체어 시트에서 미끄러지는 것을 방지하기 위해 사용하는 신체보호대는?

① 장갑보호대
② 사지보호대
③ 재킷보호대
④ 전신보호대
⑤ 팔꿈치보호대

재킷보호대는 휠체어에 앉아 있거나 침대에 누워 있을 때 가슴 부분을 억제하는 장치이다. 등 쪽에서 묶어 움직임을 제한하며, 떨어지는 것을 막기 위해 사용한다.

✦✦

91

고무로 된 얼음주머니를 적용하는 방법으로 옳은 것은?

① 적용 부위를 최소한으로 노출한다.
② 얼음주머니를 피부에 직접 대어 준다.
③ 얼음을 주머니 입구까지 가득 채운다.
④ 개방된 상처에는 30분 동안 적용한다.
⑤ 각이 진 큰 얼음으로 주머니를 채운다.

• 잘게 부순 얼음을 물로 씻어 날카로운 모서리를 부드럽게 만든 후 얼음을 절반 정도 채우고 적당량의 찬물을 부은 후 마개를 닫는다.
• 얼음주머니는 피부에 직접 대지 않고 천으로 만든 커버에 넣은 후 사용한다.
• 일반적으로 30분 정도 적용 후 제거하고 상온에서 1시간 정도 회복하는 것이 원칙이지만 개방된 상처에는 30분보다 적은 시간을 적용한다.

✦

92

결장절제술이 예정된 환자에게 수술 전날 시행하는 간호보조활동으로 옳은 것은?

① 차가운 생리식염수로 관장한다.
② 심호흡과 기침 방법을 교육한다.
③ 수술 부위를 제모한 후 보습로션을 바른다.
④ 환자의 옷이나 귀중품은 간호사실에 보관한다.
⑤ 수술실에 들어가기 전까지 음료수를 마실 수 있다고 설명한다.

수술 후 주요 합병증인 무기폐와 폐렴 등의 합병증 예방을 위해 심호흡과 기침 방법을 교육한다.

✦✦✦

93

뇌 자기공명영상(brain MRI) 검사 예정인 입원 환자에게 검사 전에 할 설명으로 옳은 것은?

① "머리카락을 작은 금속 실핀으로 고정해 주세요."
② "검사하는 동안 몸을 자유롭게 움직여도 돼요."
③ "분실되지 않게 휴대 전화를 환자복 주머니에 넣으세요."
④ "병변을 확인하기 위해 3차원 방사선 단층촬영을 하는 거예요."
⑤ "소음이 날 수 있으니 검사용 귀마개나 헤드폰을 착용하게 도와드릴게요."

MRI 촬영 시에는 기계 안에서 약 20 ~ 40분 정도 검사대에 누워 있어야 하며, 기계 소음을 차단하기 위해 헤드폰을 착용한다.

94

객담 배양 검사에 관한 설명으로 옳은 것은?

① 객담을 종이컵에 수집한다.
② 식사 직후의 객담을 수집한다.
③ 침이 많이 섞인 객담을 수집한다.
④ **수집된 객담을 신속하게 검사실로 보낸다.**
⑤ 협조가 가능한 환자는 객담 수집 전에 기침을 참게 한다.

> 객담은 멸균된 가래 검체통에 무균적으로 받아야 하며 이른 아침 첫기침 시의 가래가 가장 정확하다. 가래를 뱉기 전에는 입 안을 물로 헹구고, 침이 아닌 가래를 검체통에 뱉는다.

95

간이혈당검사에 관한 설명으로 옳은 것은?

① **손가락 끝 쪽의 측면을 천자한다.**
② 채혈침을 일반의료폐기물 전용용기에 버린다.
③ 손가락 끝을 살짝 찌른 후 힘을 주어 혈액을 짜낸다.
④ 손가락을 천자하기 어려운 경우 손바닥을 천자한다.
⑤ 천자할 부위를 닦은 알코올이 남아 있는 상태에서 천자한다.

> • 채혈침은 손상성 폐기물 전용용기에 버리고, 알코올솜과 혈액이 묻은 검사지는 일반의료폐기물 전용용기에 버린다.
> • 손가락을 천자하기 어려운 경우 귓불을 천자할 수 있다.

96

간호조무사가 성인 심폐소생술을 바르게 이해한 진술은?

① "가슴은 최소 10cm 이상 눌리게 압박합니다."
② "가슴압박 대 인공호흡의 비율은 15:2입니다."
③ "분당 60 ~ 100회의 속도로 가슴을 압박합니다."
④ **"인공호흡 1회는 1초 동안 숨을 불어넣는 것입니다."**
⑤ "외부형자동심장충격기(AED)의 패드를 가슴에 부착한 후 전원을 켭니다."

> 성인 심폐소생술에서 구호흡을 할 때, 1회 인공호흡은 약 1초간 숨을 천천히 불어넣어 환자의 가슴이 상승하도록 한다. 너무 길거나 강하게 공기를 넣으면 위로 공기가 들어가 위험할 수 있다. 현재 가이드라인에서는 1초 정도의 부드러운 환기가 권장된다.

97

간호조무사가 환자를 전동한 후 돌아올 때 가지고 와야 할 물품은?

① 환자의 개인물품
② 환자의 의무기록지
③ **전출 병동의 수액걸대**
④ 환자가 복용 중인 약
⑤ 전입 병동의 휠체어

> 환자 전동(병동 이동) 시 수액을 사용 중이었다면 수액걸대를 함께 옮겨야 하고, 이동이 끝난 뒤에는 원래 병동으로 되돌려야 한다. 이는 환자의 수액 투여 치료를 중단 없이 이어가기 위한 조치로, 장비를 효율적으로 관리하는 데에도 중요하다.

98

일반병동에 입원한 환자의 불안을 줄이기 위한 간호보조활동으로 옳은 것은?

① 의학용어를 사용하여 대화한다.
② 처치할 때 침상 커튼을 열어둔다.
③ 환자를 이름 대신 침상 번호로 부른다.
④ **호출벨의 위치와 사용법에 대해 설명한다.**
⑤ 입원 기간 동안 보호자 면회는 제한한다.

환자가 입원 초기에 낯선 환경으로 불안해할 수 있으므로, 간호조무사는 병실 내 도움 요청 방법(호출벨 위치 · 사용법 등)을 안내해 주어야 한다. 호출벨 사용법을 설명함으로써 환자는 위급 시 도움을 청할 수 있다는 안정감을 얻어 불안이 줄어든다.

계단에서 내려오다가 왼쪽 정강이뼈가 부러져 통증을 심하게 호소하는 환자에게 취해야 할 조치는?

① 왼쪽 다리를 움직여 보게 한다.
② 왼쪽 다리를 심장보다 아래에 두게 앉힌다.
③ 개방성 골절이라면 튀어나온 뼈 끝을 밀어 넣는다.
④ 바지를 벗길 때는 왼쪽 다리의 바지를 먼저 잡아당긴다.
⑤ **왼쪽 정강이뼈의 위아래 관절을 포함한 부위에 부목을 대어준다.**

정강이뼈(경골) 골절 시 부목 고정은 골절 부위가 움직이지 않도록 인접한 관절(무릎과 발목 관절)까지 포함하여 고정해야 한다. 골절 부위를 중앙에 두고 그 위아래 관절까지 부목으로 고정하면 이동 시 뼈 조각의 움직임을 최소화할 수 있다.

100

간호조무사가 환자의 말속에 담긴 감정이나 느낌을 함께 느끼며 간호조무사 자신의 감정을 환자에게 솔직하게 알리는 의사소통 방법은?

① 반영
② 수용
③ **공감**
④ 경청
⑤ 명료화

공감은 간호조무사가 환자의 말을 듣고 그 속에 담긴 감정을 자신도 느끼며 환자의 입장을 이해한 뒤, 그 이해를 솔직하게 표현하는 의사소통 방법이다. 즉, 환자의 슬픔이나 불안을 간호조무사도 유사하게 느끼는 것처럼 공감해 줌으로써 환자는 정서적 지지를 받는다고 느낀다.

간호기록을 작성하는 방법으로 옳은 것은?

① 연필로 기록한다.
② **약물 투여 후 즉시 투약내용을 기록한다.**
③ 임의의 약어를 사용하여 간략히 기록한다.
④ 기록이 잘못된 경우 수정액을 사용한 후 그 위에 덮어 쓴다.
⑤ 미래시제를 사용하여 환자 예후에 대한 예측 내용을 기록한다.

투약 및 치료에 대한 기록은 미리 하지 않으며, 반드시 수행 후에 즉시 기록한다.

★★★
102

격리의료폐기물에 해당하는 것은?

① 분만 시 나온 태반
② 위궤양 환자의 토혈
③ 골절 환자에게 사용한 붕대
④ 당뇨병 환자에게 사용한 주삿바늘
⑤ **활동성 폐결핵 환자의 객담이 묻은 거즈**

격리의료폐기물
감염병으로부터 타인을 보호하기 위하여 격리된 사람에 대한 의료행위에서 발생한 일체의 폐기물

★
103

흉곽의 앞쪽 정중앙에 있는 1개의 장방형 편평골은?

① 흉추
② **흉골**
③ 쇄골
④ 늑골
⑤ 견갑골

흉골
흉곽 앞쪽 정중앙에 위치한 길고 납작한 뼈로, 가슴의 중심을 이루는 장방형 편평골이다. 갈비뼈와 연결되어 있으며, 흉곽 안정성을 유지하고 중요한 내부 장기를 보호하는 역할을 한다.

★★★
104

외분비샘의 기능과 내분비샘의 기능을 모두 하는 신체기관은?

① 간
② **췌장**
③ 담낭
④ 송과선
⑤ 뇌하수체

췌장
• 외분비 기능: 소화 관련
• 내분비 기능: 호르몬 관련

★★★
105

혈중 칼슘 농도 저하 시 분비되는 호르몬으로, 뼈 속의 칼슘을 혈액 속으로 재흡수시켜 혈중 칼슘 농도를 높이는 호르몬은?

① 항이뇨호르몬
② 갑상샘호르몬
③ **부갑상샘호르몬**
④ 부신피질호르몬
⑤ 부신수질호르몬

부갑상샘호르몬
혈중 칼슘 농도 저하 시 분비되는 펩타이드 호르몬으로 혈중 칼슘 농도를 증가시킨다.

파이널 CBT
실전모의고사

Chapter 01 파이널 CBT 실전모의고사 1회
Chapter 02 파이널 CBT 실전모의고사 2회
Chapter 03 파이널 CBT 실전모의고사 정답 및 해설

자격종목	시험시간	문항수	점수
간호조무사	105분	105문항	

답안표기란

01	① ② ③ ④ ⑤
02	① ② ③ ④ ⑤
03	① ② ③ ④ ⑤
04	① ② ③ ④ ⑤
05	① ② ③ ④ ⑤

▌기초간호학 개요

01 환자 가족의 사생활을 알게 되었을 때 직업윤리를 준수한 행동으로 옳은 것은?

① 친구와 공유한다.
② 의료진에게 보고한다.
③ 동료 간호조무사에게 인계한다.
④ 간호조무사 혼자만 알고 있다.
⑤ 자신이 알고 있다는 것을 환자에게 말한다.

02 간호조무사가 직업윤리를 준수한 경우는?

① 기록 오류를 확인하고 정정하지 않는다.
② 유명인의 입원 사실을 가족에게 이야기한다.
③ 혈압계가 파손되었음을 관리자에게 보고한다.
④ 유효기간을 확인하지 않고 소독물품을 준비한다.
⑤ 환자의 요청으로 환자가 복용하는 약을 버려준다.

03 안전한 병원환경을 조성하는 방법으로 옳은 것은?

① 소독제와 내복약을 같은 서랍에 보관한다.
② 손상된 전선은 반창고를 감아 계속 사용한다.
③ 오염 세탁물과 기타 세탁물을 혼합하여 수거한다.
④ 산소요법 시 정전기를 일으킬 수 있는 물건을 치운다.
⑤ 바닥 청소는 오염된 구역에서 깨끗한 구역 순서로 한다.

04 간호기록을 작성하는 방법으로 옳은 것은?

① 연필로 기록한다.
② 약물 투여 후 즉시 투약내용을 기록한다.
③ 임의의 약어를 사용하여 간략히 기록한다.
④ 기록이 잘못된 경우 수정액을 사용한 후 그 위에 덮어 쓴다.
⑤ 미래시제를 사용하여 환자 예후에 대한 예측 내용을 기록한다.

05 팔꿈치를 구부려서 두 뼈 사이의 각도를 줄이는 움직임은?

① 굴곡　　　　② 신전
③ 외전　　　　④ 내전
⑤ 회전

06 혈중 칼슘 농도 저하 시 분비되는 호르몬으로, 뼈 속의 칼슘을 혈액 속으로 재흡수시켜 혈중 칼슘 농도를 높이는 호르몬은?

① 항이뇨호르몬
② 갑상샘호르몬
③ 부갑상샘호르몬
④ 부신피질호르몬
⑤ 부신수질호르몬

07 심근 수축력과 심박출량을 증가시키고 맥박을 느리게 하는 효과가 있어 심부전 치료에 사용하는 약물은?

① 코데인
② 디곡신
③ 헤파린
④ 이소니아지드
⑤ 아세트아미노펜

08 약물을 일정한 간격으로 투여하는 목적은?

① 길항작용 촉진
② 혈중농도 유지
③ 중독작용 촉진
④ 약물내성 증진
⑤ 흡수과정 지연

09 다음 증상이 있는 환자에게 적합한 식이교육 내용은?

> 다뇨, 다식, 다음, 체중감소, 피로

① 고지방식이를 권장한다.
② 고열량식이를 권장한다.
③ 단순당 섭취를 제한한다.
④ 섬유소 섭취를 제한한다.
⑤ 단백질 섭취를 제한한다.

10 혈액순환과 혈액 생성을 조절하며, 부족할 경우 악성빈혈을 초래하는 비타민은?

① 비타민 A
② 비타민 C
③ 비타민 E
④ 비타민 K
⑤ 비타민 B_{12}

11 치아우식증을 예방하기 위한 방법으로 옳은 것은?

① 채소 섭취를 제한한다.
② 치아에 있는 홈을 메운다.
③ 치아에 식초산을 도포한다.
④ 치면세균막을 제거하지 않는다.
⑤ 치실과 치간 칫솔은 사용하지 않는다.

12 구강질환의 삼차예방에 해당하는 것은?

① 칫솔질
② 치아 발거
③ 치은염 치료
④ 치면열구전색
⑤ 전문가 불소 도포

13 부항요법에 관한 설명으로 옳은 것은?

① 식사 식후에 저용하는 것이 좋다.
② 처음 압력은 60cmHg로 시작한다.
③ 1회 적용시간은 30분 이상으로 한다.
④ 정맥류가 있는 환자에게 적용하는 것이 좋다.
⑤ 성인의 사혈량은 1회 10cc를 넘지 않게 한다.

14 구법(뜸)에 관한 설명으로 옳은 것은?

① 허증 질환에 사용한다.
② 고열 환자에게 사용한다.
③ 임신부는 복부에 뜸을 뜬다.
④ 대혈관 부위에 직접구법으로 뜸을 뜬다.
⑤ 사지에 먼저 뜸을 뜨고 나서 얼굴에 뜬다.

15 다음의 의사소통 기술은?

> • 대상자와의 대화 내용이나 느낌을 다른 말로 바꾸어 말한다.
> • 대상자가 말한 사건에 동반하는 감정을 강조한다.

> [예시]
> 대상자: 아버지는 내가 입원한 후 한 번도 면회를 오지 않았어요. 내가 걱정되지 않나 봐요.
> 면담자: 아버지가 당신에게 관심이 없어 서운하시군요.

① 반영
② 거절
③ 조언
④ 자기 노출
⑤ 개방적 질문

16 다음 중 위장관 내부의 출혈 여부를 확인할 수 있는 검사는?

① 객담 검사
② 소변 검사
③ 대변 검사
④ 혈액 배양 검사
⑤ 혈청 화학 검사

17 활동성 폐결핵으로 격리 치료 중인 환자를 위한 간호보조활동으로 옳은 것은?

① 병실 방문을 자주 열어 환기한다.
② 환자가 입었던 환의는 폐기해야 한다.
③ 병실에 들어갈 때 N95 마스크를 착용한다.
④ 환자가 객혈을 할 때 뱉지 말고 삼키게 한다.
⑤ 항결핵약 복용 중 증상이 없어지면 임의로 복용을 중단하게 한다.

18 인슐린을 투여 중인 당뇨병 환자를 위한 간호보조활동으로 옳은 것은?

① 저혈당 시 설탕물을 마시게 한다.
② 인슐린은 피내주사로 투여한다.
③ 발에는 보습제를 사용하지 않는다.
④ 절대 안정을 위해 운동을 제한한다.
⑤ 규칙적으로 아침 식사 직후 혈당을 측정한다.

19 만성 신부전으로 동정맥루가 있는 환자를 위한 간호보조활동으로 옳은 것은?

① 염분 섭취를 권장한다.
② 칼륨이 풍부한 음식 섭취를 권장한다.
③ 동정맥루의 진동을 수시로 확인하게 한다.
④ 동정맥루가 있는 팔에서 혈압을 측정한다.
⑤ 동정맥루가 있는 팔로 고강도 근력운동을 하게 한다.

20 S상결장에 결장루가 있는 환자를 위한 간호보조활동으로 옳은 것은?

① 껌 씹기를 권장한다.
② 탄산음료 섭취를 권장한다.
③ 수분을 충분히 섭취하게 한다.
④ 섬유소가 많은 음식 섭취를 제한한다.
⑤ 결장루가 검은색을 띠는 것은 정상이라고 말한다.

21 두개수술을 받은 환자의 침상머리를 15 ~ 30° 정도 높이는 이유는?

① 장운동 촉진
② 수술 부위 감염 예방
③ 두개내압 상승 예방
④ 수분과 전해질의 균형 유지
⑤ 경부 근육의 긴장도 완화

22 전립선 절제술 직후 지속적 방광세척을 하는 환자의 다음 상황 중, 간호사에게 보고해야 하는 경우는?

① 침상안정을 하고 있다.
② 유치도뇨관이 혈괴로 막혀 있다.
③ 섭취량과 배설량이 기록되고 있다.
④ 소변수집주머니의 소변이 맑고 분홍색이다.
⑤ 세척액으로 멸균생리식염수를 사용하고 있다.

23 백내장 수술을 받은 환자의 다음 상황 중, 간호사에게 보고해야 하는 경우는?

① 앙와위로 누워 있다.
② 침대 난간을 올리고 있다.
③ 발작성 기침을 하고 있다.
④ 머리를 천천히 움직이고 있다.
⑤ 수술받은 눈에 안대를 착용하고 있다.

24 다음에서 설명하는 의식 수준은?

> 어떠한 자극에도 반응하지 않고 수의적 운동이 전혀 없는 상태

① 혼수
② 반혼수
③ 혼미
④ 기면
⑤ 명료

25 중이염 수술 직후의 환자에 대한 간호보조 활동으로 옳은 것은?

① 조기이상을 하도록 격려한다.
② 이명은 정상반응이라고 말한다.
③ 고개를 숙여 머리를 감게 한다.
④ 기침이 나오면 입을 벌리게 한다.
⑤ 빨대를 사용하여 물을 마시게 한다.

26 다음에서 설명하는 산후 감염 질환은?

> • 태반이 붙어 있던 부위로 세균이 침입하여 발생한다.
> • 오로(산후질분비물)의 양이 증가하고 악취가 난다.
> • 체온 상승(38℃ 이상), 전신피로, 심한 산후통이 발생한다.

① 유방염
② 신우염
③ 경관염
④ 자궁내막염
⑤ 회음부 염증

27 신생아 아프가점수에서 평가하는 항목은?

① 신장
② 체중
③ 흉위
④ 피부색
⑤ 제대상태

28 신생아의 목욕을 돕는 방법으로 옳은 것은?

① 목욕 후 제대 부위를 소독한다.
② 목욕하기 직전에 수유한다.
③ 목욕물의 온도는 손가락으로 확인한다.
④ 다리부터 상체, 얼굴 순서로 닦는다.
⑤ 목욕 중 피부색이 푸르게 변하면 목욕물에 몸을 담가준다.

29 우유병을 이용해 신생아에게 수유하는 방법으로 옳은 것은?

① 수유 직후 기저귀를 교환한다.
② 침대에 눕히고 우유병을 물린다.
③ 수유 중 공기가 들어가지 않게 주의한다.
④ 수유 후 남은 우유는 냉동보관하여 사용한다.
⑤ 소독한 우유병과 젖꼭지를 1일 1회 교체한다.

30 류마티스관절염 환자를 위한 간호보조활동으로 옳은 것은?

① 우유 섭취를 제한한다.
② 따뜻한 물에서 하는 수중운동을 제한한다.
③ 운동하기 전 강직 부위에 온열요법을 적용한다.
④ 장시간의 칼질과 같은 반복적인 움직임을 권장한다.
⑤ 관절에 강한 힘이 들어가는 운동을 규칙적으로 하게 한다.

31 자살 징후를 보이는 노인 대상자에 대한 간호보조활동으로 옳은 것은?

① 가족에게 비밀로 한다.
② 조용한 방에 혼자 둔다.
③ 잘못된 생각이라고 설득한다.
④ 의미 있는 물건의 정리를 도와준다.
⑤ 자살 의도에 대해 구체적으로 질문한다.

32 노인성 질병의 특성으로 옳은 것은?

① 질병의 경과가 짧다.
② 질병의 원인이 명확하다.
③ 치료 과정에서 합병증 발생 위험이 낮다.
④ 수분과 전해질의 균형을 유지하기가 쉽다.
⑤ 여러 가지 질병을 동시에 가진 경우가 많다.

33 치매 노인의 옷 입기를 돕는 방법으로 옳은 것은?

① 단추가 많은 옷을 준비한다.
② 앞뒤가 분명히 구분되는 옷을 준비한다.
③ 색깔이 화려하고 장신구가 많은 옷을 입도록 한다.
④ 방에서 혼자 옷을 갈아 입도록 방 밖에서 기다린다.
⑤ 시간이 걸려도 가능한 한 스스로 입도록 격려한다.

34 뇌전증 환자가 의자에 앉은 채 경련을 할 때 간호보조활동으로 옳은 것은?

① 다치지 않게 환자를 바닥에 내려 눕힌다.
② 경련을 멈추도록 환자의 팔과 다리를 잡는다.
③ 기도를 유지하도록 환자의 머리를 뒤로 젖힌다.
④ 프라이버시 보호를 위해 환자의 얼굴을 수건으로 덮는다.
⑤ 환자가 혀를 깨물지 않게 입에 간호조무사의 손가락을 넣는다.

35 1시간 전에 발목을 삔 환자를 위한 응급처치 방법으로 옳은 것은?

① 손상 부위를 마사지한다.
② 손상 부위에 온찜질을 한다.
③ 손상 부위를 압박붕대로 고정한다.
④ 손상 부위에 체중을 실어 걷게 한다.
⑤ 손상 부위에 수동관절운동을 적용한다.

| 보건간호학 개요

36 보건교육 내용의 진행 방향으로 옳은 것은?

① 어려운 것에서 쉬운 것으로
② 친숙한 것에서 낯선 것으로
③ 복잡한 것에서 단순한 것으로
④ 추상적인 것에서 구체적인 것으로
⑤ 간접적인 것에서 직접적인 것으로

37 한 주제에 대해 의견이 상반된 4~7명의 전문가들이 다수의 청중 앞에서 사회자의 안내에 따라 의견을 발표하는 보건교육 방법은?

① 패널토의
② 분단토의
③ 시범교육
④ 집단토의
⑤ 브레인스토밍

답안표기란
30 ① ② ③ ④ ⑤
31 ① ② ③ ④ ⑤
32 ① ② ③ ④ ⑤
33 ① ② ③ ④ ⑤
34 ① ② ③ ④ ⑤
35 ① ② ③ ④ ⑤
36 ① ② ③ ④ ⑤
37 ① ② ③ ④ ⑤

38 사회자, 발표자, 청중이 모두 주제에 대한 전문가이며 2~5명의 발표자가 발표를 한 후 청중과 함께 논의하는 보건 교육 방법은?

① 강의법
② 분단토의
③ 심포지엄
④ 시뮬레이션
⑤ 브레인스토밍

39 보건교육 실시 절차와 그에 대한 설명으로 옳은 것은?

① 도입 – 보건교육의 중심이 되는 단계 이다.
② 전개 – 교육내용을 정리하고 결론을 내린다.
③ 전개 – 교육대상자와의 관계 형성을 우선해야 한다.
④ 종결 – 교육의 주요개념을 요약해 준다.
⑤ 종결 – 본격적인 교육활동이 이루어 진다.

40 세계보건기구에서 제시한 일차보건의료 요소 중 다음에 해당하는 것은?

> • 보건진료소에 운영협의회를 설치한다.
> • 일차보건의료가 성공하기 위한 가장 중요한 요건이다.

① 접근성
② 수용가능성
③ 주민의 참여
④ 질적 적정성
⑤ 지불부담능력

41 우리나라에서 보건진료소 설치의 근거가 되는 법은?

① 「지역보건법」
② 「국민건강증진법」
③ 「국민건강보험법」
④ 「산업재해보상보험법」
⑤ 「농어촌 등 보건의료를 위한 특별조치법」

42 노인장기요양보험제도 중 다음에서 설명하는 시설급여 기관은?

> • 대상: 치매·중풍 등 노인성 질환 등으로 심신에 상당한 장애가 발생하여 도움이 필요한 자
> • 서비스 방법 및 내용: 입소시켜 급식·요양, 일상생활에 필요한 편의 제공
> • 규모: 입소 정원 10명 이상

① 양로시설
② 노인요양시설
③ 단기보호시설
④ 노인복지주택
⑤ 노인요양공동생활가정

43 우리나라 국민건강보험의 특성으로 옳은 것은?

① 공공부조에 속한다.
② 1종과 2종으로 구분한다.
③ 개인의 선택에 따라 가입할 수 있다.
④ 보험가입 금액 한도 내에서 보장을 받는다.
⑤ 소득수준 등에 따라 보험료를 차등하여 부담한다.

PART 03

44 우리나라 노인장기요양보험제도의 서비스 대상자는?

① 결핵으로 6개월 이상 일상생활 수행이 어려운 60세
② 파킨슨병으로 6개월 이상 일상생활 수행이 어려운 50세
③ 당뇨병으로 6개월 이상 일상생활 수행이 어려운 40세
④ 시각 장애로 6개월 이상 일상생활 수행이 어려운 30세
⑤ 조현병으로 6개월 이상 일상생활 수행이 어려운 20세

45 진료비 지불제도 중 사후보상 결정방식의 장점은?

① 행정관리가 간편하다.
② 과잉진료를 예방할 수 있다.
③ 예방 중심 의료서비스가 강화된다.
④ 의료진의 재량권이 확대되어 의료의 질이 높아진다.
⑤ 진료비 심사·조정과 관련된 공급자의 불만이 감소된다.

46 습지의 보호와 지속 가능한 이용에 관한 국제협약은?

① 바젤협약
② 파리협정
③ 교토의정서
④ 람사르협약
⑤ 몬트리올의정서

47 유기물질의 과다 유입으로 발생한 수질오염상태로 옳은 것은?

① 탁도가 낮아진다.
② 용존산소량이 높아진다.
③ 부유물질량이 줄어든다.
④ 암모니아성 질소가 줄어든다.
⑤ 화학적 산소요구량이 높아진다.

48 식중독을 일으키는 식품과 원인독소가 옳게 연결된 것은?

① 굴 – 베네루핀
② 버섯 – 솔라닌
③ 조개 – 무스카린
④ 맥각 – 아미그달린
⑤ 청매 – 테트로도톡신

49 도시하수처리법의 순서로 옳은 것은?

① 스크린 → 침사지 → 침전지 → 활성오니법
② 스크린 → 침전지 → 침사지 → 활성오니법
③ 침사지 → 침전지 → 활성오니법 → 스크린
④ 침사지 → 활성오니법 → 스크린 → 침전지
⑤ 침전지 → 스크린 → 활성오니법 → 침사지

50 다음 중 2차 대기오염물질은?

① 오존
② 황산화물
③ 탄화수소
④ 질소산화물
⑤ 일산화탄소

┃ 공중보건학개론

51 B형간염 보균자인 산모가 낳은 아이에게 B형간염 면역 글로불린을 주사했을 때 아이가 얻게 되는 면역은?

① 선천성면역
② 자연능동면역
③ 자연수동면역
④ 인공능동면역
⑤ 인공수동면역

답안표기란	
44	① ② ③ ④ ⑤
45	① ② ③ ④ ⑤
46	① ② ③ ④ ⑤
47	① ② ③ ④ ⑤
48	① ② ③ ④ ⑤
49	① ② ③ ④ ⑤
50	① ② ③ ④ ⑤
51	① ② ③ ④ ⑤

52 예방접종을 시행하여 범유행성(pandemic)에 대응하는 감염병 관리방법은?

① 병원체 제거
② 보균자 격리
③ 숙주 면역력 증강
④ 병원체 탈출 방해
⑤ 숙주 감수성 강화

53 질병 발생의 요소에 관한 설명으로 옳은 것은?

① 환경요인은 병인과 숙주에 영향을 미친다.
② 숙주의 저항력이 높으면 질병이 쉽게 발생한다.
③ 매개물을 통해 병원체가 전파되는 것은 직접전파이다.
④ 병원체의 침범을 받은 숙주의 반응 정도는 동일하게 나타난다.
⑤ 병원체에 대한 숙주의 감수성이 높으면 질병이 발생하지 않는다.

54 매독에 대한 설명으로 옳은 것은?

① 제4급 감염병에 해당된다.
② 신생아 임균 눈염을 유발한다.
③ 가임 여성은 예방접종이 필요하다.
④ 원인균은 사람면역결핍바이러스이다.
⑤ 모체의 태반을 통해 수직감염이 될 수 있다.

55 「암관리법」상 암과 대상자 기준·검진 주기를 옳게 나열한 것은?

	암	대상자 기준	검진 주기
①	간암	40세 이상 성인	1년 간격
②	위암	50세 이상 성인	1년 간격
③	대장암	50세 이상 성인	1년 간격
④	유방암	30세 이상 여성	1년 간격
⑤	자궁 경부암	40세 이상 여성	1년 간격

56 부양비에 관한 설명으로 옳은 것은?

① 총부양비가 높을수록 경제적 부담이 적다.
② 노인인구가 증가할수록 노년부양비는 감소한다.
③ 유년부양비를 계산할 때 분모는 0 ~ 14세 인구수이다.
④ 총부양비를 계산할 때 분자는 15 ~ 64세 인구수이다.
⑤ 총부양비는 생산연령인구에 대한 비생산연령인구의 비이다.

57 「모자보건법」상 모자보건사업 대상자의 정의로 옳은 것은?

① 영유아란 출생 후 8년 미만인 사람을 말한다.
② 미숙아란 선천성 기형이 있는 영유아를 말한다.
③ 신생아란 출생 후 28일 이내의 영유아를 말한다.
④ 임산부란 임신 중이거나 분만 후 8개월 미만인 여성을 말한다.
⑤ 선천성이상아란 신체의 발육이 미숙한 채로 출생한 영유아를 말하다.

58 임신 27주인 임산부의 정기진단 횟수로 옳은 것은?

① 2개월마다 1회
② 4주마다 1회
③ 2주마다 1회
④ 1주마다 1회
⑤ 1주마다 2회

59 영아의 예방접종 후 주의사항에 관한 교육 내용으로 옳은 것은?

① "접종 후 엎드리게 해서 재우세요."
② "접종 후 고열과 경련이 있으면 집에서 관찰하세요."
③ "접종 후 귀가하여 3시간 이상 주의 깊게 관찰해 주세요."
④ "접종 후 당일은 약물의 흡수를 위해 과격한 신체활동을 해도 됩니다."
⑤ "접종 후 이상반응을 관찰해야 하니 5분간 의료기관 내에 머물러 주세요."

60 생후 2개월 된 아이에게 예방접종을 해야 하는 감염성 질환은?

① 수두
② 풍진
③ 폴리오
④ 일본뇌염
⑤ A형간염

61 알코올 중독 환자가 "나는 술을 마시지만 술로 인한 문제는 없어요."라고 하였다. 이 환자가 사용한 방어기전은?

① 억압
② 억제
③ 부정
④ 투사
⑤ 반동형성

62 노인장기요양급여 중 재가급여에 해당하는 것은?

① 주·야간보호
② 노인복지주택
③ 노인요양시설
④ 요양병원 간병비
⑤ 노인공동생활가정

63 치매를 관리하기 위한 이차 예방 프로그램은?

① 노인을 대상으로 치매예방수칙을 교육한다.
② 치매노인을 대상으로 인지재활을 실시한다.
③ 노인을 대상으로 치매선별검사를 실시한다.
④ 지역주민을 대상으로 치매예방 운동을 확산한다.
⑤ 지역주민을 대상으로 치매에 대한 부정적 인식을 개선한다.

64 다음 대상자에게 안내할 수 있는 지역사회 서비스 기관은?

> • 1년 전 배우자와 사별하였다.
> • 모든 활동에 대한 흥미가 감소하였다.
> • 하루 종일 기분이 처지고 우울하다.
> • 잠들기가 어렵고 자다가 자주 깨는 등의 수면장애가 있다.

① 사회복귀시설
② 공동거주시설
③ 정신건강복지센터
④ 중독관리통합지원센터
⑤ 치매전담형 주·야간보호센터

65 가정방문을 하려고 계획할 때 하루 동안 방문할 대상자의 순서로 옳은 것은?

① 신생아 → 결핵 환자 → 암 환자 → 임산부
② 신생아 → 임산부 → 성병 환자 → 결핵 환자
③ 성병 환자 → 결핵 환자 → 신생아 → 임산부
④ 임산부 → 성병 환자 → 신생아 → 결핵 환자
⑤ 암 환자 → 결핵 환자 → 성병 환자 → 임산부

답안표기란

59	① ② ③ ④ ⑤
60	① ② ③ ④ ⑤
61	① ② ③ ④ ⑤
62	① ② ③ ④ ⑤
63	① ② ③ ④ ⑤
64	① ② ③ ④ ⑤
65	① ② ③ ④ ⑤

66 「정신건강증진 및 정신질환자 복지서비스 지원에 관한 법률」상 다음에서 설명하는 입원의 종류는?

> 정신질환자로 추정되는 사람으로서 자신의 건강 또는 안전이나 다른 사람에게 해를 끼칠 위험이 큰 사람을 발견한 사람은 그 상황이 매우 급박하여 입원 등을 시킬 시간적 여유가 없을 때에는 의사와 경찰관의 동의를 받아 정신의료기관에 입원을 의뢰할 수 있다.

① 동의입원
② 응급입원
③ 자의입원
④ 보호의무자에 의한 입원
⑤ 시장·군수·구청장에 의한 입원

67 「의료법」상 의료인이나 의료기관 개설자가 10년 동안 보존해야 하는 것은?

① 처방전
② 수술기록
③ 환자 명부
④ 간호기록부
⑤ 검사소견기록

68 「결핵예방법」상 다음 설명에 해당하는 용어는?

> 임상적, 방사선학적 또는 조직학적 소견상 결핵에 해당하지만 결핵균검사에서 양성으로 확인되지 아니한 자

① 결핵환자
② 결핵의사환자
③ 전염성결핵환자
④ 잠복결핵감염자
⑤ 전염성결핵환자 접촉자

69 「구강보건법」상 학교 구강보건사업 중에서 치과의사의 지도에 따라 치과위생사가 불소 도포사업을 할 때 필요한 불소 도포의 횟수는?

① 6개월에 1회
② 9개월에 1회
③ 12개월에 1회
④ 15개월에 1회
⑤ 18개월에 1회

70 「혈액관리법」상 혈액원이 헌혈을 하기 위해 방문한 사람을 대상으로 신원을 확인한 후에 채혈 전 해야 하는 건강진단이 아닌 것은?

① 체중 측정
② 혈압 측정
③ 체지방 검사
④ 체온 및 맥박 측정
⑤ 문진·시진 및 촉진

▎실기

71 성인의 체온을 측정하는 방법으로 옳은 것은?

① 구강체온 측정 시 전자체온계의 탐침을 볼 점막에 삽입한다.
② 직장체온 측정 시 전자체온계의 탐침을 항문에 1cm 깊이로 삽입한다.
③ 이마체온 측정 시 적외선체온계의 센서가 환자의 눈을 향하도록 댄다.
④ 액와체온 측정 시 전자체온계의 탐침이 겨드랑이 전액와선 위치에 오도록 꽂는다.
⑤ 고막체온 측정 시 귓바퀴를 후상방으로 잡아당겨 적외선 체온계의 센서가 고막을 향하도록 삽입한다.

72 호흡 측정 방법으로 옳은 것은?

① 운동 직후에 측정한다.
② 흡기와 호기를 합한 것을 1회 호흡수
로 한다.
③ 영아의 경우 15초간 측정된 호흡수
를 4배 한다.
④ 환자에게 호흡 측정 시작을 알리고
호흡을 측정한다.
⑤ 호흡이 불규칙적이면 30초간 측정된
호흡수를 2배 한다.

73 아네로이드 혈압계를 이용하여 상완혈압
을 측정하는 방법으로 옳은 것은?

① 팔을 심장보다 낮게 놓는다.
② 커프 안에 청진기를 깊숙이 넣어 감
싼다.
③ 심박 소리가 약해지는 지점의 숫자를
수축기 혈압으로 기록한다.
④ 눈금이 10mmHg/초의 속도로 떨어
지게 커프에서 공기를 뺀다.
⑤ 커프와 팔 사이에 손가락 하나가 들
어갈 정도의 여유를 두고 커프를 감
는다.

74 비위관 삽입 길이를 측정하는 방법으로 옳
은 것은?

① 입에서 귀, 귀에서 쇄골까지의 길이
를 측정한다.
② 코끝에서 입, 입에서 배꼽까지의 길
이를 측정한다.
③ 코끝에서 귀, 귀에서 검상돌기까지의
길이를 측정한다.
④ 입에서 쇄골, 쇄골에서 검상돌기까지
의 길이를 측정한다.
⑤ 입에서 검상돌기, 검상돌기에서 배꼽
까지의 길이를 측정한다.

75 오른쪽 편마비 환자의 식사를 돕는 방법으
로 옳은 것은?

① 입의 오른쪽에 음식물을 넣어준다.
② 환자가 스스로 먹도록 자리를 비켜
준다.
③ 앉지 못하는 경우 오른쪽 측위로 눕
힌다.
④ 음식물을 삼키는 것이 어렵다면 물과
같은 액체 음식을 먹게 한다.
⑤ 머리를 앞으로 약간 숙이고 턱을 당
긴 자세로 음식물을 삼키게 한다.

76 의식이 있는 부동환자에게 침대용 일반 변
기를 적용하는 방법으로 옳은 것은?

① 배변이 끝날 때까지 옆에서 변기를
잡아 준다.
② 변기를 대어 준 후 침대머리를 엉덩
이보다 낮게 해 준다.
③ 한 손으로 다리를 들고 엉덩이 밑으
로 변기를 밀어 넣는다.
④ 변기의 낮고 둥근 부분이 환자의 발
쪽으로 향하게 대어 준다.
⑤ 측위에서 변기를 댄 후 앙와위로 돌
려 눕히면서 엉덩이가 변기 위로 올
라가게 한다.

답안표기란					
72	①	②	③	④	⑤
73	①	②	③	④	⑤
74	①	②	③	④	⑤
75	①	②	③	④	⑤
76	①	②	③	④	⑤

77 개복 수술을 한 환자의 상처부위를 소독하는 방법으로 옳은 것은?

①

②

③

④

⑤

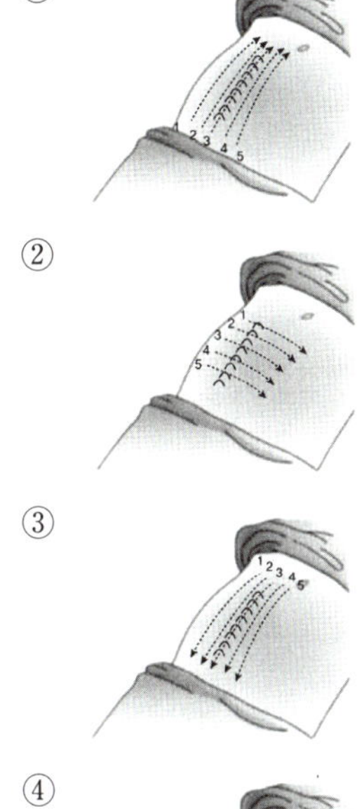

78 환자가 일정한 간격으로 위관영양액 200mL를 주입받고 있다. 위관영양 시행 전 흡인한 위 내용물이 50mL일 때 간호보조활동으로 옳은 것은?

① 위관영양을 중단한다.
② 소화가 더 잘 되도록 침상 머리를 낮춰 준다.
③ 흡인한 위 내용물을 버리고 간호사에게 보고한다.
④ 위관의 위치가 이탈되었음을 간호사에게 보고한다.
⑤ 흡인한 위 내용물을 다시 주입한 후 계획된 영양액을 주입한다.

79 단순도뇨의 방법으로 옳은 것은?

① 여자는 도뇨 시 앙와위를 취하게 한다.
② 도뇨관은 허벅지 안쪽에 반창고로 고정한다.
③ 음순을 벌린 손은 도뇨관이 삽입될 때까지 유지한다.
④ 남자는 요도구 바깥쪽에서 안쪽으로 닦으면서 소독한다.
⑤ 도뇨관을 살짝 잡아당겨 풍선이 방광 안에 있는지 확인한다.

80 고압증기멸균법을 적용할 수 있는 물품은?

① 내시경
② 파우더
③ 혈압계
④ 고막 체온계
⑤ 스테인리스 곡반

81 남자 환자의 회음부 간호를 돕는 방법으로 옳은 것은?

① 회음부는 찬물로 닦는다.
② 항문, 음경, 귀두 순서로 닦는다.
③ 요도구 부위는 직선모양으로 닦는다.
④ 포경수술을 하지 않은 환자는 포피를 뒤집어 닦아준다.
⑤ 유치도뇨관이 삽입된 경우 주 1회 회음부 간호를 시행한다.

82 혈액응고장애 환자를 위한 구강 간호보조활동으로 옳은 것은?

① 의식이 없으면 측위로 눕힌다.
② 입술에 클로르헥시딘을 발라준다.
③ 치실은 하루에 두 번 사용하게 한다.
④ 칫솔모가 뻣뻣한 칫솔을 사용하게 한다.
⑤ 칫솔질이 끝나면 과산화수소수를 구강 안쪽에 발라둔다.

<table>
<tr><td colspan="2" align="center">답안표기란</td></tr>
<tr><td>77</td><td>① ② ③ ④ ⑤</td></tr>
<tr><td>78</td><td>① ② ③ ④ ⑤</td></tr>
<tr><td>79</td><td>① ② ③ ④ ⑤</td></tr>
<tr><td>80</td><td>① ② ③ ④ ⑤</td></tr>
<tr><td>81</td><td>① ② ③ ④ ⑤</td></tr>
<tr><td>82</td><td>① ② ③ ④ ⑤</td></tr>
</table>

83 입원 환자의 의치 관리 방법으로 옳은 것은?

① 칫솔보다는 거즈를 이용하여 닦는다.
② 마모제가 많이 함유된 치약을 사용한다.
③ 세면대에 수건을 깔아 놓고 의치를 닦는다.
④ 물기가 없는 건조한 상태에서 의치를 끼운다.
⑤ 깨끗한 컵에 뜨거운 물을 부어 의치를 보관한다.

84 상체가 마비되지 않은 환자가 왼쪽 손에 수액을 주입받고 있을 때 환의 갈아입히는 방법으로 옳은 것은?

① 벗을 때 왼쪽 팔 환의를 먼저 벗긴다.
② 입을 때 왼쪽 팔 환의를 먼저 입힌다.
③ 수액백과 수액관을 분리한 다음 환의를 갈아입힌다.
④ 오른쪽 팔 환의를 입히고, 왼쪽 팔 환의를 어깨에 걸쳐준다.
⑤ 주삿바늘을 제거하고, 환의를 입힌 후 오른쪽 손에 주입을 다시 시작한다.

85 다음에서 설명하는 운동의 종류는?

- 관절을 움직이지 않고, 근육의 길이 변화는 없지만 의식적인 근육의 긴장으로 에너지를 소비하는 능동적인 운동
- 다리에 석고붕대나 견인을 적용한 환자가 근육을 몇 초간 조였다가 이완함으로써 손상된 다리의 근력을 유지하는 운동

① 등속성 운동
② 등장성 운동
③ 등척성 운동
④ 점진저항 운동
⑤ 스트레칭 운동

86 더운 물주머니 적용에 관한 내용으로 옳은 것은?

① 물주머니 준비 후 주머니를 거꾸로 들어 물이 새는지 확인한다.
② 물주머니에 물을 가득 채워 준비한다.
③ 물주머니 적용 부위 밑에 고무포를 깐다.
④ 20 ~ 30분 적용 후 2시간 이상의 휴식기를 갖는다.
⑤ 물주머니 적용 시 환자는 혼자 있도록 한다.

87 다음의 어깨관절 움직임은?

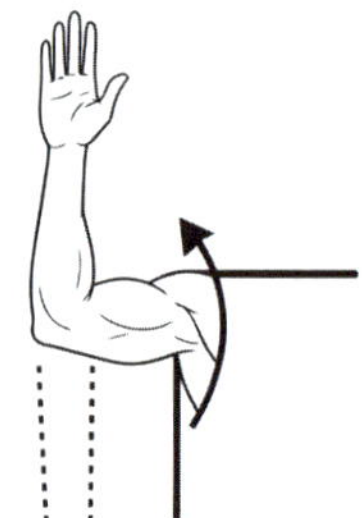

① 굴곡
② 순환
③ 내전
④ 외회전
⑤ 과신전

88 장기간 침상에 누워 있는 환자의 발뒤꿈치에서, 표피부터 진피층까지 침범된 찰과상과 수포가 관찰되었다. 욕창의 단계는?

① 1단계
② 2단계
③ 3단계
④ 4단계
⑤ 미분류 단계

<table>
<tr><td>답안표기란</td></tr>
</table>

83	① ② ③ ④ ⑤
84	① ② ③ ④ ⑤
85	① ② ③ ④ ⑤
86	① ② ③ ④ ⑤
87	① ② ③ ④ ⑤
88	① ② ③ ④ ⑤

89 입원 환자의 낙상을 예방하기 위한 방법으로 옳은 것은?

① 침대 난간을 내려 둔다.
② 병실 바닥의 전선을 정리한다.
③ 침대 높이를 최대한 높게 한다.
④ 침대 바퀴의 잠금장치를 풀어둔다.
⑤ 야간에는 병실 내 전체 조명을 소등한다.

90 다음 날 충수절제술이 예정된 환자에게 수술 전 금식에 대해 설명할 내용으로 옳은 것은?

① "입이 마르면 껌을 씹으세요."
② "물을 한 모금도 드시지 않도록 하세요."
③ "얼음을 한 조각 물고 있는 것은 괜찮아요."
④ "갈증이 심하면 이온음료를 조금씩 드세요."
⑤ "배가 고프면 사탕을 입 안에서 녹여 드세요."

91 신체보호대 적용방법으로 옳은 것은?

① 보호대 안쪽에 여유 공간을 두지 않고 묶는다.
② 손목보호대의 경우 의사의 지시 없이 시행한다.
③ 8시간마다 보호대를 풀고 피부 상태를 관찰한다.
④ 뼈가 돌출된 부위는 패드 없이 보호대를 적용한다.
⑤ 응급상황 시 쉽게 풀 수 있는 매듭법을 사용한다.

92 전신마취하에 위장수술을 받은 직후 병실에 온 환자를 위한 간호보조활동으로 옳은 것은?

① 배액관이 삽입된 경우 눌리지 않게 한다.
② 답답함을 호소하는 경우 침상 난간을 내려준다.
③ 수술 부위에 복대를 적용한 경우 기침을 제한한다.
④ 목이 마르다고 하는 경우 미지근한 물을 마시게 한다.
⑤ 오한을 호소하는 경우 체온이 오르지 않게 이불을 제거한다.

93 일반 소변검사용 소변을 채취하는 방법으로 옳은 것은?

① 소변컵에 중간 소변을 받는다.
② 24시간소변수집용기에서 채취한다.
③ 소변으로 젖은 기저귀를 검사실로 보낸다.
④ 유치도뇨관의 소변수집주머니 배출구에서 채취한다.
⑤ 이동식 변기에 대변과 함께 본 소변을 소변컵에 따라 받는다.

94 제왕절개 수술이 예정된 환자의 수술 전 피부준비를 위한 간호보조활동으로 옳은 것은?

① 손톱의 매니큐어는 남겨둔다.
② 털이 난 반대방향으로 면도한다.
③ 제모의 범위는 수술 부위보다 좁게 정한다.
④ 다른 환자에게 사용한 면도날을 물로 씻어 재사용한다.
⑤ 제모제를 사용하기 전에 피부 민감성 반응을 확인한다.

PART 03

95 복부천자 시 간호보조활동으로 옳은 것은?

① 천자 전 소변을 참게 한다.
② 천자 시 복위를 취하게 한다.
③ 배액주머니를 천자 부위보다 높게 둔다.
④ 복수가 빠르게 배출되도록 복부를 눌러준다.
⑤ 천자 전·후의 복부둘레를 측정하여 비교한다.

96 요추천자 직후 9세 남아가 소변을 보고 싶다고 할 때 간호보조활동으로 옳은 것은?

① 이동식 변기에 앉힌다.
② 화장실을 다녀오게 한다.
③ 유치도뇨세트를 준비한다.
④ 침대 위에 서서 소변을 보게 한다.
⑤ 누워서 소변기에 소변을 보게 한다.

97 유치도뇨관을 삽입한 성인 환자의 요배양 검사를 위한 간호보조활동으로 옳은 것은?

① 유치도뇨관을 제거하고 중간뇨를 받는다.
② 유치도뇨관과 소변수집주머니를 분리한 후 소변을 받는다.
③ 소변수집주머니 하단을 주삿바늘로 천자하여 소변을 채취한다.
④ 소변수집주머니의 하단 조절기(clamp)를 열어서 소변을 받는다.
⑤ 소변수집주머니의 검체 채취구에서 무균적 방법으로 소변을 채취한다.

98 붕대를 감는 방법으로 옳은 것은?

① 관절을 편 상태에서 감는다.
② 말단부에서 체간 방향으로 감는다.
③ 최대한 얇게 감는다.
④ 돌출 부위는 강하게 감아준다.
⑤ 손가락, 발가락 끝까지 감는다.

99 입원 환자에 대한 병실 생활 안내로 옳은 것은?

① 입은 옷을 환의로 갈아입으라고 한다.
② 병동 내 흡연 가능한 장소를 알려 준다.
③ 개인의 귀중품을 외래에 맡기라고 한다.
④ 화재 시 엘리베이터로 이동하라고 설명한다.
⑤ 콘센트 하나에 전기코드를 여러 개 꽂으라고 한다.

100 성인 환자의 침상목욕 방법으로 옳은 것은?

① 발톱을 둥글게 깎아 준다.
② 눈은 바깥쪽에서 안쪽으로 닦아 준다.
③ 목욕물의 온도는 $30 \sim 35℃$를 유지한다.
④ 팔은 손끝에서 겨드랑이 방향으로 닦아 준다.
⑤ 가슴과 등을 닦은 후 팔과 다리를 닦아 준다.

101 영아 심폐소생술 방법으로 옳은 것은?

① 발바닥을 두드려서 의식을 확인한다.
② 기도를 개방하기 위해 목을 과신전한다.
③ 가슴압박은 한 손의 손바닥을 이용한다.
④ 가슴압박 위치는 검상돌기 아래 부분이다.
⑤ 가슴압박 속도는 분당 80회 미만으로 한다.

102 가장 높은 농도의 산소를 투여하기 위해 준비해야 할 물품은?

① 비강 카테터
② 비강 캐뉼라
③ 벤추리 마스크
④ 비재호흡 마스크
⑤ 단순 안면 마스크

<table>
<tr><td colspan="6" align="center">답안표기란</td></tr>
<tr><td>95</td><td>①</td><td>②</td><td>③</td><td>④</td><td>⑤</td></tr>
<tr><td>96</td><td>①</td><td>②</td><td>③</td><td>④</td><td>⑤</td></tr>
<tr><td>97</td><td>①</td><td>②</td><td>③</td><td>④</td><td>⑤</td></tr>
<tr><td>98</td><td>①</td><td>②</td><td>③</td><td>④</td><td>⑤</td></tr>
<tr><td>99</td><td>①</td><td>②</td><td>③</td><td>④</td><td>⑤</td></tr>
<tr><td>100</td><td>①</td><td>②</td><td>③</td><td>④</td><td>⑤</td></tr>
<tr><td>101</td><td>①</td><td>②</td><td>③</td><td>④</td><td>⑤</td></tr>
<tr><td>102</td><td>①</td><td>②</td><td>③</td><td>④</td><td>⑤</td></tr>
</table>

103 약물 흡수 속도가 가장 빠른 경로는?

① 정맥주사
② 근육주사
③ 피하주사
④ 경구
⑤ 피내주사

104 왼쪽 편마비가 있는 환자가 보행할 때 간호로 옳은 것은?

① 환자의 오른쪽에 서서 지지한다.
② 지팡이는 왼쪽에 잡도록 한다.
③ 평지 보행 시 지팡이 → 건강한 다리 → 마비된 다리 순으로 걷는다.
④ 계단을 내려갈 때 지팡이 → 마비된 다리 → 건강한 다리 순으로 걷는다.
⑤ 계단을 올라갈 때 건강한 다리 → 지팡이 → 마비된 다리 순으로 걷는다.

105 환자가 이야기한 것을 다시 말해줌으로써 말한 사건에 동반하는 감정을 강조하는 치료적 의사소통은?

① "더 자세히 말씀해보세요."
② "그래서 어떻게 되었나요?"
③ "무슨 생각을 하고 계십니까?"
④ "말하자면 그 사람이 몹시 싫으신 거군요."
⑤ "그 일이 발생하기 전에 무슨 일이 있었나요?"

답안표기란					
103	①	②	③	④	⑤
104	①	②	③	④	⑤
105	①	②	③	④	⑤

자격종목	시험시간	문항수	점수
간호조무사	105분	105문항	

답안표기란

01	① ② ③ ④ ⑤
02	① ② ③ ④ ⑤
03	① ② ③ ④ ⑤
04	① ② ③ ④ ⑤
05	① ② ③ ④ ⑤

▎기초간호학 개요

01 업무 중에 병동물품을 분실한 사실을 숨기는 것은 어떤 윤리강령을 위배하는가?

① 헌신
② 사명감
③ 봉사정신
④ 최선의 노력
⑤ 정직한 행동

02 간호조무사의 직업적 업무수행 태도로 옳은 것은?

① 의문이 생기면 감독자와 의논한다.
② 쉬운 업무는 간소화하여 수행한다.
③ 배당된 업무를 동료와 임의로 분배한다.
④ 의사의 구두지시는 서면지시로 남기지 않는다.
⑤ 가족이 치료방침에 대해 질문하면 친절히 알려준다.

03 다음의 상황에서 간호조무사가 위반한 의무는?

> 침대에서 휠체어로 환자를 옮기던 중 다른 업무를 생각하는 동안 환자가 낙상하였다.

① 주의 의무
② 품위 유지 의무
③ 비밀 유지 의무
④ 사생활 보호 의무
⑤ 설명 및 동의 의무

04 감염을 예방하기 위한 활동으로 옳은 것은?

① 기침을 할 때 입과 코를 휴지로 가린다.
② 앰플 약은 사용 후 잔여량을 한 용기에 모아둔다.
③ 손 씻기 후 사용하는 공용 수건은 하루에 1회 교체한다.
④ 비누와 알코올젤을 손에 비빈 후 물로 5초간 손을 씻는다.
⑤ 환자의 변기를 세척한 후 장갑을 벗고 바로 환자의 식사를 돕는다.

05 의료폐기물 관리 방법으로 옳은 것은?

① 적출한 인체 장기는 병리계 폐기물 박스에 버린다.
② 사용한 주삿바늘은 혈액오염 폐기물 박스에 버린다.
③ 사용한 수액 세트는 일반의료폐기물 박스에 버린다.
④ 피 묻은 알코올솜은 병실 내 생활폐기물 박스에 버린다.
⑤ 손상성 폐기물 박스에 있는 주사침은 꺼내 비닐에 싸서 버린다.

06 신장에서 분비되며 혈압을 조절하는 물질은?

① 레닌
② 트립신
③ 아세틸콜린
④ 항이뇨호르몬
⑤ 프로게스테론

07 체액에 관한 설명으로 옳은 것은?

① 총체액량의 2/3가 세포외액이다.
② 세포내역은 간질액과 혈장으로 구성되어 있다.
③ 체중 대비 총체액량 비율은 유아가 성인보다 높다.
④ 건강한 성인의 총체액량 비율은 체중의 20 ~ 30%이다.
⑤ 지방 함량이 높을수록 체중 대비 총체액량 비율이 높아진다.

08 망막에 관한 설명으로 옳은 것은?

① 안구방수를 생산한다.
② 동공의 크기를 조절한다.
③ 수정체의 만곡을 조절한다.
④ 외막 구조로 안구를 보호한다.
⑤ 시각적 상을 받아 시신경을 통해 뇌로 보낸다.

09 국소마취제로 사용되는 약물은?

① 푸로세미드
② 헤파린
③ 디곡신
④ 리도카인
⑤ 아미노필린

10 반드시 이중잠금장치를 해서 보관해야 하는 약물은?

① 아스피린
② 에피네프린
③ 인슐린
④ 나이트로글리세린
⑤ 모르핀

11 천식 환자에게 투여하는 기관지확장제는?

① 모르핀
② 살부타몰
③ 프로프라놀롤
④ 리도카인
⑤ 암피실린

12 잇몸에서 피가 나고 몸에 쉽게 멍이 들며 상처가 더디게 아무는 증상이 관찰될 때 보충해야 할 비타민은?

① 비타민 A
② 비타민 B_1
③ 비타민 C
④ 비타민 D
⑤ 비타민 E

13 항결핵약인 이소니아지드를 장기간 복용할 경우 결핍될 수 있으며, 결핍 시 신경장애를 유발할 수 있는 영양소는?

① 티아민
② 피리독신
③ 코발라민
④ 리보플라빈
⑤ 아스코르빈신

14 질환과 치료식이를 옳게 연결한 것은?

① 변비 – 저섬유 식이
② 고혈압 – 고지방 식이
③ 당뇨병 – 단당류 식이
④ 통풍 – 퓨린 제한 식이
⑤ 만성신부전 – 고염 식이

PART 03

15 영구치가 나오는 시기에 관한 설명으로 옳은 것은?

① 5세 정도에 아래턱에 앞니가 나온다.
② 6세 정도에 아래턱에 제1 큰어금니가 나온다.
③ 8세 정도에 위턱에 송곳니가 나온다.
④ 12세 정도에 위턱에 제1 작은어금니가 나온다.
⑤ 15세가 되면 사랑니까지의 영구치열이 완성된다.

16 발치 직후 환자에게 제공해야 하는 간호보조활동으로 옳은 것은?

① 물을 마실 때 빨대 사용을 금지한다.
② 격렬한 운동을 하게 한다.
③ 뜨거운 음료를 마시게 한다.
④ 침이나 피를 자주 뱉게 한다.
⑤ 발치 부위의 뺨에 온찜질을 해 준다.

17 침요법 시 체침(滯針) 반응이 나타났을 때 간호보조활동으로 옳은 것은?

① 자침 부위의 관절을 운동하게 한다.
② 침관을 사용하여 침을 밀어 넣는다.
③ 자침 부위를 얼음찜질한다.
④ 잠시 기다렸다가 침을 돌리면서 발침한다.
⑤ 자침 부위가 아래로 가도록 체위를 변경하게 한다.

18 한의 처치를 위한 간호보조활동으로 옳은 것은?

① 구요법을 위해 장침을 준비한다.
② 부항 시간은 30분 이상 유지한다.
③ 발침 후 뽑은 침의 개수를 재확인한다.
④ 사용한 침은 솜으로 닦아 재사용한다.
⑤ 추나요법을 위해 쑥뜸을 준비한다.

19 근육, 관절, 신경 등에서 발생하는 통증으로 둔하고 넓게 퍼지는 양상이며 경계가 분명치 않아 위치를 파악하기 어려운 통증은?

① 작열통
② 환상통
③ 가진통
④ 표재통증
⑤ 심부통증

20 시각장애 환자와 대화하는 방법으로 옳은 것은?

① 환자의 뒤에서 이야기를 한다.
② 촉각을 활용한 설명은 자제한다.
③ 환자와 만날 때 먼저 자신을 소개하며 말을 건넨다.
④ '여기', '이쪽' 등의 지시대명사를 사용하여 대화한다.
⑤ 간호조무사를 중심으로 오른쪽과 왼쪽을 정해 설명한다.

21 인체의 생리적 변화를 알려주는 가장 민감한 지표는?

① 체중
② 골밀도
③ 활력징후
④ 체질량지수
⑤ 피부주름두께

22 갑상샘 절제 후 환자의 목소리로 확인할 수 있는 합병증은?

① 출혈
② 감염
③ 연하곤란
④ 갑상샘저하증
⑤ 후두신경 손상

답안표기란					
15	①	②	③	④	⑤
16	①	②	③	④	⑤
17	①	②	③	④	⑤
18	①	②	③	④	⑤
19	①	②	③	④	⑤
20	①	②	③	④	⑤
21	①	②	③	④	⑤
22	①	②	③	④	⑤

23 수축기 165mmHg, 이완기 110mmHg
인 혈압이 해당하는 고혈압 분류 단계는?

① 정상
② 주의 혈압
③ 고혈압 전단계
④ 고혈압 1기
⑤ 고혈압 2기

24 임종을 앞둔 환자를 위한 간호보조활동으
로 옳은 것은?

① 가족의 면회를 제한한다.
② 병실의 조명은 어둡게 한다.
③ 체위 변경을 규칙적으로 시행한다.
④ 환자와 대화 시 큰 소리로 말한다.
⑤ 실내 온도는 30℃ 이상을 유지한다.

25 덤핑증후군(dumping syndrome)을 예
방하기 위한 간호보조활동으로 옳은 것은?

① 고탄수화물 식이를 제공한다.
② 식사 시 좌위를 취하게 한다.
③ 식사 중 물을 음식과 함께 섭취하게
한다.
④ 식사 직후 30분 동안 걷게 한다.
⑤ 조금씩 자주 천천히 식사하게 한다.

26 협심증 환자를 위한 간호보조활동으로 옳
은 것은?

① 일상생활에서 추운 날씨에 노출되지
않게 한다.
② 일상생활에서 많은 양의 식사를 하게
한다.
③ 호흡곤란 시 얼음물을 마시게 한다.
④ 흉통 발생 시 걷기 운동을 하게 한다.
⑤ 흉통 발생 시 나이트로글리세린을 물
과 함께 삼키게 한다.

27 뇌졸중 환자를 위한 간호보조활동으로 옳
은 것은?

① 사지에 마비가 있는 경우 재활운동을
금지한다.
② 극심한 두통을 호소하면 침상 머리를
다리보다 낮게 내린다.
③ 삼킴 장애가 있는 경우 고개를 뒤로
젖혀 물을 삼키게 한다.
④ 증상이 호전되면 복용 중인 항응고제
를 임의로 중단하게 한다.
⑤ 편측 시야 장애가 있는 경우 환자가
볼 수 있는 쪽에 물건을 배치한다.

28 객담이 많이 분비되는 만성폐쇄성폐질환
(COPD) 환자를 위한 간호보조활동으로
옳은 것은?

① 앙와위 유지
② 수분 섭취 제한
③ 고열량식이 제한
④ 식사 직후 체위배액 시행
⑤ 입술 오므리기 호흡법 격려

29 분만 2기에 관한 설명으로 옳은 것은?

① 이슬이 비치기 시작한다.
② 자궁경부소실이 시작된다.
③ 태아가 만출되는 시기이다.
④ 자궁수축의 강도는 약해진다.
⑤ 자궁수축의 지속시간이 점점 짧아진다.

30 임신 32주에 태어난 미숙아의 신체적 특
징 중 만삭아와 다른 것은?

① 솜털이 적다.
② 피하지방이 적다.
③ 귀의 연골이 두껍게 발달한다.
④ 손바닥과 발바닥에 주름이 많다.
⑤ 피부에서 혈관이 관찰되지 않는다.

PART 03

31 자동심장충격기로 심장충격을 실시한 후 즉시 해야 할 행동으로 옳은 것은?

① 인공호흡
② 가슴압박
③ 기도 유지
④ 의식 확인
⑤ 심장 리듬 분석

32 질분만 후 하루가 지난 출산부에게 나타난 양상 중 비정상적인 것은?

① 체온이 38.7℃이다.
② 맥박이 분당 65회이다.
③ 혈압이 110/60mmHg이다.
④ 소변량이 하루 2,500mL이다.
⑤ 적색의 산후질분비물이 있다.

33 4개월 된 영아에게서 볼 수 있는 정상적인 발달은?

① 목을 가눈다.
② 대소변을 가린다.
③ 혼자서 일어선다.
④ 무릎으로 기어다닌다.
⑤ 도움 없이 걷기 시작한다.

34 노인의 낙상 예방을 위한 간호보조활동으로 옳은 것은?

① 야간에 실내조명을 어둡게 한다.
② 욕실에 미끄럼 방지용 깔판을 깐다.
③ 앉고 일어날 때 빠르게 움직이게 한다.
④ 굽이 높고 폭이 좁은 신발을 신게 한다.
⑤ 식사 시 팔걸이가 없는 의자에 앉게 한다.

35 집 밖으로 나가려고 배회하는 치매 환자를 위한 간호보조활동으로 옳은 것은?

① 라디오 소리를 크게 해 준다.
② 복잡한 일거리를 제공한다.
③ 실내등을 꺼서 집 안을 어둡게 한다.
④ 환자가 좋아하는 노래를 함께 부른다.
⑤ 보호대를 사용하여 움직임을 제한한다.

▮ 보건간호학 개요

36 당뇨 환자에게 인슐린 자가주사 방법을 교육하기 전에 환자가 손을 자유롭게 움직이는지 확인하였다. 이는 학습자의 어떤 영역의 준비상태를 사정한 것인가?

① 경험적 준비
② 내면적 준비
③ 정서적 준비
④ 지식적 준비
⑤ 신체적 준비

37 다음에 해당하는 보건교육 평가 도구의 조건은?

> 평가 도구에 보건교육의 목표나 기준이 얼마나 잘 포함되어 있는지를 측정해 내는 정도를 의미한다.

① 타당도   ② 신뢰도
③ 객관도   ④ 실용도
⑤ 성취도

38 보건교육의 필요성이 대두되는 이유는?

① 만성 질환의 유병률이 감소하여
② 노인 인구 증가로 의료비가 감소하여
③ 질병 예방에 대한 필요성이 감소하여
④ 치료 중심의 보건의료 정책이 증가하여
⑤ 자기 건강 관리 능력에 대한 요구도가 증가하여

<table>
<tr><th colspan="2">답안표기란</th></tr>
<tr><td>31</td><td>① ② ③ ④ ⑤</td></tr>
<tr><td>32</td><td>① ② ③ ④ ⑤</td></tr>
<tr><td>33</td><td>① ② ③ ④ ⑤</td></tr>
<tr><td>34</td><td>① ② ③ ④ ⑤</td></tr>
<tr><td>35</td><td>① ② ③ ④ ⑤</td></tr>
<tr><td>36</td><td>① ② ③ ④ ⑤</td></tr>
<tr><td>37</td><td>① ② ③ ④ ⑤</td></tr>
<tr><td>38</td><td>① ② ③ ④ ⑤</td></tr>
</table>

39 흡연 청소년에게 금연 교육 후 해야 할 성과평가 항목으로 옳은 것은?

① 금연 시도율
② 교육 참여율
③ 교육 실시 횟수
④ 교육 예산 확보율
⑤ 교육 인력의 전문성

40 다음에 해당하는 보건의료조직은?

> • 「의료법」에 의한 병원의 요건을 갖춘 보건소를 지칭한다.
> • 보건소의 방역, 예방사업에 덧붙여 진료 각 과를 두고 있으며, 30병상 이상의 규모를 갖추고 있다.

① 보건지소
② 보건진료소
③ 보건의료원
④ 건강생활지원센터
⑤ 지역응급의료센터

41 가정에서 스스로 복막투석액을 관리하고 배액하는 방법을 연습시키기 위해 대상자에게 보건교육을 하려고 할 때 적합한 방법은?

① 강의
② 시범
③ 토의
④ 사례연구
⑤ 전화면담

42 실제와 유사한 상황을 구현하여 학습자를 학습 활동에 참여하게 하는 교육 방법은?

① 강의법
② 심포시엄
③ 시뮬레이션
④ 브레인스토밍
⑤ 패널토의

43 파킨슨병으로 진단받은 68세 노인이 자신의 집에서 신체활동과 가사활동을 지원받고자 할 때 해당하는 장기요양급여는?

① 방문요양
② 방문간호
③ 단기보호
④ 주·야간보호
⑤ 노인요양공동생활가정

44 국가 보건의료체계의 하부 구성요소 중 보건의료 자원에 속하는 것은?

① 지도력
② 의사결정
③ 경제적 지원
④ 보건의료 인력
⑤ 중앙보건행정조직

45 당뇨병 환자에게 6개월간 운동 요법을 실천하도록 교육하고 6개월 후 혈당 수준을 측정하고자 할 때의 평가유형은?

① 진단평가
② 성과평가
③ 투입평가
④ 과정평가
⑤ 형성평가

46 우리나라 국민건강보험의 특징으로 옳은 것은?

① 운영기관은 행정안전부이다.
② 개인의 선택에 따라 임의가입한다.
③ 가입자가 보험료의 전액을 부담한다.
④ 개인의 건강 위험 정도에 따라 보험료가 결정된다.
⑤ 보험료 부과 수준에 관계없이 균등한 보험급여를 받는다.

PART 03

47 먹는 물의 수질 기준 중 수돗물에 관한 설명으로 옳은 것은?

① 불소는 15mg/L 이하여야 한다.
② 암모니아성 질소는 5mg/L 이하여야 한다.
③ 총트리할로메탄은 1mg/L 이하여야 한다.
④ 일반세균은 1mL 중 200CFU 이하여야 한다.
⑤ 총 대장균군은 100mL에서 검출되지 않아야 한다.

48 국민건강보험 가입자인 여성이 제왕절개분만 후 합병증 없이 퇴원하는 경우 적용되는 진료비지불보상 방식에 관한 설명으로 옳은 것은?

① 신의료기술 도입이 촉진된다.
② 의료비용을 사전에 예측할 수 있다.
③ 진료비 청구에 대한 행정적 업무절차가 복잡하다.
④ 불필요한 검사·처치 등의 과잉진료 가능성이 있다.
⑤ 보험자 측과 진료자 측이 보수 총액을 정하여 계약을 체결한다.

49 다음에 해당하는 국제환경협약은?

> • 지구온난화를 일으키는 6가지 온실가스 배출을 억제하기 위한 협약이다.
> • 온실 가스 배출량을 약속한 대로 줄이지 않은 국가에 대해서는 무역에서 불이익을 적용하기로 함의한다.

① 바젤협약
② 런던협약
③ 람사르협약
④ 교토의정서
⑤ 몬트리올의정서

50 근로자의 건강진단 결과 직업성 질병으로 진전될 우려가 있어 추적검사 등 관찰이 필요한 경우의 건강관리구분 판정은?

① C1 ② C2
③ D1 ④ D2
⑤ R

| 공중보건학개론

51 만성질환에 관한 설명으로 옳은 것은?

① 질병의 발생시점이 분명하다.
② 짧은 기간에 집단적으로 발생한다.
③ 질병의 직접적인 원인이 명확하다.
④ 연령 증가에 따라 유병률이 증가한다.
⑤ 갑작스러운 유행이 예견되어 격리가 필요하다.

52 많은 사람이 일정한 공간에 밀집되어 있거나 산소가 불충분한 실내에 장시간 밀폐되어 있을 때 농도가 증가하여 군집중독을 일으키는 것은?

① 질소
② 라돈
③ 일산화탄소
④ 이산화탄소
⑤ 폼알데하이드

53 병원체가 숙주에 침입하여 증상(현성)감염을 일으키는 능력으로, 감염자 중에서 증상(현성)감염자가 차지하는 비율을 뜻하는 것은?

① 독력 ② 저항력
③ 면역력 ④ 병원력
⑤ 감염력

<table>
<tr><td colspan="6" align="center">답안표기란</td></tr>
<tr><td>47</td><td>①</td><td>②</td><td>③</td><td>④</td><td>⑤</td></tr>
<tr><td>48</td><td>①</td><td>②</td><td>③</td><td>④</td><td>⑤</td></tr>
<tr><td>49</td><td>①</td><td>②</td><td>③</td><td>④</td><td>⑤</td></tr>
<tr><td>50</td><td>①</td><td>②</td><td>③</td><td>④</td><td>⑤</td></tr>
<tr><td>51</td><td>①</td><td>②</td><td>③</td><td>④</td><td>⑤</td></tr>
<tr><td>52</td><td>①</td><td>②</td><td>③</td><td>④</td><td>⑤</td></tr>
<tr><td>53</td><td>①</td><td>②</td><td>③</td><td>④</td><td>⑤</td></tr>
</table>

54 다음에서 설명하는 지역응집성에 따른 감염병 발생 양상은?

> • 지역의 특수성으로 말미암아 그 지역에 환자가 지속적으로 존재하여 감염 수준이 일정하게 유지된다.
> • 오랜 기간 환자 발생 수준이 일정하다.

① 산발성(sporadic)
② 토착성(endemic)
③ 주기성(periodic)
④ 유행성(epidemic)
⑤ 범유행성(pandemic)

55 지역사회 정신보건 서비스 중 1차 예방 수준에 해당하는 것은?

① 조기치료
② 집단정신요법
③ 치매예방교육
④ 낮병원 서비스
⑤ 정신건강 선별검사

56 다음에 해당하는 용어는?

> 인구조사 시점에서 그 지역에 주소를 두고 거주하는 인구로, 일시 부재자가 포함된다.

① 상주인구
② 주간인구
③ 현재인구
④ 법적인구
⑤ 출생지인구

57 다음에서 설명하는 식품매개감염병은?

> • 오염된 소고기를 덜 익혀 먹을 경우 발생할 수 있다.
> • 사람 사이에서도 쉽게 전파되어 소아 집단시설에서의 관리가 중요하다.
> • 주 증상은 설사, 복통, 발열, 구토이다.
> • 합병증으로 용혈요독증후군, 혈전혈소판감소자색반병 등이 발생할 수 있다.

① 수두
② 성홍열
③ 디프테리아
④ 지카바이러스 감염증
⑤ 장출혈성대장균감염증

58 하루 동안 방문보건활동을 할 때 첫 번째로 방문해야 할 대상자는?

① 결핵 환자
② 매독 환자
③ 고혈압 환자
④ 수족구병 환자
⑤ 임신당뇨병 환자

59 동생이 태어난 후 8세 아동이 이불에 오줌을 싸서 기저귀를 차는 경우에 해당하는 방어기제는?

① 부정
② 투사
③ 퇴행
④ 억제
⑤ 반동형성

60 「의료법」상 무면허 의료행위를 한 자는?

① 면허된 것 이외의 의료행위를 한 치과의사
② 의사의 지도하에 의원급 의료기관에서 진료의 보조를 수행한 간호조무사
③ 지도교수의 지도·감독하에 전공 분야 관련 실습을 위해 간호판단을 한 간호학 전공 학생
④ 교환교수의 업무를 수행하기 위해 보건복지부장관의 승인을 받아 의료행위를 한 외국 의사면허 소지자
⑤ 전시에 준하는 국가비상사태에서 국가의 요청에 따라 의료인의 지도·감독을 받아 의료행위를 한 의과대학생

61 「혈액관리법」상 혈액관리업무를 하는 자가 혈액의 적격 여부 검사 결과 부적격혈액을 발견한 경우의 처리 방법은?

① 폐기처분하고 그 결과를 관할 보건소장에게 신고하여야 한다.
② 폐기처분하고 그 결과를 보건복지부장관에게 보고하여야 한다.
③ 폐기처분하고 그 결과를 행정안전부장관에게 신고하여야 한다.
④ 별도의 보관용기에 보관하고 그 결과를 관할 보건소장에게 보고하여야 한다.
⑤ 별도의 보관용기에 보관하고 그 결과를 보건복지부장관에게 신고하여야 한다.

62 생후 4개월 된 영아에게 예방접종을 해야 하는 감염성 질환은?

① 수두
② 풍진
③ 홍역
④ 폴리오
⑤ 유행성이하선염

63 질병의 예방 수준과 정신보건서비스가 옳게 연결된 것은?

① 일차예방 – 알코올중독자 작업치료
② 일차예방 – 인터넷중독자 조기발견과 치료
③ 이차예방 – 청소년 대상 스트레스 예방교육
④ 삼차예방 – 우울증 조기선별검사
⑤ 삼차예방 – 정신질환자 사회복귀직업훈련

64 우리나라 성비(sex ratio)에 관한 설명으로 옳은 것은?

① 출생 시는 남자보다 여자의 수가 많다.
② 노년층은 여자보다 남자의 수가 많다.
③ 2차 성비는 출생 시의 성비이다.
④ 연령별 인구구성을 나타낸 것이다.
⑤ 남자 100명에 대한 여자 인구 수로 표시된다.

65 65세 이상 노인에게 무료로 실시하는 국가예방접종 감염병은?

① 결핵
② 수두
③ 폐렴구균
④ 홍역
⑤ 사람유두종바이러스 감염증

66 영유아 예방접종 시 주의사항으로 옳은 것은?

① 접종 전날은 금식을 하도록 한다.
② 접종 직후에 목욕을 하도록 한다.
③ 접종 당일에는 엎어서 재우도록 한다.
④ 접종 당일 격렬한 신체활동을 권장한다.
⑤ 접종 후 고열 시 의사의 진찰을 받도록 한다.

<table>
<tr><th colspan="6">답안표기란</th></tr>
<tr><td>60</td><td>①</td><td>②</td><td>③</td><td>④</td><td>⑤</td></tr>
<tr><td>61</td><td>①</td><td>②</td><td>③</td><td>④</td><td>⑤</td></tr>
<tr><td>62</td><td>①</td><td>②</td><td>③</td><td>④</td><td>⑤</td></tr>
<tr><td>63</td><td>①</td><td>②</td><td>③</td><td>④</td><td>⑤</td></tr>
<tr><td>64</td><td>①</td><td>②</td><td>③</td><td>④</td><td>⑤</td></tr>
<tr><td>65</td><td>①</td><td>②</td><td>③</td><td>④</td><td>⑤</td></tr>
<tr><td>66</td><td>①</td><td>②</td><td>③</td><td>④</td><td>⑤</td></tr>
</table>

67 다음에서 설명하는 방어기제의 유형은?

> • 받아들이기 어려운 인격의 일부가 자아의 통제를 벗어나 하나의 독립된 인격으로 행동하는 것이다.
> • 정서적 고통을 피하기 위하여 개인의 성격이나 정체감을 일시적으로 분리하는 것이다.

① 보상
② 해리
③ 퇴행
④ 승화
⑤ 동일화

68 건강관리실 활동과 비교할 때 가정방문 활동의 장점으로 옳은 것은?

① 간호 제공자의 시간을 절약할 수 있다.
② 가정 환경에 맞는 간호를 제공할 수 있다.
③ 간호 제공 시 필요한 기구들을 충분히 활용할 수 있다.
④ 특수한 상담 및 의뢰 활동을 즉각적으로 실시할 수 있다.
⑤ 같은 문제를 가진 대상자끼리 서로의 경험을 공유할 수 있다.

69 「감염병의 예방 및 관리에 관한 법률」상 생물테러감염병 또는 치명률이 높거나 집단 발생의 우려가 커서 발생 또는 유행 즉시 신고하여야 하고, 음압격리와 같은 높은 수준의 격리가 필요한 감염병에 해당하는 것은?

① 콜레라
② 페스트
③ A형간염
④ 일본뇌염
⑤ 수족구병

70 「정신건강증진 및 정신질환자 복지서비스 지원에 관한 법률」상 다음에 해당하는 입원은?

> 정신질환자의 보호의무자 2명 이상이 신청하고 정신건강의학과전문의가 입원이 필요하다고 진단한 경우, 정신의료기관의 장은 해당 정신질환자를 입원시킬 수 있다.

① 동의입원
② 응급입원
③ 자의입원
④ 보호의무자에 의한 입원
⑤ 시장·군수·구청장에 의한 입원

▮ 실기

71 고막체온 측정에 관한 설명으로 옳은 것은?

① 측정 시간이 5분 이상 걸린다.
② 심부 체온을 측정하기에 적절하다.
③ 사용한 탐침커버를 씌운 채로 보관함에 보관한다.
④ 성인의 경우 귓바퀴를 후하방으로 당기면서 탐침을 삽입한다.
⑤ 다인실에 있는 환자들에게 1개의 탐침커버를 사용하여 측정한다.

72 아네로이드 혈압계로 성인의 위팔에서 혈압을 측정하는 방법으로 옳은 것은?

① 팔을 심장 위치보다 높게 하여 혈압을 측정한다.
② 커프와 연결된 고무관 부분을 위팔동맥 부위에 대고 커프를 감는다.
③ 커프와 팔 사이에 여유를 두지 않고 커프를 단단히 감는다.
④ 커프 압력을 초당 20~30mmHg 속도로 내리면서 혈압을 측정한다.
⑤ 재측정이 필요하면 10초 이내에 다시 혈압을 측정한다.

<table>
<tr><td colspan="6">답안표기란</td></tr>
<tr><td>67</td><td>①</td><td>②</td><td>③</td><td>④</td><td>⑤</td></tr>
<tr><td>68</td><td>①</td><td>②</td><td>③</td><td>④</td><td>⑤</td></tr>
<tr><td>69</td><td>①</td><td>②</td><td>③</td><td>④</td><td>⑤</td></tr>
<tr><td>70</td><td>①</td><td>②</td><td>③</td><td>④</td><td>⑤</td></tr>
<tr><td>71</td><td>①</td><td>②</td><td>③</td><td>④</td><td>⑤</td></tr>
<tr><td>72</td><td>①</td><td>②</td><td>③</td><td>④</td><td>⑤</td></tr>
</table>

73 섭취량 및 배설량 측정에 관한 설명으로 옳은 것은?

① 위관영양액은 1g을 2mL로 환산한다.
② 소변량이 시간당 50mL이면 보고한다.
③ 주입된 복막투석액은 배설량으로 기록한다.
④ 정맥 주입 용액은 경구 섭취량으로 기록한다.
⑤ 섭취한 얼음양의 절반을 수분량으로 환산한다.

74 맥박을 측정하는 방법으로 옳은 것은?

① 신생아는 요골동맥에서 측정한다.
② 손떨림이 있는 환자는 경동맥에서 측정한다.
③ 간호조무사의 엄지손가락을 사용하여 족배동맥을 촉진한다.
④ 맥박결손을 확인해야 하는 경우 심첨맥박을 측정한 직후 요골맥박을 측정한다.
⑤ 부정맥이 있는 경우 15초간 맥박 수를 측정한 후 측정된 맥박 수에 4를 곱한다.

75 다음 설명에 해당하는 호흡 양상은?

> • 호흡 리듬은 규칙적이나 호흡이 비정상적으로 깊고 호흡수가 증가한다.
> • 당뇨병케톤산증 발생 시 나타난다.

① 빈호흡(tachypnea)
② 좌위호흡(orthopnea)
③ 비오호흡(Biot's respiration)
④ 쿠스마울호흡(Kussmaul respiration)
⑤ 체인-스토크스호흡(Cheyne-Stokes respiration)

76 멸균용액을 따르는 방법으로 옳은 것은?

① 드레싱 준비부터 마칠 때까지 용액병을 열어 둔다.
② 용액병의 뚜껑은 멸균된 내면이 아래로 향하게 놓는다.
③ 라벨이 붙은 쪽을 아래로 향하게 하여 용액병을 잡는다.
④ 용액병의 가장자리는 오염된 것으로 간주하여 용액을 조금 따라 버린다.
⑤ 용액을 용기에 많이 따랐을 경우 남은 용액을 다시 용액병에 넣는다.

77 사지마비가 있는 성인의 침상세발 간호보조활동으로 옳은 것은?

① 손가락 끝으로 두피를 마사지한다.
② 두피의 습기는 남기고 머리카락 끝은 말린다.
③ 침대의 높이는 간호조무사의 무릎 높이로 유지한다.
④ 머리카락이 엉켰을 때 머리카락 끝에서 두피 쪽으로 빗어준다.
⑤ 혈액이 머리카락에 묻어 있는 경우 뜨거운 물로 혈액을 먼저 닦아준다.

78 오른쪽 편마비 환자의 바지를 갈아 입힐 때 간호보조활동으로 옳은 것은?

① 왼쪽 다리에 바지를 먼저 입힌다.
② 오른쪽 다리의 바지를 먼저 벗긴다.
③ 왼쪽 무릎이 구부러지지 않게 주의하며 입힌다.
④ 간호조무사 쪽 침대 난간을 올린 상태에서 입힌다.
⑤ 오른쪽 다리는 바지의 발목에서 허리 부분까지 모아 잡아 입힌다.

답안표기란

73	① ② ③ ④ ⑤
74.75	① ② ③ ④ ⑤
76	① ② ③ ④ ⑤
77	① ② ③ ④ ⑤
78	① ② ③ ④ ⑤

79 오른쪽 다리가 불편하여 목발을 사용하는 환자가 계단을 오를 때 처음 하는 동작을 표현한 그림으로 옳은 것은?

①

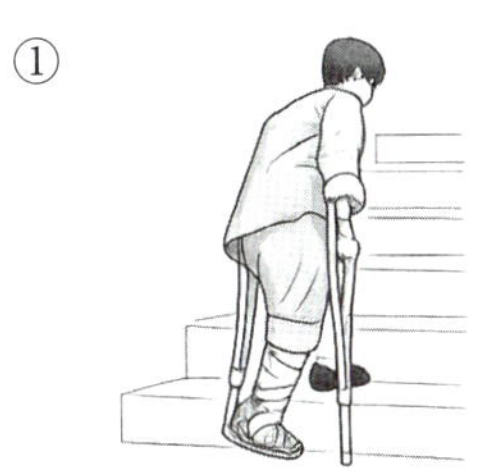

②

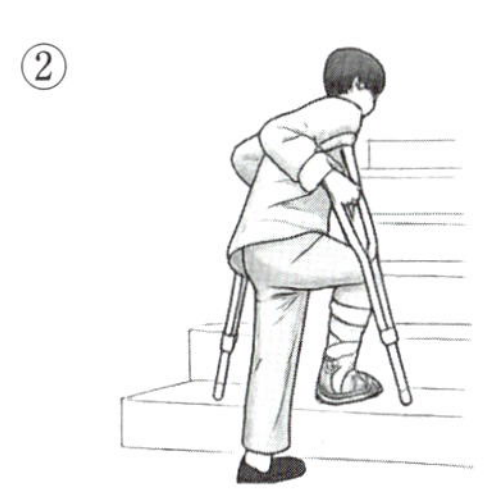

③

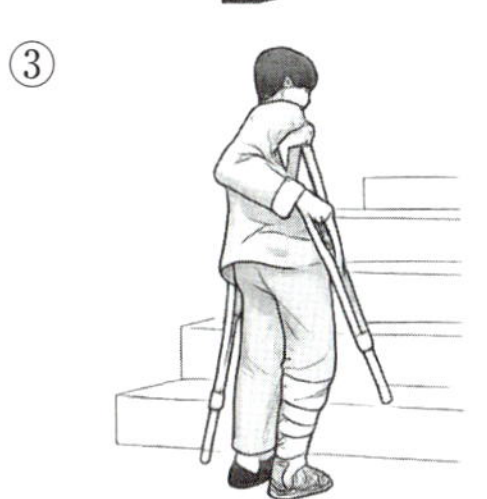

④

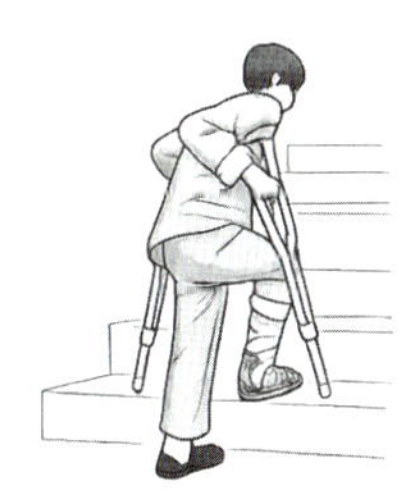

⑤

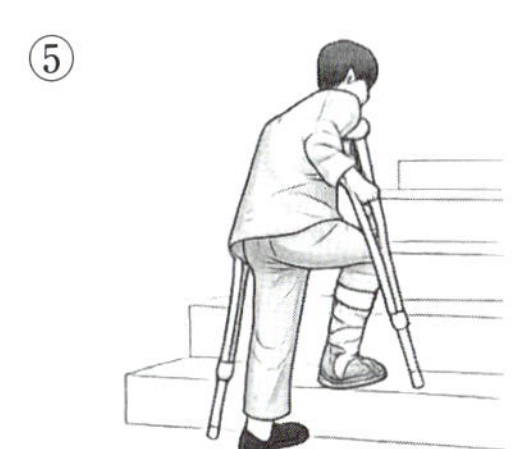

80 뇌 자기공명영상(brain MRI) 검사 예정인 입원 환자에게 검사 전에 할 설명으로 옳은 것은?

① "머리카락을 작은 금속 실핀으로 고정해 주세요."
② "검사하는 동안 몸을 자유롭게 움직여도 돼요."
③ "분실되지 않게 휴대 전화를 환자복 주머니에 넣으세요."
④ "병변을 확인하기 위해 3차원 방사선 단층촬영을 하는 거예요."
⑤ "소음이 날 수 있으니 검사용 귀마개나 헤드폰을 착용하게 도와드릴게요."

81 객담 배양 검사에 관한 설명으로 옳은 것은?

① 객담을 종이컵에 수집한다.
② 식사 직후의 객담을 수집한다.
③ 침이 많이 섞인 객담을 수집한다.
④ 수집된 객담을 신속하게 검사실로 보낸다.
⑤ 협조가 가능한 환자는 객담 수집 전에 기침을 참게 한다.

82 영양액 주입용기로 간헐적 위관영양을 할 때 주의사항으로 옳은 것은?

① 영양액은 차게 하여 공급한다.
② 1분에 60mL의 속도로 주입한다.
③ 위관영양이 끝나면 주사기로 코위관에 공기를 충분히 넣어준다.
④ 영양액 주입용기를 코위관 삽입 지점에서 약 80cm 높이의 걸대에 건다.
⑤ 영양액을 주입하기 전에 주사기로 코위관에 15 ~ 30mL의 물을 공급한다.

83 장 내의 가스를 배출할 목적으로 우유와 당밀을 사용하여 시행하는 관장은?

① 구풍관장   ② 수렴관장
③ 역류관장   ④ 용수관장
⑤ 글리세린관장

84 모든 종류의 미생물을 사멸할 수 있는 높은 수준의 소독제는?

① 페놀
② 75% 알코올
③ 4급 암모늄염
④ 2% 글루타르알데히드
⑤ 0.5% 클로르헥시딘

85 외과적 손 씻기에 대한 설명으로 옳지 않은 것은?

① 손끝을 팔꿈치보다 항상 높게 한다.
② 손끝에서 팔꿈치로 물이 흐르게 한다.
③ 사용한 멸균수건을 이용하여 수도꼭지를 잠그도록 한다.
④ 멸균수건을 사용하여 손에서부터 팔꿈치 방향으로 닦아 내린다.
⑤ 왼손과 오른손에 각각의 솔을 사용한다.

86 공기주의지침을 적용하는 환자 관리에 관한 내용으로 옳은 것은?

① 환자를 양압격리실에 배치한다.
② 하루에 한 번 병실 문을 열어 환기한다.
③ 병실 내에서 환자는 N95 마스크를 착용해야 한다.
④ 병실에 들어가는 간호조무사는 수술용 마스크를 착용한다.
⑤ 의학적으로 필요한 경우 환자를 병실 밖으로 이동할 수 있다.

87 오른쪽 편마비 환자에게 단추나 지퍼와 같은 여밈 수단이 없는 윗옷을 입히는 순서로 옳은 것은?

① 오른쪽 팔 → 머리 → 왼쪽 팔
② 오른쪽 팔 → 왼쪽 팔 → 머리
③ 왼쪽 팔 → 머리 → 오른쪽 팔
④ 왼쪽 팔 → 오른쪽 팔 → 머리
⑤ 머리 → 오른쪽 → 왼쪽 팔

88 수동적 관절가동범위 운동을 시행하는 방법으로 옳은 것은?

① 힘을 주어 강하게 한다.
② 발끝부터 머리까지의 순서로 한다.
③ 가능한 관절가동범위 내에서 움직여 준다.
④ 대상자가 피로감을 느낄 때까지 지속한다.
⑤ 좌우 양쪽 부위 관절을 동시에 움직여 준다.

89 환자를 침상에서 휠체어로 이동할 때 간호보조활동으로 옳은 것은?

① 기립성 저혈압 징후가 있는지 살핀다.
② 환자를 휠체어 앞쪽에 걸터 앉혀 둔다.
③ 환자의 바지를 잡고 회전하여 휠체어에 앉힌다.
④ 환자를 휠체어에 앉히기 전 휠체어의 발받침대를 내린다.
⑤ 편마비 환자의 경우 마비된 쪽 침대 난간에 휠체어를 붙인다.

90 흉강천자 검사를 위한 간호보조활동으로 옳은 것은?

① 검사 전 도뇨를 시행한다.
② 검사 중 바늘이 삽입되면 기침을 제한한다.
③ 검사 후 옆누운 잭나이프자세를 유지하게 한다.
④ 검사 후 천자 부위는 개방된 상태로 둔다.
⑤ 검사 후 검체는 24시간 동안 상온에 보관한다.

<table>
<tr><th colspan="2">답안표기란</th></tr>
<tr><td>84</td><td>① ② ③ ④ ⑤</td></tr>
<tr><td>85</td><td>① ② ③ ④ ⑤</td></tr>
<tr><td>86</td><td>① ② ③ ④ ⑤</td></tr>
<tr><td>87</td><td>① ② ③ ④ ⑤</td></tr>
<tr><td>88</td><td>① ② ③ ④ ⑤</td></tr>
<tr><td>89</td><td>① ② ③ ④ ⑤</td></tr>
<tr><td>90</td><td>① ② ③ ④ ⑤</td></tr>
</table>

91 심폐소생술 시행 시 가슴압박을 할 때마다 완전하게 가슴을 이완시키는 목적은?

① 호흡 촉진
② 정맥환류량 증가
③ 가슴뼈 손상 예방
④ 관상동맥 관류 감소
⑤ 흉강 내부 압력 증가

92 환자운반차를 이용하여 다른 병동에서 전입한, 의사소통이 가능한 환자를 확인하는 방법으로 옳은 것은?

① 이송 요원에게 환자의 이름을 물어본다.
② 환자의 이름과 등록번호를 보호자에게 물어본다.
③ 전출 병동에 전화하여 환자의 이름과 등록번호를 확인한다.
④ 환자의 이름과 등록번호를 호명하고 맞는지 환자에게 물어본다.
⑤ 환자에게 이름과 등록번호를 개방형으로 질문하고 입원팔찌와 의무기록을 대조한다.

93 병원에 화재가 발생했을 때 대응방법으로 옳은 것은?

① 거동이 불편한 중증환자부터 대피시킨다.
② 중요한 물건을 찾기 위해 병원 안으로 들어간다.
③ 환자에게 젖은 수건으로 코와 입을 막고 대피하게 한다.
④ 바람이 불어오는 쪽을 마주보고 서서 소화기 분말을 뿌린다.
⑤ 출입문의 손잡이가 뜨거우면 천으로 감싸 쥐고 문을 연다.

94 통증에 관한 설명으로 옳은 것은?

① 만성 통증은 우울증을 감소시킨다.
② 급성 통증 시 깊고 느린 호흡을 한다.
③ 급성 통증은 근육의 긴장도를 감소시킨다.
④ 통증은 실제적 또는 잠재적 조직 손상에 대한 주관적 감각이다.
⑤ 관심 있는 활동으로 주의를 돌렸을 때 통증은 더 심해진다.

95 성인 환자의 배출관장 시 간호보조활동으로 옳은 것은?

① 우측 심스 체위를 취하게 한다.
② 관장액의 온도는 20 ~ 24℃로 한다.
③ 튜브를 직장 내로 삽입한 후 풍선을 부풀린다.
④ 관장액이 주입되는 동안에는 숨을 참게 한다.
⑤ 관장이 끝나고 적어도 10분 동안 참은 후에 배변하게 한다.

96 멸균물품을 다룰 때 주의사항으로 옳은 것은?

① 멸균물품은 사용하기 30분 전에 개봉해둔다.
② 펼쳐놓은 멸균 세트를 가로질러 물품을 전달한다.
③ 유효일자가 가까운 멸균물품을 보관장 뒤쪽에 배치한다.
④ 멸균 포의 가장자리 내 2.5cm는 멸균 영역으로 간주한다.
⑤ 멸균 통에서 거즈를 꺼낼 때는 멸균 전달집게(이동겸자)를 이용한다.

97 붕대를 감을 때 주의사항으로 옳은 것은?

① 말단 부위 끝까지 감는다.
② 상처 부위 위에 매듭을 짓는다.
③ 체간부에서 말단부를 향해 감는다.
④ 관절을 충분히 신전한 상태에서 감는다.
⑤ 뼈 돌출 부위에 거즈나 면 패드를 대고 감는다.

98 의치 관리 방법으로 옳은 것은?

① 의치는 100% 과산화수소 용액으로 세척한다.
② 빼낸 의치는 뜨거운 물로 살균한다.
③ 의치는 찬물에 담근 상태로 보관한다.
④ 의치를 건조시킨 후 착용하게 한다.
⑤ 의치를 끼우기 전 잇몸에 지용성 윤활제를 발라 준다.

99 성인 심정지 환자에게 자동심장충격기를 적용하는 방법으로 옳은 것은?

① 옷 위에 패드를 붙인다.
② 심장 충격 버튼을 눌러 제세동을 시행한 후 즉시 가슴압박을 한다.
③ 패드를 붙일 부위에 약물 패치가 있으면 그대로 둔다.
④ 심장리듬 분석 중에도 가슴압박을 계속한다.
⑤ 심장 충격 버튼을 누를 때 패드를 누르고 있는다.

100 유치도뇨관 삽입 시 필요한 물품은?

① 단순도뇨관   ② 멸균증류수
③ 1cc 주사기   ④ 4급 암모늄염
⑤ 지용성 윤활제

101 산화에틸렌가스(E.O. gas) 멸균물품을 포장하고 여는 방법에 관한 설명으로 옳은 것은?

① 멸균 직후 멸균물품을 8 ~ 12시간 이상 통기한다.
② 포장을 열 때 허리 높이 아래에서 작업한다.
③ 날카로운 물품은 포장지를 이중으로 사용한다.
④ 멸균된 포장지가 축축하면 건조하여 사용한다.
⑤ 멸균된 포장지 안쪽으로 손가락을 넣어서 벌린다.

102 요추천자 시 환자가 취해야 하는 체위는?

① 등을 침상바닥에 대고 누운 체위
② 바로 누운 자세에서 다리를 45° 높인 체위
③ 침대에 바로 누워 침상머리를 45° 높인 체위
④ 옆으로 누워 양 무릎을 가슴에 붙여 등을 구부린 새우등 모양의 체위
⑤ 바로 누운 자세에서 무릎을 구부리고 양다리를 벌려 다리 지지대에 올려놓은 체위

103 얼굴과 가슴에 2도 화상을 입은 대상자의 응급처치 방법으로 옳은 것은?

① 수포가 있으면 터트린다.
② 손상된 피부 조직을 제거한다.
③ 화상 부위에 얼음을 직접 대어준다.
④ 기도를 유지하고 호흡곤란 유무를 관찰한다.
⑤ 화상 부위에 붙어 있는 옷은 잡아당겨 제거한다.

104 급성통증 반응에 해당하는 것은?

① 동공 확대
② 호흡수 감소
③ 근긴장도 감소
④ 집중력 향상
⑤ 면역기능 향상

105 입원 환자에게 입원 생활을 안내하는 동안 환자가 집에서 복용하던 약을 가져왔다는 것을 알게 된 경우 옳은 행동은?

① 약국에 반납하여 폐기한다.
② 보호자에게 집으로 가져가게 한다.
③ 집에서 복용하던 대로 복용하라고 한다.
④ 복용하지 않도록 안내한 후 간호사에게 알린다.
⑤ 처방받은 병원에 복용 여부를 문의하도록 안내한다.

답안표기란					
98	①	②	③	④	⑤
99	①	②	③	④	⑤
100	①	②	③	④	⑤
101	①	②	③	④	⑤
102	①	②	③	④	⑤
103	①	②	③	④	⑤
104	①	②	③	④	⑤
105	①	②	③	④	⑤

파이널 CBT 실전모의고사 1회

01	02	03	04	05	06	07	08	09	10	11	12	13	14	15	16	17	18	19	20	21	22	23	24	25
④	③	④	②	①	③	②	②	③	⑤	②	②	⑤	①	①	③	③	①	③	③	③	②	③	①	④
26	27	28	29	30	31	32	33	34	35	36	37	38	39	40	41	42	43	44	45	46	47	48	49	50
④	④	①	③	③	⑤	⑤	⑤	①	③	②	①	③	④	③	⑤	②	⑤	②	④	④	⑤	①	①	①
51	52	53	54	55	56	57	58	59	60	61	62	63	64	65	66	67	68	69	70	71	72	73	74	75
⑤	③	①	⑤	③	⑤	③	②	③	③	③	①	③	③	②	②	②	②	①	③	⑤	②	⑤	③	⑤
76	77	78	79	80	81	82	83	84	85	86	87	88	89	90	91	92	93	94	95	96	97	98	99	100
⑤	③	⑤	③	⑤	④	①	③	②	③	①	④	②	②	②	⑤	①	①	⑤	⑤	⑤	⑤	②	①	④
101	102	103	104	105
---	---	---	---	---
①	④	①	④	④

01 ▶ ④

간호조무사 윤리강령
간호대상자의 존엄성과 기본권을 존중하고, 사생활과 개인정보를 보호한다.

02 ▶ ③

간호조무사 윤리강령
최선을 다해 성실하게 간호하고, 간호대상자에게 안전하고 편안한 간호환경을 조성한다.

03 ▶ ④

산소는 인화성이 높아 정전기 발생 시 화재나 폭발의 위험이 있기 때문에 정전기를 일으킬 수 있는 물건을 치운다.

04 빈출 ▶ ②

투약 및 치료에 대한 기록은 미리 하지 않으며, 반드시 수행 후에 즉시 기록한다.

05 ▶ ①

굴곡은 관절에서 두 뼈 사이의 각도를 감소시키는 움직임을 말한다.

06 ▶ ③

부갑상샘호르몬은 혈중 칼슘 농도 저하 시 분비되는 펩타이드 호르몬으로 혈중 칼슘 농도를 증가시킨다.

07 빈출 ▶ ②

디곡신은 심구 수축력과 심박출량을 증가시키고 맥박을 느리게 하는 효과가 있어 신부전 치료에 사용되는데, 투여 전 맥박을 측정하여 60회/분 미만이면 투여하지 않는다.

08 빈출 ▶ ②

약물을 일정한 간격으로 투여하는 목적은 혈중농도를 유지하는 것 외에도 부작용을 최소화하고, 내성을 예방하기 위함이다.

09 ▶ ③

제시된 증상은 당뇨병의 주요 증상들이다. 당뇨병 환자는 저지방 단백질과 고섬유소를 섭취하고 단순당 섭취를 제한한다. 신부전을 동반한 당뇨병 환자에게는 단백질 섭취를 제한할 필요가 있다.

10 ▶ ⑤

비타민 B_{12}(코발라민)
적혈구 형성 등의 혈액 생성과 혈액순환을 조절하며, 결핍 시 악성빈혈을 초래하는 수용성 비타민이다.

11 ▶ ②

어금니의 씹는 면에 있는 깊고 좁은 홈을 메우면 세균막 정착을 줄여 치아우식증 예방에 효과적이다.

12 ▶ ②

구강질환의 삼차예방은 이미 진행한 구강병에 대해 치아 발거를 하거나 치료 후 회복기에 있는 환자에게 틀니 보철 등의 구강병을 관리하는 구강 보건 진료를 의미한다.

13 빈출 ▶ ⑤

- 식사 직전이나 직후, 운동 직후에는 가급적 부항요법을 하지 않는다.
- 처음 압력은 30 ~ 40cmHg로, 1회 적용시간은 5 ~ 10분으로 한다.
- 정맥류가 있는 환자는 부항요법이 금지된다.

14 ▶ ①

- 뜸은 온열 자극으로 기혈을 보강하는 치료로 허증 질환에 적합하다.
- 뜸(구법)의 금기: 고열환자, 피부질환, 출혈 경향이 있는 환자, 임산부, 심부전, 심한 당뇨병 환자

15 빈출 ▶ ①

반영
대상자가 표현한 감정이나 경험을 다른 말로 바꾸어 되돌려 주어 자신의 감정과 생각을 더 잘 이해하고 표현할 수 있도록 돕는 방법이다.

16 ▶ ③

대변 검사는 위장관 출혈이나 대장암의 선별검사, 기생충 검사, 대변 세균 배양 검사를 위해 시행한다.

17 빈출 ▶ ③

활동성 폐결핵 환자는 음압병실에 격리하는데, 음압병실이어도 전파 위험이 있으므로 들어가기 전 N95 마스크를 착용한다.

18 빈출 ▶ ①

- 저혈당 예방을 위해 항상 주스나 사탕 같은 당질 식품을 갖고 다닌다.
- 인슐린 주사 시 피하주사로 여러 부위를 돌아가면서 투여한다.
- 발 전체에 보습제를 바르되, 발가락 사이는 바르지 않는다.

19 ▶ ③

동정맥루 환자 간호
- 만성 신부전으로 인해 신장이 기능을 거의 잃어가는 경우에는 동정맥루를 만들어 혈액투석을 한다.
- 동정맥루 기능 유지를 위해 진동을 수시로 확인하게 한다.
- 동정맥루가 있는 팔에서는 혈압 측정·채혈·주사를 피하고, 고강도 근력운동 등 과도한 부담을 피한다.

20 ▶ ③

장루가 있는 환자의 간호보조활동
- 섬유소가 많은 고섬유식과 충분한 수분 섭취를 통해 장루 환자의 변비를 예방할 수 있다.
- 장루의 정상 색깔은 선홍색, 짙은 분홍색이며, 적갈색, 보라색, 검은색인 경우 괴사의 가능성이 높아 즉시 간호사에게 보고해야 한다.
- 껌씹기, 빨대로 음료마시기, 탄산음료, 양파, 콩, 양배추, 튀긴 음식은 가스를 유발하므로 지양한다.

21 ▶ ③

두개수술 후에는 두개내압이 상승할 위험이 있으므로 침대 머리를 15 ~ 30° 정도 올려 주어 두강 내 내압을 낮추어야 한다.

22 빈출 ▶ ②

전립선 절제술은 요도를 통해 하는 경우가 많으며, 이때 요도를 통한 출혈이 지속된다. 이 출혈은 유치도뇨관 내에 혈괴를 만들어 도뇨관을 막아 요정체를 일으킬 수 있는 응급상황이므로 혈괴를 빨리 해결할 수 있도록 간호사에게 보고해야 한다.

23 ▶ ③

백내장 수술 후 기침, 재채기, 코풀기나 배변 시 힘을 주는 것은 안압을 상승시켜 수술 부위에 위험을 초래하므로, 이러한 증상 발생 시 즉시 간호사에게 보고한다.

24 빈출 ▶ ①

- 혼수(coma): 어떠한 자극에도 반응이 없고, 수의적 움직임이 전혀 없는 상태로, 기본적인 반사만 남아 있을 수 있다.
- 반혼수: 강한 자극이 있을 때에만 찡그리거나 잠시 눈을 뜨나 수의적 운동이 없는 상태이다.

25 빈출 ▶ ④

중이염 수술 후 간호관리
- 수술 후 24시간 동안 침상안정을 취하게 한다.
- 일주일 동안 코를 풀지 않으며, 2주일간 머리를 감지 않도록 한다.

- 감기에 걸리지 않도록 주의한다.
- 기침이 나오는 경우 입을 벌리게 하여 내부 압력 변화를 최소화하고 수술 부위를 보호한다.
- 머리를 높여 주어 염증과 부종을 줄이도록 한다.
- 고개를 숙이지 않도록 한다.
- 수술 후 평형장애가 있는 상태이므로 혼자 침대에서 일어나지 않도록 한다.
- 귀 수술 후의 합병증으로 이명, 어지러움, 청력 변화, 안면 신경 장애, 보행 장애, 출혈 등이 있다.

26 ▶ ④

- 제시문은 자궁내막염에 대한 내용이다.
- 침상안정을 취하고 오로의 배출을 촉진하기 위해 반좌위 자세(파울러 자세)를 취한다.

27 ▶ ④

아프가점수의 평가 항목
심박수, 호흡 상태, 근력, 피부색, 반사 자극

28 빈출 ▶ ①

신생아 목욕 후에는 마른 수건으로 물기를 닦고 제대(배꼽) 부위를 소독하여 감염을 예방한다. 필요시 신생아용 보습제를 발라준다.

29 ▶ ③

우유병을 약 45도 기울여 젖꼭지 부분이 항상 모유나 분유로 채워지게 하여 신생아가 공기를 마시지 않도록 한다. 공기를 마시게 될 경우 복부 팽만으로 인한 불편감을 호소할 수 있으므로 만약 공기를 많이 마시게 된 경우에는 수유 중간에 트림을 시킨다.

30 ▶ ③

류마티스관절염 환자 간호
- 운동 전 온열요법으로 통증·강직을 완화한 뒤, 관절에 무리가 가지 않는 범위에서 규칙적으로 관절운동을 한다.
- 반복적·과도한 관절 사용이나 운동은 피한다.

31 ▶ ⑤

노인의 자살 징후 인식
자살에 대해 어떻게 생각하는지, 왜 죽으려고 하는지 자살 의도에 대해 구체적으로 질문한다.

32 ▶ ⑤

노인성 질환의 특성
- 질병의 원인이 명확하지 않아 치료가 어렵다.
- 비전형적인 경우가 많다.
- 항상성 유지가 어려워 수분과 전해질의 균형을 유지하기가 어렵다.
- 치료 과정에서 합병증 발생 위험이 높다.
- 질병의 경과가 길고 재발률이 높으며, 다약제 복용이 흔하다.

33 ▶ ⑤

- 치매 노인의 잔존 능력을 유지할 수 있게 스스로 입도록 격려하며 옷을 입는 동안 안전을 위해 옆에서 지켜본다.
- 앉은 상태에서 옷을 입도록 하고 목욕시간을 주로 이용한다.

34 빈출 ▶ ①

경련 환자의 간호 돕기
- 주위의 위험한 물건(날카로운 것)을 제거한다.
- 기도 확보를 위해 머리를 옆으로 돌려주어 침이나 구토물로 인한 기도 폐쇄를 예방한다.
- 억지로 몸을 붙잡거나 입에 물건을 넣지 않는다.

35 빈출 ▶ ③

염좌 초기 응급처치
- 염좌 부위를 심장보다 높게 올려 주고 냉찜질을 시행한다.
- 손상 부위는 사용하지 않고 충분한 휴식을 취한다.
- 손상 24 · 48시간 후에 온찜질을 하여 혈액순환 촉진 및 근육과 인대를 이완시켜 회복을 돕는다.

36 ▶ ②

보건교육의 진행 원칙
- 쉬운 것 → 어려운 것
- 단순한 것 → 복잡한 것
- 친숙한 것 → 낯선 것
- 과거의 것 → 최신의 것
- 구체적인 것 → 추상적인 것

37 빈출 ▶ ①

패널토의
지정된 주제에 대하여 4 ~ 7명의 전문가가 사회자의 안내에 따라 다수의 청중 앞에서 발표 및 토론을 하는 방법

38 빈출 ▶ ③

심포지엄
몇 명의 전문가가 10 ~ 15분 정도씩 발표를 한 후 사회자의 진행하에 공개토론을 진행하는 것

39 ▶ ④

보건교육의 종결
내용을 요약·정리하며, 내용이 잘 전달되었는지 평가 및 점검을 진행하는 단계

40 ▶ ③

적극적인 주민 참여
일차보건의료의 성공을 위한 가장 중요한 요소로, 계획, 실행, 평가 전 과정에서 지역주민들의 적극적인 참여가 필수적이다.

41 ▶ ⑤

보건진료소는 지방정부조직의 일종으로, 「농어촌 등 보건의료를 위한 특별조치법」에 따라 시장 또는 군수가 보건의료 취약지역의 주민에게 보건의료를 제공하기 위하여 읍·면 지역에 설치·운영한다.

42 ▶ ②

시설급여의 종류
• 노인요양시설: 10인 이상
• 노인요양공동생활가정: 10인 미만

43 ✦빈출 ▶ ⑤

국민건강보험제도
직장가입자는 월보수액에 따라, 지역가입자는 소득과 재산에 따라 보험료를 차등 부과하여 사회적 형평성에 기여한다.

44 ✦빈출 ▶ ②

노인장기요양급여 대상자는 65세 이상의 노인 또는 65세 미만이지만 치매, 뇌혈관성 질환, 파킨슨병 등 노인성 질병을 가진 자로 거동이 불편하거나 치매 등으로 인지가 저하되어 6개월 이상 혼자서 일상생활을 수행하기 어렵다고 인정되는 자이다.

45 ▶ ④

행위별 수가제
의사가 제공하는 각각의 진료, 처치 행위마다 별도의 비용을 사후 지불하는 방식으로, 의료진의 재량권이 확대되어 고가의료 접근성, 의료의 질이 높아진다.

46 ✦빈출 ▶ ④

람사르협약을 습지의 보호와 지속 가능한 이용에 관한 국제협약이다.

47 ▶ ⑤

유기물이 과다 유입되면 화학적 산소요구량, 생물학적 산소요구량 모두 높아지고, 용존산소량은 낮아진다.

48 ✦빈출 ▶ ①

식품 관련 독소

복어	테트로도톡신
홍합	미틸로톡신, 삭시톡신
모시조개, 굴	베네루핀
버섯	무스카린
감자	솔라닌
매실	아미그달린
맥각	어고톡신, 어고타민
곡류	아플라톡신

49 ▶ ①

하수처리 과정
스크린 → 침사지 → 1차 침전지 → 생물학적 처리(활성오니법) → 2차 침전지 → 여과, 소독 → 방류

50 ▶ ①

오존(O_3)
대기 중 질소산화물 + 휘발성유기화합물에 자외선이 반응하여 발생하는 유독성 기체로, 스모그의 주요 원인이며 지표면에서 발생 시 건강 위해가 증가한다.

51 ✦빈출 ▶ ⑤

인공수동면역
면역 혈청, 감마 글로불린, 항독소 등 항체를 직접 투여하여 전달되는 면역으로, 투여 후 일정 기간 유지된다.

52 ▶ ③

감염병 관리 및 예방 방법 중 예방접종을 시행하는 것은 감염사슬 중 감수성 있는 취약한 숙주가 발생하지 않도록 사전에 숙주 면연력 증강을 시도하는 것이다.

53 ✦빈출 ▶ ①

질병 발생의 요소 중 환경요인은 병인과 숙주 간 영향을 주는 매개적 요인으로 작동한다. 병원체 요인은 질병의 직접적 요인에, 숙주 요인은 병원체 침입에 따른 개개인의 감수성, 반응성 요인에 해당한다.

54   ▶ ⑤

매독

- 성매개 감염병으로 제3급 법정감염병에 해당한다(2023.8. 4급 → 3급)
- 임신 4개월 이후 모체의 태반을 통한 수직감염이 발생할 수 있다.

55   ▶ ③

암의 종류별 검진 주기와 연령 기준 등

암의 종류	검진 주기	연령 기준 등
위암	2년	40세 이상의 남·여
간암	6개월	40세 이상의 남·여 중 간암 발생 고위험군
대장암	1년	50세 이상의 남·여
유방암	2년	40세 이상의 여성
자궁경부암	2년	20세 이상의 여성
폐암	2년	54세 이상 74세 이하의 남·여 중 폐암 발생 고위험군

56   ▶ ⑤

총부양비

$$\frac{\text{유소년인구(15세 미만)} + \text{고령인구(65세 이상)}}{\text{생산연령인구(15 ~ 64세)}} \times 100$$

57   ▶ ③

「모자보건법」상 모자보건사업 대상자의 성의

영유아	출생 후 6년 미만인 사람
미숙아 (未熟兒)	신체의 발육이 미숙한 채로 출생한 영유아로서 임신 37주 미만의 출생아 또는 출생 시 체중이 2,500g 미만인 영유아
신생아	출생 후 28일 이내의 영유아
임산부	임신 중이거나 분만 후 6개월 미만인 여성
선천성이상아 (先天性異常兒)	선천성 기형 또는 변형이 있거나 염색체에 이상이 있는 영유아
모성	임산부와 가임기(可姙期) 여성

58   ▶ ②

- 임신 28주까지: 4주마다 1회
- 임신 29주에서 36주까지: 2주마다 1회
- 임신 37주 이후: 1주마다 1회

59   ▶ ③

영아의 예방접종 후 주의사항

- 접종 직후에는 20 ~ 30분간 의료기관에 머물며 아이의 상태를 관찰한다.
- 접종 후 3 ~ 8시간 이내에는 주의 깊게 아이의 상태를 관찰한다.
- 접종 당일에는 목욕, 과격한 운동을 가급적 피하며, 접종 부위는 청결히 유지한다.
- 접종 부위에 통증, 발적, 부종 등이 생기면 찬 물수건을 대어 준다.
- 접종 후 3일 내에 심하게 보채고 울거나, 고열, 경련, 호흡곤란 등의 증상이 발생한 경우에는 의료진의 진찰을 받을 수 있도록 한다.

60   ▶ ③

- 생후 2/4/6개월: 디프테리아, 파상풍, 백일해, 폴리오, B형간염, 폐렴
- 생후 12개월: 폐렴, B형간염 4차

61   ▶ ③

부정

존재하는 위험, 불쾌한 현실 등을 인정하지 않는 것

62   ▶ ①

재가급여

- 가정에서 생활하며 서비스를 제공받음
- 방문요양, 방문간호, 주·야간보호, 단기보호, 기타재가급여

63   ▶ ③

이차예방

질병 잠복기의 무증상인 개인, 인구집단 등을 대상으로 불건강 상태를 조기발견, 조기치료 등을 통하여 질병의 진행, 합병증, 후유증 등을 예방하는 것

64   ▶ ③

정신건강복지센터

- 지역 사회 내에서 정신건강 문제를 예방, 관리하며 정신건강증진사업 등의 제공 및 연계 사업을 전문적으로 수행하는 센터이다.
- 정신건강과 관련된 교육, 상담, 치료 지원을 실시하며 각종 정신건강증진사업을 시행 및 연계한다.

신생아 → 임산부 → 학령전 아동 → 학동기 아동 → 성병 환자 → 결핵 환자 순으로 방문을 시행한다.

66 빈출 ▶ ②

제시문은 응급의료에 대한 설명으로, 정신의료기관의 장은 응급입원이 의뢰된 사람을 3일(공휴일은 제외한다) 이내의 기간 동안 응급입원을 시킬 수 있다.

67 ▶ ②

진료기록부 등의 보존 기간

2년	처방전
5년	• 환자 명부　　　• 간호기록부
	• 검사내용 및 검사소견기록
10년	• 수술기록　　　• 진료기록부

68 빈출 ▶ ②

결핵환자의 분류
• 결핵환자: 결핵 임상적 특징+, 결핵균검사+
• 전염성결핵환자: 가래 결핵균검사+, 전염력+
• 잠복결핵감염자: 결핵감염검사+, 결핵 임상적 특징–, 방사선학적·조직학적 소견–, 결핵균검사–

69 ▶ ①

불소 도포사업에 필요한 불소 도포의 횟수는 6개월에 1회로 한다.

70 ▶ ③

신원확인 후에 혈액원은 헌혈자에 대하여 채혈을 실시하기 전에 다음에 해당하는 건강진단을 실시하여야 한다.
• 과거의 헌혈경력 및 혈액검사결과와 채혈금지대상자 여부의 조회
• 문진·시진 및 촉진
• 체온 및 맥박 측정
• 체중 측정
• 혈압 측정
• 다음의 어느 하나에 따른 빈혈검사
 – 황산구리법에 따른 혈액비중검사
 – 혈색소검사
 – 적혈구용적률검사
• 혈소판계수검사(혈소판성분채혈의 경우에만 해당)

71 ▶ ⑤

고막체온 측정 시 귓바퀴를 성인은 후상방, 소아는 후하방으로 잡아당긴다.

72 ▶ ②

맥박 측정 후 대상자에게 호흡을 측정함을 말하지 않고 손목을 잡은 상태에서 가슴의 움직임으로 호흡수, 호흡의 깊이, 리듬의 특징 및 규칙성을 관찰한다. 호흡의 리듬이 불규칙적이거나 영아, 아동의 경우 1분간 측정하여 호흡수를 구한다.

73 빈출 ▶ ⑤

정확한 혈압을 측정하기 위해서는 먼저 팔의 높이를 심장과 일치시킨 후, 팔오금에서 약 2~5cm 위로 커프의 위치를 조정하고 커프와 팔 사이에 손가락 하나 정도의 여유를 두고 감아준다.

74 빈출 ▶ ③

비위관 삽입 길이 측정 방법
코끝에서 귀(귓볼), 귀(귓볼)에서 검상돌기까지의 길이를 측정한다.

75 빈출 ▶ ⑤

편마비 환자의 식사 돕기
• 저작이 편한 쪽으로 식사를 하도록 한다.
• 앉아있거나 일어나기 어려운 경우에는 건강한 쪽이 밑으로 가도록 하여 옆으로 누운 자세를 취한다.
• 식사하는 동안 환자 곁을 떠나지 않는다.

76 ▶ ⑤

침상변기
• 사생활 보호를 위해 커튼을 친다.
• 금기가 아니라면 침대머리를 30도 올려준다.
• 변기의 높은 부분은 환자의 발 쪽으로 향하게 대어 주고, 납작하고 둥근 부분에는 환자의 엉덩이를 대도록 한다.

77 빈출 ▶ ③

상처 드레싱 돕기
상처 중심 부분은 가장 민감하고 세균에 취약한 부위이므로, 이 부위를 먼저 소독하여 세균의 침입을 막는다.

78 빈출 ▶ ⑤

• 흡입된 양을 확인하고 전해질 손상 방지를 위해 내용물을 다시 밀어 넣는다.
• 100mL 이상 흡인되면 지연위배출(공복지연)이며, 간호사에게 보고한다.

79 ▶ ③

- 여성 도뇨관 삽입
  - 엄지와 검지로 대음순을 벌려 요도를 노출시켜 도뇨관이 삽입될 때까지 벌린 손을 유지한다.
    - 자세: 배횡와위
- 남성 도뇨관 삽입
  - 요도부터 시작해 바깥쪽으로 점점 크게 원을 그리면서 소독한다.
    - 자세: 앙와위

80 ▶ ⑤

고압증기멸균법 적용 물품

거즈, 가운, 방포, 면직류, 린넨류, 도뇨관 삽입 세트(도뇨관 제외), 드레싱 세트, 수술용 가위, 치과 기구

81 ▶ ④

남성의 회음부 간호

- 성별과 무관하게 회음부 간호 시에는 43 ~ 46℃의 따뜻한 물을 사용한다.
- 음경에서 치골부위를 향해 요도구부터 요도구 바깥쪽으로 나선형으로 닦는다.
- 유치도뇨관이 있는 경우 매번 새로운 솜을 사용하여 닦는다.

82 빈출 ▶ ①

- 혈액응고장애 환자가 의식이 있으면 일반 구강 간호에 준하여 시행하고, 의식이 없다면 특수 구강 간호에 준하여 시행한다.
- 칫솔은 적당하게 부드러운 보통의 칫솔모를 사용한다.
- 출혈 소인이 있는 환자나 당뇨병 환자는 작은 외상도 생기지 않도록 주의한다.

83 ▶ ③

의치 관리

- 칫솔에 전용 세정제를 묻혀 틀니를 닦은 후 흐르는 찬물에 세척한다.
- 깨끗한 컵에 찬물이나 미온수를 부어 담긴 상태로 보관한다.
- 구강이 건조하면 틀니가 잘 삽입되지 않으므로 틀니를 물에 적신 후 끼운다.
- 가능하면 스스로 착용하게 한다.

84 ▶ ②

수액 맞고 있는 환자의 옷 갈아입히기

- 옷을 벗길 때: 건강한 측 → 수액 → 마비된 측
- 옷을 입힐 때: 마비된 측 → 수액 → 건강한 측

85 ▶ ③

제시문은 등척성 운동에 대한 설명으로, 그 예시로 물건을 들고 있는 경우, 벽을 밀고 있는 경우 등이 있다.

86 빈출 ▶ ①

- 46 ~ 52℃의 물을 물주머니에 1/2 ~ 2/3 정도 채운다.
- 공기 제거 후 마개를 잠근다.
- 거꾸로 들어 물이 새는지 확인한다.
- 방포나 타월에 싸서 20 ~ 30분 적용한다.

87 ▶ ④

팔꿈치를 몸에 붙이고 팔을 바깥쪽으로 돌리는 동작도 외회전이지만, 그림과 같이 팔꿈치가 90도 외전된 상태에서 위로 올리는 것은 시작점만 달라졌을 뿐 똑같은 외회전이다.

88 빈출 ▶ ②

욕창의 단계

1단계	• 욕창 부위가 붉은색 또는 분홍색 • 피부 손상 없음
2단계	• 표피 ~ 진피까지 피부 손상 • 개방성 궤양 및 수포 발생
3단계	• 피하조직 일부까지 손상 • 노란 괴사 조직이 보임
4단계	• 심각한 조직 손상, 광범위한 조직 괴사 • 근육, 힘줄, 뼈 등이 노출되며 딱지, 가피가 관찰됨

89 ▶ ②

병실에서의 낙상 예방법

- 환자가 침대에 있는 동안에는 침대 난간을 올려 둔다.
- 침대 높이는 허리와 같거나 허리보다 낮게 조정하며, 침대 바퀴의 잠금장치는 걸어둔다.
- 야간에는 바닥에 간접조명을 켜 둔다.

90 ▶ ②

수술 전날 저녁의 간호

수술 전 금식은 일반적으로 음식뿐 아니라 수분 및 약을 포함한 구강으로 섭취하는 모든 것을 금지하는 것을 의미한다.

91 빈출 ▶ ⑤

신체보호대를 적용할 때에는 응급 시 쉽게 풀 수 있는 매듭법을 사용한다.

92 ▶ ①

수술 후 병실 간호
• 답답함을 호소하면 침상 난간을 내리지 않고 간호사에게 보고한다.
• 복대 착용과 상관 없이 기침을 격려한다.
• 의사의 지시에 따라 금식을 해제한다.
• 오한을 호소하면 이불을 덮어 주도록 한다.

93 ▶ ①

일반 소변검사
소변컵(멸균 검체 용기)에 중간 소변(깨끗한 중간뇨)을 받는 것이 적절하다.

94 ▶ ⑤

수술 전 피부 준비
• 손톱의 매니큐어는 수술 전에 제거한다.
• 제모 시 면도기를 털이 난 방향으로 면도하며, 제모의 범위는 감염을 예방하기 위해 수술 부위보다 넓게 정한다.
• 면도날은 재사용하지 않고, 살균된 새 면도날을 사용한다.

95 빈출 ▶ ⑤

복수천자
• 천자 전에는 소변과 대변을 보도록 한다.
• 앙와위에서 시행하나 호흡곤란이 심하면 좌위, 반좌위에서 시행하기도 한다.
• 배액주머니는 천자 부위보다 낮게 한다.
• 복수가 빠르게 배출되면 쇼크 증상이 생길 수 있으므로 적절한 속도로 너무 빠르지 않게 배액되도록 한다.

96 빈출 ▶ ⑤

소아에서 뇌수막염 진단을 위해 요추천자를 시행할 수 있다. 요추천자 후 4 ~ 6시간 동안은 움직이지 않고 편평한 곳에 앙와위 자세로 누워 있도록 한다.

97 빈출 ▶ ⑤

유치도뇨관 삽입 환자의 소변 채취 방법
• 철저히 무균술을 유지한다.
• 유치도뇨관을 제거하거나 소변수집주머니를 분리하지 않는다.

98 빈출 ▶ ②

• 관절을 약간 구부린 상태에서 감는다.
• 충분한 두께로 감으며, 혈액순환 확인을 위해 손가락, 발가락 끝은 감지 않는다.
• 돌출 부위는 패드를 대고 감는다.

99 ▶ ①

• 개인의 귀중품은 집으로 보내거나 환자 가족이 관리하도록 한다.
• 화재 시 비상계단으로 이동한다.
• 콘센트 하나에 전기코드 한 개씩 꽂도록 한다.

100 ▶ ④

침상목욕
• 발톱은 일자로, 손톱은 둥글게 깎아 준다.
• 눈은 안쪽에서 바깥쪽으로 닦아 준다.
• 목욕물 온도는 43 ~ 46℃를 유지한다.
• 목욕과정 순서: 눈 → 코 → 볼 → 입 → 이마 → 턱 → 귀 → 목 → 손, 팔 → 가슴 → 복부 → 발, 다리 → 등, 둔부 → 음부 → 손톱, 발톱

101 빈출 ▶ ①

• 환아의 어깨나 발바닥을 포함한 몸을 가볍게 두드려서 "애야 괜찮니?"라고 물어보아 의식을 확인한다.
• 분당 100 ~ 120회의 속도로 가슴압박을 한다.
• 영아는 두 손가락으로 젖꼭지 연결선 바로 아래의 흉골을 압박한다.
• 기도 개방 시 과신전되지 않도록 주의한다.

102 ▶ ④

산소 농도
비재호흡 마스크(60 ~ 100%) > 부분 재호흡 마스크(40 ~ 70%) > 단순 안면 마스크(40 ~ 60%) > 벤추리 마스크(24 ~ 40%)

103 ▶ ①

• 정맥주사는 혈류로 직접 투여되어 흡수 과정이 없어 흡수 속도가 가장 빠르다.
• 약물 흡수 속도: 정맥 > 근육 > 피하 > 경구 순이다.

104 빈출 ▶ ④

편마비가 있는 환자는 지팡이의 역할이 중요하므로 항상 먼저 나간다.

105 ▶ ④

반영
환자가 표현한 감정이나 경험을 되돌려주어 환자가 자신의 감정과 생각을 더 잘 이해하고 표현할 수 있도록 돕는 방법으로, 신뢰 관계를 강화하는 데 중요한 역할을 한다.

파이널 CBT 실전모의고사 2회

01	02	03	04	05	06	07	08	09	10	11	12	13	14	15	16	17	18	19	20	21	22	23	24	25
⑤	①	①	①	③	①	③	⑤	④	⑤	②	③	②	④	②	①	④	③	⑤	③	③	⑤	⑤	③	⑤
26	**27**	**28**	**29**	**30**	**31**	**32**	**33**	**34**	**35**	**36**	**37**	**38**	**39**	**40**	**41**	**42**	**43**	**44**	**45**	**46**	**47**	**48**	**49**	**50**
①	⑤	⑤	③	②	②	①	①	②	④	⑤	①	⑤	①	③	②	③	①	④	②	⑤	⑤	②	④	①
51	**52**	**53**	**54**	**55**	**56**	**57**	**58**	**59**	**60**	**61**	**62**	**63**	**64**	**65**	**66**	**67**	**68**	**69**	**70**	**71**	**72**	**73**	**74**	**75**
④	④	④	②	③	①	⑤	⑤	③	①	②	④	⑤	③	③	⑤	②	②	②	④	②	②	⑤	②	④
76	**77**	**78**	**79**	**80**	**81**	**82**	**83**	**84**	**85**	**86**	**87**	**88**	**89**	**90**	**91**	**92**	**93**	**94**	**95**	**96**	**97**	**98**	**99**	**100**
④	①	⑤	①	⑤	④	⑤	①	④	③	⑤	①	③	①	②	②	⑤	③	④	⑤	⑤	⑤	③	②	②

101	102	103	104	105
①	④	④	①	④

01 ▶ ⑤

간호조무사 윤리강령 중 정직한 행동
정직하게 행동하며, 실수를 숨기지 않고 보고하는 것을 의미한다.

02 ▶ ①

간호조무사의 직업적 태도
구두지시는 반드시 서면지시도 남겨야 하며, 치료방침에 대해서는 간호사나 의사에게 직접 문의하도록 설명한다.

03 🌟빈출 ▶ ①

간호조무사의 주의의무
- 환자의 안전을 위해 업무 수행 시 주의력을 집중하고 위험을 예방해야 한다.
- 환자 케어 중에는 다른 생각이나 업무에 신경 쓰시 않고 현재 수행 중인 업무에만 집중해야 한다.

04 ▶ ①

- 감염 예방을 위해 기침 예절을 지켜야 한다. 기침을 할 때 입과 코를 휴지로 가리고, 휴지가 없을 때는 소매로 가린다.
- 사용 후 남은 앰플 약은 즉시 폐기한다.
- 손씻기는 30초 이상으로 한다.

05 🌟빈출 ▶ ③

- 인체 장기: 조직물류폐기물
- 사용한 주삿바늘, 주사침: 손상성 폐기물
- 알코올솜: 일반의료폐기물

06 ▶ ①

신장은 레닌을 분비하여 레닌 – 안지오텐신 – 알도스테론 시스템을 통해 혈압 조절에 관여한다.

07 ▶ ③

- 총체액량의 약 2/3는 세포내액이다.
- 세포외액은 간질액과 혈액으로 구성되어 있다.
- 건강한 성인의 총체액량 비율은 체중의 약 50 ~ 60%이다.
- 체지방이 많을수록 체내 수분 비율은 오히려 낮아진다.

08 ▶ ⑤

망막은 외부에서 들어온 빛이 시각적 상으로 맺히는 부위로, 감각세포가 집중되어 있고 이를 전기적 신호로 변환하여 뇌로 전달한다.

09 ▶ ④

마취제
리도카인은 내표적인 국소마취제로 간단한 피부 봉합 또는 프릴로카인과 함께 치과치료에 사용되기도 한다.

10 🌟빈출 ▶ ⑤

향정신성의약품 및 마약 안전관리지침
모르핀, 데메롤은 다른 의약품과 구별하여 반드시 이중잠금장치가 설치된 장소에 보관하여야 한다.

11 🌟빈출 ▶ ②

살부타몰은 대표적인 간기 작용성 베타2 작용제로 급성 천식 발작 및 호흡곤란 증상의 빠른 완화를 위해 사용된다.

12 ▶ ③

- 잇몸 출혈, 멍이 잘 들고 상처 치유 지연은 비타민 C 부족으로 인한 괴혈병 증상이다.
- 비타민 A 결핍은 야맹증 등을 유발하고, 비타민 B_1 결핍은 각기병 증상을, 비타민 D 결핍은 구루병이나 골연화증을, 비타민 E 결핍은 신경근 이상 등을 일으킨다.

13 ★빈출 ▶ ②

이소니아지드의 대표적인 부작용으로 말초신경염이 있으며, 장기간 복용하면서 피리독신(비타민 B_6) 결핍에 의해 발생한다.

14 ▶ ④

• 퓨린은 요산으로 대사되어 통풍 증상을 악화시키므로, 육류 내장 등 퓨린이 많은 음식 섭취를 제한한다.
• 변비 – 고섬유 식이, 고혈압 – 저지방 식이, 만성 신부전 – 저염, 저단백 식이

15 ▶ ②

영구치 첫 번째 큰어금니는 일반적으로 만 6세 전후에 하악(아래턱)에서 맹출한다. 이는 "6세 구치"라고 불릴 정도로 대표적이다.

16 ▶ ①

음압을 유발하는 빨대는 출혈을 유발시킬 수 있으므로 며칠 정도는 금지한다.

17 ▶ ④

체침 반응은 침이 조직에 박혀서 빠지지 않는 경우로, 이때는 잠시 기다렸다가 침을 돌리면서 발침한다.

18 ★빈출 ▶ ③

침 시술 후 주의사항
발침 후 간호조무사는 반드시 뽑은 침의 개수를 재확인하며, 환자나 보호자에게도 재확인한다.

19 ★빈출 ▶ ⑤

심부통증은 근육, 관절, 신경 등 깊은 조직 등에서 발생하는 통증으로, 둔하고 넓게 퍼지는 양상이며, 경계가 불분명하여 위치 파악이 어렵다.

20 ▶ ③

시각장애 환자와 대화하는 방법
• 만나거나 헤어질 때 먼저 말을 걸고 악수를 청하도록 한다.
• 지시대명사를 사용하지 않으며 시계방향으로 설명한다.
• 환자를 기준으로 오른쪽, 왼쪽 방향을 설정하여 원칙을 정한다.

21 ▶ ③

활력징후
환자의 상태 파악을 위해 가장 기본적으로 측정해야 하는 것으로, 환자의 전반적인 생리적 안정을 확인하는 지표이다. 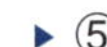 체온, 맥박, 호흡, 혈압

22 ★빈출 ▶ ⑤

• 갑상선 수술 후 음성이 쉰다면 후두신경(반회후두신경) 손상을 의심해야 한다. 이 신경이 손상되면 성대 마비로 목소리가 쉬거나 기도 보호에 문제가 생긴다.
• 출혈 시에는 경부 팽창 및 혈종이 나타나며, 부갑상선 손상 시에는 저칼슘증 증상이 나타난다.

23 ★빈출 ▶ ⑤

고혈압 분류 단계

정상 혈압	수축기 120 미만, 이완기 80 미만
주의 혈압	수축기 120 ~ 129, 이완기 80 미만
고혈압 전단계	수축기 130 ~ 139, 이완기 80 ~ 89
고혈압 1기	수축기 140 ~ 149, 이완기 90 ~ 99
고혈압 2기	수축기 160 이상, 이완기 100 이상
고혈압 위기	수축기 180 이상, 이완기 120 이상

24 ★빈출 ▶ ③

임종간호
• 실내 온도는 21 ~ 23℃로 유지한다.
• 임종을 앞두고 있더라도 불편감을 느끼므로 체위 변경을 규칙적으로 시행한다.

25 ★빈출 ▶ ⑤

덤핑증후군을 예방하기 위해 저탄수화물, 고지방, 고단백, 저수분 식이가 권장되고, 조금씩 자주 천천히 식사하게 한다.

26 ▶ ①

차가운 공기는 협심증 환자에게 좁아져 있는 관상동맥을 더욱 수축시켜 협심증의 증상을 악화시킬 수 있으므로 추운 날씨에 노출되지 않도록 한다.

27 ▶ ⑤

뇌졸중
편측 시야 장애가 있는 경우 환자가 볼 수 있는 시야 내에서 모든 간호를 진행해야 하며, 물건의 배치 또한 환자가 볼 수 있는 쪽에 배치한다.

28 ▶ ⑤

만성폐쇄성폐질환 환자를 위한 간호보조활동
입술을 오므려서 길게 숨쉬도록 하는 호흡법을 교육시켜 호흡 효율을 높이도록 한다.

29　　▶ ③

- 분만 2기는 자궁경부가 완전히 개대된 후부터 태아가 산도를 통해 완전히 만출될 때까지의 기간으로, 흔히 태아 만출기라 한다.
- 분만 1기는 규칙적 진통 시작부터 경부 완전 개대까지, 분만 3기는 태반 만출기이다.

30 　　▶ ②

37주 이전에 태어난 아기를 미숙아라 하며, 미숙아의 신체적 특징은 다음과 같다.
- 머리가 신체에 비해 크다.
- 솜털이 많고 피하지방이 부족하거나 없다.
- 피부색은 적색에서 분홍색이다.
- 체온 조절 능력이 미숙하여 저체온증의 위험이 높다.
- 폐 발달이 미숙하여 호흡곤란증후군의 위험이 크다.

31 　　▶ ②

즉시 가슴압박을 시행하며 제세동 후 환자의 심장이 정상적으로 다시 박동할 때까지 심폐소생술을 계속 시행한다.

32 빈출　　▶ ①

분만 다음날 산모의 체온이 38℃ 중반 이상으로 상승하는 것은 정상 범위를 벗어나 감염을 시사할 수 있다.

33　　▶ ①

3개월	목가누기	7~10개월	서기
4개월	뒤집기	12개월	걷기
6개월	앉기	8~9개월	잡기
7~9개월	기기	18개월	끌기

34　　▶ ②

노인의 낙상 예방
- 미끄럼 방지 고무가 달린 슬리퍼를 착용하게 하고, 야간에는 바닥에 간접조명을 켜 둔다.
- 욕실에 미끄럼 방지용 깔판을 설치하여 안전을 확보한다.

35　　▶ ④

단순한 일거리를 제공하거나, 평소에 좋아하던 활동을 함께 해서 관심을 돌린다.

36　　▶ ⑤

신체적 준비: 건강상태, 신체상태

37 빈출　　▶ ①

- 검사나 도구가 측정하고자 하는 개념을 실제로 제대로 측정하는 정도를 타당도라고 한다. 즉, "재는 것이 제대로 재고 있는가"의 문제이다.
- 신뢰도는 측정값의 일관성에 관한 것이며, 객관도는 평가자의 주관 개입 없이 동일한 결과가 나오는 정도를 뜻한다.

38　　▶ ⑤

인구 고령화와 만성 질환 증가로 개인의 자기 건강 관리 욕구가 커지면서 보건교육의 필요성이 높아지고 있다.

39　　▶ ①

성과평가
- 교육 이후 대상자의 지식, 태도, 행동 변화 등 교육목표가 얼마나 달성되었는지 평가하는 것이다.
- 금연 교육의 경우 금연 시도율, 금연 유지율 등이 예시 측정 항목이 될 수 있다.

40　　▶ ③

군(郡) 지역 등 병원이 부족한 지방에서 1차 진료와 보건서비스를 함께 제공하는 기관은 보건의료원이다.

41 빈출　　▶ ②

개인을 대상으로 천식 흡입제 사용, 복막투석액 관리 등 자가처치가 필요한 행동을 개별적으로 알려주는 것은 개별 시범교육에 해당한다.

42　　▶ ③

시뮬레이션(Simulation)은 실제와 유사한 환경이나 상황을 구현하여 학습자가 직접 참여하고 체험하면서 문제 해결 능력을 기를 수 있도록 하는 교수법이다.

43　　▶ ①

방문요양은 장기요양요원이 수급자의 가정 등을 방문하여 신체활동 및 가사활동 등을 지원한다.

44　　▶ ④

국가 보건의료체계 구성요소 중 보건의료 자원에는 인력, 시설, 장비, 약품 등의 자원이 포함된다.

45 ★빈출   ▶ ②

교육 후 6개월간 운동을 실천하게 하고 혈당 변화를 측정하는 것은 교육의 성과(결과)를 평가하는 총괄평가(성과평가)에 해당한다.

46   ▶ ⑤

국민건강보험은 가입자의 기여 및 부담 수준과 상관없이 모든 가입자에게 동등한 보험급여 혜택을 부여함으로써 의료서비스의 형평성, 공정성에 기여한다.

47   ▶ ⑤

마실 수 있는 물의 수질 기준
- 일반세균: 1ml당 100CFU 이하
- 잔류 불소: 1.5mg/L 이하
- 암모니아성 질소: 0.5mg/L 이하
- 총트리할로메탄: 0.1mg/L 이하

48   ▶ ②

진료비 지불제도 중 백내장수술, 제왕절개분만, 맹장수술, 항문수술 등 7개 질환군에 적용되는 포괄수가제는 특정 질병에 대하여 정해진 비용을 미리 산정해두기 때문에 사전에 총비용을 예측할 수 있다. 단, 합병증이 발생하거나 경과가 달라진 경우에는 정해진 추가 금액이 지불된다.

49 ★빈출   ▶ ④

- 교토의정서(1997)는 지구온난화를 막기 위해 온실가스 감축 목표를 국가별로 설정한 국제협약이다.
- 파리협정(2015)은 기후변화 대응 협약이고, 몬트리올의정서는 오존층 파괴 물질 규제에 관한 협약이다.

50   ▶ ①

C1	직업병 요관찰자
C2	일반 질병 요관찰자
D1	직업병 유소견자
D2	일반 질병 유소견자
R	추가 검사 필요 대상자
U	미정

51   ▶ ④

인구의 평균 연령이 높아지면 만성질환의 유병률은 상승하는 경향이 있다. 노인 인구가 많을수록 고혈압·당뇨 등의 환자 비율이 높아지기 때문이다.

52   ▶ ④

군집독은 밀폐된 공간에 여러 사람이 모여 있을 때 발생하는 건강 문제(두통, 피부염, 호흡기 자극 등)를 의미하며, 이산화탄소(CO_2)는 대기 중 농도가 높아질 때 인체에 중독 증상을 유발할 수 있다.

53 ★빈출   ▶ ④

- 병원력(pathogenicity): 숙주에 침입하여 임상적 증상을 나타내는 능력을 말하며, 감염된 사람 중 실제로 발병(현성감염)하는 비율로 표시된다.
- 독력(virulence): 질병의 중증도나 치사율과 관련된 개념이다.
- 저항력: 숙주의 질병에 대한 저항 능력을 뜻한다.
- 면역력: 병원체에 대항하는 면역 능력이다.
- 감염력(infectivity): 병원체가 숙주에 침입하여 감염을 일으키는 전염력으로, 실제 증상 여부와는 구별된다.

54   ▶ ②

토착성(endemic)
지역의 특수성으로 인하여 지속적, 주기적으로 감염병이 발생하며, 오랜 기간 환자 발생 수준이 일정하다.

55   ▶ ③

- 치매 예방을 위한 교육은 아직 병이 발생하지 않은 노인을 대상으로 인지훈련, 생활습관 개선 등을 지도하는 1차 예방에 해당한다.
- 치매 조기검진은 2차 예방, 치매환자 돌봄서비스는 3차 예방에 속한다.

56   ▶ ①

상주인구란 해당 지역에 주민등록되어 상시 거주하는 인구를 말한다.

57 ★빈출   ▶ ⑤

장출혈성대장균감염증
- 오염된 식수나 덜 익힌 소고기(햄버거 패티 등) 섭취로 발생할 수 있다.
- 사람 간 전파도 가능하여 소아 집단시설 관리가 중요하다.
- 고열, 복통, 구역, 구토가 나타나고 혈변으로 진행할 수 있다.
- 용혈요독증후군, 혈전혈소판감소자색반병 등의 합병증이 발생할 수 있다.
- 탈수 예방을 위한 전해질, 수분 공급 및 안정 간호가 필요하다.

58 ▶ ⑤

가정방문 간호의 우선순위
- 시급성: 급성질환 → 만성질환 / 신환자 → 구환자
- 감염 방지: 전염성 대상자 → 비전염성 대상자
- 효과성: 문제가 의심되는 환자 대상자 → 문제가 있는 환자 대상자 → 건강한 대상자
- 효율성: 집단 → 개인 / 대상자가 모여 있는 지역 → 비교적 대상자가 한산한 지역
- 신생아 → 임산부 → 학령전 아동 → 학동기 아동 → 성병 환자 → 결핵 환자

59 ▶ ③

- 스트레스 상황에서 성격이 미숙했던 이전 발달 단계로 역행하는 방어기전을 퇴행이라고 한다. 예를 들어 성인이 투정을 부리거나 아이 같은 행동을 보이는 경우이다.
- 억압은 불편한 생각을 무의식에 눌러 담는 것이고, 부인은 현실을 인정하지 않는 것이다.

60 ▶ ①

의료인은 자신의 면허 범위를 벗어난 의료행위를 해서는 안 된다. 치과의사가 치과 영역이 아닌 수술 등을 시행하면 「의료법」 위반이다.

61 ⭐빈출 ▶ ②

혈액원 등 혈액관리업무를 하는 자는 혈액의 적격 여부 검사 결과 부적격혈액을 발견하였을 때에는 보건복지부령으로 정하는 바에 따라 이를 폐기처분하고 그 결과를 보건복지부장관에게 보고하여야 한다(혈액관리법 제8조).

62 ▶ ④

- 생후 2/4/6개월: 디프테리아, 파상풍, 백일해, 폴리오
- 생후 12개월: 폐렴구균, B형간염 4차
- 생후 15개월: 수두, 풍진, 홍역, 유행성이하선염

63 ⭐빈출 ▶ ⑤

삼차예방
질병 발현기의 증상기, 회복기 환자 등을 대상으로 사망, 추가 합병증 등을 예방하고 기능징애의 복구, 잔여기능 제고를 위해 시행하는 것으로 뇌졸중 재활치료, 직업훈련 및 작업치료 등이 포함된다.

64 ⭐빈출 ▶ ③

- 인구의 성비는 보통 여자 100명당 남자 수로 표시하며, 2차 성비는 출생 시의 남녀 비율을 말한다.
- 출생 시에는 일반적으로 남아 출생수가 여아보다 많다.
- 여성의 수명이 더 길기 때문에 노년층에서는 여성 인구가 남성보다 많다.
- 성비는 특정 연령층 인구구성이 아니라 남녀 수의 비율을 나타낸 값이다.

65 ▶ ③

만 65세 이상 노인에게 무료로 시행되는 국가예방접종으로는 인플루엔자, 폐렴구균이 있다.

66 ▶ ⑤

영유아 예방접종 후 38℃ 이상의 고열이 나거나 이상의 반응이 의심되면 즉시 의료기관을 방문하여 의료진의 진찰을 받도록 안내해야 한다.

67 ▶ ②

해리
- 괴로움을 느끼는 갈등을 해소하기 위해 본인격으로부터 분리하는 것
- 본인격 대신 다른 인격이 나와 본인도 모르게 활동하는 것

68 ▶ ②

가정방문 간호는 대상자의 집을 직접 찾아가서 간호를 제공하는 활동으로 가장 큰 장점은 대상자의 실제 생활 환경을 직접 확인하고, 그에 맞는 맞춤형 간호를 제공할 수 있다는 것이다. 또한 대상자가 거동이 불편한 경우에도 간호서비스를 제공할 수 있다.

69 ⭐빈출 ▶ ②

제1급 감염병
- 생물테러감염병 또는 치명률이 높거나 집단 발생의 우려가 커서 발생 또는 유행 즉시 신고 대상이며, 음압격리 등 높은 수준의 격리가 필요한 감염병이다.
- 종류: 전염력이 높은 신종감염병증후군, 중증급성호흡기증후군, 신종인플루엔자 및 생물테러로 사용될 수 있는 두창, 페스트, 탄저 등이 포함된다.

70 ⭐빈출 ▶ ④

「정신건강복지법」상 보호의무자 2인의 동의로 시행되는 보호입원은 환자의 의사와 관계없이 보호의무자에 의해 이루어지는 정신과 입원 형태이다.

71 빈출   ▶ ②

- 측정 시 소아는 후하방, 성인은 후상방으로 귓바퀴를 잡아당기면서 탐침을 삽입하고 2 ~ 5초 정도 대기한 후 신호음이 울리면 계기판에 표시된 수치를 읽는다.
- 일회용 탐침커버를 사용하며, 개별 환자별로 교환하여야 한다.

72 빈출   ▶ ②

- 혈압 측정 시 커프를 위팔에 감을 때 커프 표시선이나 고무관이 상완동맥 위치에 오도록 하여 정확한 측정이 되게 한다.
- 팔은 심장 높이에서 측정해야 하며 심장보다 높으면 혈압이 실제보다 낮게 측정된다.
- 커프는 너무 느슨하지 않게 단단히 감아야 하지만 손가락 하나 들어갈 정도의 약간의 여유는 둔다.
- 커프 공기밸브를 열어 압력을 뺄 때는 초당 약 20 ~ 30mmHg는 너무 빨라 정확한 판독이 어렵다.
- 재측정 시에는 최소 1 ~ 2분 기다렸다가 측정해야 한다. 10초 이내 재측정은 부정확하다.

73 빈출   ▶ ⑤

- 섭취량 기록 시 섭취한 얼음양의 절반을 수분량으로 환산하여 기록한다.
- 위관영양액 등 음식에 해당되는 것은 1g을 1mL로 환산하며, 소변량이 시간당 30mL 이하인 경우 의료진에게 보고한다.
- 정맥으로 주입된 용액은 비경구이므로 '비경구적 섭취량'란에 기록한다.

74 빈출   ▶ ②

손이 심하게 떨리는 환자는 요골동맥 등 말초맥박을 정확히 재기 어려우므로, 목의 경동맥같이 큰 중심맥박을 측정하는 것이 바람직하다. 경동맥은 큰 동맥으로 박동이 분명하여 진전이 있어도 정확한 측정이 가능하다.

75 빈출   ▶ ④

제시문은 쿠스마울호흡에 대한 설명으로, 호흡 시 과일향이 나는 것이 특징이다.

76 빈출   ▶ ④

무균술에서 멸균용액병의 입구 가장자리는 공기 중에 노출되어 있으므로 멸균이 아니라고 본다. 따라서 처음 용액을 따를 때 소량을 버려 병 입구를 헹구는 '립핑(lipping)'을 한다. 이는 멸균 그릇에 따르는 용액의 오염을 줄이기 위한 절차이다.

77   ▶ ①

- 손톱이 아닌 손가락 끝으로 마사지한다.
- 침대의 높이는 간호조무사의 허리 높이로 유지한다.
- 머리카락이 엉켰을 때는 두피 가까이 머리를 잡고 손가락으로 머리카락을 분리하고, 두피에서 머리카락 끝 쪽으로 빗어준다.
- 혈액이 머리카락에 묻어 있는 경우 과산화수소수로 혈액을 닦아낸다.

78 빈출   ▶ ⑤

입힐 때는 마비된 쪽부터 입히고, 벗길 때에는 건강한 쪽부터 벗긴다.

79 빈출   ▶ ①

건강한 다리 먼저 → 아픈 발 + 목발

목발을 짚고 계단 오르내릴 때 "올라갈 때는 건강한 다리 먼저, 내려올 때는 아픈 다리 먼저" 원칙을 따른다. 즉 올라갈 때는 목발 짚은 상태에서 건강한 다리로 먼저 한 걸음 올라간 뒤, 다친 쪽 다리와 목발을 함께 끌어올린다. 내려올 때는 반대로 목발과 아픈 다리를 먼저 아래로 내린다.

80   ▶ ⑤

MRI 촬영 시에는 기계 안에서 약 20 ~ 40분 정도 검사대에 누워 있어야 하며, 기계 소음을 차단하기 위해 헤드폰을 착용한다.

81   ▶ ④

객담은 멸균된 가래 검체통에 무균적으로 받아야 하며 이른 아침 첫기침 시의 가래가 가장 정확하다. 가래를 뱉기 전에는 입안을 물로 헹구고, 침이 아닌 가래를 검체통에 뱉는다.

82 빈출   ▶ ⑤

위관영양을 할 때 먼저 20mL 정도의 물로 관을 세척(플러싱)하면 관이 막히지 않고 원활하게 통과되도록 하며, 남아 있는 이전 영양물을 밀어내고 수분을 공급하는 역할도 한다.

83   ▶ ①

구풍관장

- 장 내 가스 배출과 복부 팽창을 경감하기 위해 시행
- 우유 + 당밀관장 / 글리세린 + 마그네슘 용액 + 물 혼합
- ⑩ 소화계의 수술 뒤, 복막염 환자에게 실시(관장 후 가스의 유무, 복부 팽만 완화의 정도 등을 관찰)

84 ▶ ④

2% 글루타르알데히드 소독제
- 의료 기기의 고수준 소독 및 멸균에 사용되는 화학 소독제로, 결핵균·진균·바이러스 등 다양한 미생물을 10분 이내에 사멸시키는 효과가 있다.
- 침습적 의료 기기의 소독에 사용된다. 예를 들면, 내시경이나 외과 수술 도구와 같이 멸균이 필요하지만 멸균할 수 없는 장비를 소독한다.

85  ▶ ③

외과적 손 씻기는 무릎이나 발을 이용하여 페달을 눌러 물을 사용한다.

86 ▶ ⑤

- 환자는 음압격리실에 배치되며, 병실 내에서 환자는 마스크를 벗을 수 있지만 간호조무사를 포함한 의료종사자는 N95 마스크를 착용해야 한다.
- 환자를 병실 밖으로 이동할 수 있으며, 이때 의료종사자를 동반하여 시간을 최소화한다.

87 ▶ ①

옷을 입힐 때는 불편한 쪽 먼저, 벗길 때는 건강한 쪽을 먼저 한다. 따라서 오른쪽 편마비 환자에게 윗옷을 입힐 때는 불편한 쪽(오른쪽 팔) → 머리 → 건강한 쪽(왼쪽 팔) 순서로 입힌다.

88 ▶ ③

- 순서는 머리부터 발끝까지이 순서로, 큰 근육에서 작은 근육 순서로 한다.
- 환자가 피로감을 느끼지 않게 한다.
- 여러 관절을 동시에 하지 않고 한 쪽을 끝낸 후 다른 쪽을 운동시킨다.

89 ▶ ①

침대에서 휠체어로 이동 시 돕는 법
- 편마비 환자일 경우 건강한 쪽 침대 난간에 휠체어를 붙인다.
- 휠체어 안쪽으로 깊숙이 엉덩이를 붙일 수 있도록 한다.
- 발받침대는 환자를 휠체어에 앉힌 후 펴도록 한다.

90 ▶ ②

- 폐조직 검사를 위해 경피적 폐생검(바늘생검)을 할 때는 바늘이 폐에 들어간 순간에 환자가 기침하거나 움직이면 큰 위험이 된다. 따라서 검사 중 "지금은 움직이거나 기침하지 마세요."라고 지시하여 바늘이 안전하게 유지되도록 한다.

- 검사 전후의 심호흡과 기침 격려는 분비물 배출을 위해 필요하지만, 바늘 삽입 순간에는 금지된다.

91 ▶ ②

가슴압박 이후 다음 가슴압박을 위한 혈류가 심장으로 충분히 채워지도록, 즉 정맥환류량을 증가시키도록 각각의 가슴압박 이후 가슴의 이완을 최대로 한다. 매 압박 후 가슴이 원래 상태로 완전히 이완되어야 혈액이 효과적으로 순환할 수 있다.

92 ▶ ⑤

환자를 확인할 때 두 가지 이상의 고유 정보를 개방형으로 질문하고 이를 대조하여 환자를 확인해야 한다.

93 ▶ ③

병원 내 화재 시 대피요령
- 복도의 연기를 최대한 마시지 않도록 자세를 낮추고 젖은 수건으로 코와 입을 막고 이동하도록 한다.
- 출입문의 손잡이가 뜨거울 경우 열지 말고 다른 피난로를 찾아 이동한다.
- 소화기는 바람을 등지고 사용한다.

94 ▶ ④

통증은 실제적 또는 잠재적 조직 손상과 관련되거나 그러한 손상에 기인한 불쾌한 감각적 및 정서적 경험으로 주관적 감각이다.

95 ▶ ⑤

배출관장 시 관장액이 장 내에 오래 머물수록 치료 효과가 높으므로 변의가 있더라도 적어도 10분 후 배변하도록 한다.

96 ▶ ⑤

- 멸균물품은 사용 직전에 개봉해야 한다. 30분 전에 미리 열어두면 공기 중 미생물에 오염될 수 있다.
- 멸균 세트 위를 가로질러 물품을 주고받으면 멸균 영역에 팔이 지나가 오염 가능성이 높다.
- 유효기간이 임박한 물품은 먼저 사용하기 위해 보관장 앞쪽에 배치해야 한다(선입선출).
- 멸균 포장의 가장자리 2.5cm 안쪽 부분은 멸균 영역이 아닌 오염된 영역으로 간주해야 한다.

97 빈출   ▶ ⑤

- 붕대 감을 때 팔꿈치, 무릎 등의 뼈 돌출 부위에는 패드를 대어 압력을 완화시킨 후 감아야 압박 궤양을 예방할 수 있다.
- 붕대는 사지의 말단 부분을 약간 남겨 손가락·발가락 등의 혈액순환을 확인할 수 있도록 한다(끝까지 꽁꽁 감지 않는다).
- 매듭은 상처 위가 아닌 옆이나 응고 부위가 아닌 곳에 지어 환부에 압박을 주지 않도록 한다.
- 붕대는 신체 원위부(말단)에서 근위부(몸 쪽)를 향해 감아야 정맥혈 회귀를 도울 수 있다.
- 관절은 약간 굽힌 기능적 자세로 유지하면서 감아야 움직임에 무리가 없다(충분히 신전한 상태로 감으면 나중에 굽히기 어렵다).

98 빈출   ▶ ③

- 의치는 과산화수소 용액이 아닌 전용 세정제로 닦은 후 흐르는 찬물로 세척한다.
- 의치를 뜨거운 물로 세척할 경우 의치의 모양이 변할 수 있다.
- 의치 착용 시에는 물에 적신 후 착용한다.

99 빈출   ▶ ②

- 패드는 옷을 벗기고 맨살에 부착해야 한다.
- 패드를 붙일 부위에 약물 패치가 있으면 화상 위험이 있으므로 제거하고 닦은 후 패드를 붙여야 한다.
- "리듬 분석 중" 안내 시에는 환자 움직임이 없도록 CPR을 잠시 중단하고 기다린다.
- 심장 충격 버튼을 누를 때 환자와 패드에 닿아 있으면 감전될 수 있으므로 "모두 물러나세요."라고 말하고 주위를 확인 후 어떤 접촉도 없이 버튼을 눌러야 한다.

100   ▶ ②

멸균증류수를 10cc 주사기에 넣어 도뇨관 끝부분의 풍선에 증류수 10cc를 넣어서 부풀려 본 후 이상이 없으면 다시 10cc를 전부 뺀다. 이때 생리식염수를 사용할 경우 풍선 안에서 결정을 형성하거나 풍선을 부식시킬 수 있으므로 멸균증류수를 사용하도록 한다.

101 빈출   ▶ ①

- 산화에틸렌가스 멸균법은 냉멸균이라고도 불리며, 29 ~ 65℃의 비교적 낮은 온도에서도 멸균하여 고열이나 습도에 민감한 제품이나 예리한 기구, 플라스틱, 고무, 내시경 등의 멸균에 적합하다.
- 포장 열기 작업은 허리 높이 이상에서 진행하는 것을 권장한다.
- 날카로운 물품은 직접 만지지 않고 멸균 핀셋을 사용한다.
- 축축하거나 유효기간이 지난 포장은 오염 또는 무효로 간주해 즉시 폐기한다.
- 포장 맨 위쪽 바깥 표면만 만지고, 멸균 영역(포장 안쪽)에는 손이 닿지 않도록 한다.

102 빈출   ▶ ④

요추천자
요추 사이의 공간(제3 ~ 4 요추 사이, 제4 ~ 5요추 사이)을 넓혀 주어야 한다.

103 빈출   ▶ ④

- 화상 시 수포를 터뜨리지 않고 손상된 피부 조직을 제거하지 않는다.
- 얼음을 댈 경우 혈관을 수축시켜 순환장애를 일으킬 수 있으므로 얼음 대신에 흐르는 물을 사용한다.

104   ▶ ①

- 급성통증 시 교감신경 활성이 증가한다.
- 교감신경 활성 증가 시 특징
  - 동공 확대
  - 혈압 상승
  - 발한
  - 움직임 제한
  - 심리적: 불안, 공포, 분노, 집중력 감소
  - 심박수 증가
  - 호흡 빨라지거나 얕아짐
  - 근긴장도 증가
  - 창백 또는 홍조 피부

105   ▶ ④

환자가 기존에 복용하던 약(자가약)을 가져온 경우 입원 중 일단은 복용하지 않도록 설명하고, 의사가 자가약을 검토할 수 있도록 간호사에게 알린다.

최빈출 105제

Chapter 01 최빈출 105제

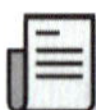

기초간호학 개요

빈출 01 #직업윤리

환자 가족의 사생활을 알게 되었을 때 직업윤리를 준수한 행동으로 옳은 것은?

① 친구와 공유한다.
② 의료진에게 보고한다.
③ 동료 간호조무사에게 인계한다.
④ **간호조무사 혼자만 알고 있는다.**
⑤ 자신이 알고 있다는 것을 환자에게 말한다.

간호조무사 윤리강령
간호대상자의 존엄성과 기본권을 존중하고, 사생활과 개인정보를 보호한다.

빈출 02 #직업적 태도

간호조무사의 직업적 태도로 옳은 것은?

① **양심적으로 직무를 성실히 수행한다.**
② 필요시 임의로 근무시간을 변경한다.
③ 사직할 경우 하루 전에 사직의사를 밝힌다.
④ 환자가 주는 선물은 당연하다고 생각하며 받는다.
⑤ 환자의 상태와 예후에 대해 보호자에게 설명한다.

간호조무사의 직업적 태도로 성실과 책임 완수가 중요하다.

빈출 03 #주의의무

다음의 상황에서 간호조무사가 위반한 의무는?

> 침대에서 휠체어로 환자를 옮기던 중 다른 업무를 생각하는 동안 환자가 낙상하였다.

① **주의 의무**　　② 품위 유지 의무
③ 비밀 유지 의무　　④ 사생활 보호 의무
⑤ 설명 및 동의 의무

간호조무사의 주의의무
• 환자의 안전을 위해 업무 수행 시 주의력을 집중하고 위험을 예방해야 한다.
• 환자 케어 중에는 다른 생각이나 업무에 신경 쓰지 않고 현재 수행 중인 업무에만 집중해야 한다.

빈출 04 #병원환경관리

안전한 병원환경을 조성하는 방법으로 옳은 것은?

① 소독제와 내복약을 같은 서랍에 보관한다.
② 손상된 전선은 반창고를 감아 계속 사용한다.
③ 오염 세탁물과 기타 세탁물을 혼합하여 수거한다.
④ **산소요법 시 정전기를 일으킬 수 있는 물건을 치운다.**
⑤ 바닥 청소는 오염된 구역에서 깨끗한 구역 순서로 한다.

산소는 인화성이 높아 정전기 발생 시 화재나 폭발의 위험이 있기 때문에 정전기를 일으킬 수 있는 물건을 치운다.

간호기록을 작성하는 방법으로 옳은 것은?

① 연필로 기록한다.

② **약물 투여 후 즉시 투약내용을 기록한다.**

③ 임의의 약어를 사용하여 간략히 기록한다.

④ 기록이 잘못된 경우 수정액을 사용한 후 그 위에 덮어 쓴다.

⑤ 미래시제를 사용하여 환자 예후에 대한 예측 내용을 기록한다.

투약 및 치료에 대한 기록은 미리 하지 않으며, 반드시 수행 후에 즉시 기록한다.

혈중 칼슘 농도 저하 시 분비되는 호르몬으로, 뼈 속의 칼슘을 혈액 속으로 재흡수시켜 혈중 칼슘 농도를 높이는 호르몬은?

① 항이뇨호르몬

② 갑상샘호르몬

③ **부갑상샘호르몬**

④ 부신피질호르몬

⑤ 부신수질호르몬

부갑상샘호르몬
혈중 칼슘 농도 저하 시 분비되는 펩타이드 호르몬으로 혈중 칼슘 농도를 증가시킨다.

감염을 예방하기 위한 활동으로 옳은 것은?

① **기침을 할 때 입과 코를 휴지로 가린다.**

② 앰플 약은 사용 후 잔여량을 한 용기에 모아 둔다.

③ 손 씻기 후 사용하는 공용 수건은 하루에 1회 교체한다.

④ 비누와 알코올젤을 손에 비빈 후 물로 5초간 손을 씻는다.

⑤ 환자의 변기를 세척한 후 장갑을 벗고 바로 환자의 식사를 돕는다.

• 감염 예방을 위해 기침 예절을 지켜야 한다. 기침을 할 때 입과 코를 휴지로 가리고, 휴지가 없을 때는 소매로 가린다.
• 사용 후 남은 앰플 약은 즉시 폐기한다.
• 손씻기는 30초 이상으로 한다.

의료폐기물 관리 방법으로 옳은 것은?

① 적출한 인체 장기는 병리계 폐기물 박스에 버린다.

② 사용한 주삿바늘은 혈액오염 폐기물 박스에 버린다.

③ **사용한 수액 세트는 일반의료폐기물 박스에 버린다.**

④ 피 묻은 알코올솜은 병실 내 생활폐기물 박스에 버린다.

⑤ 손상성 폐기물 박스에 있는 주사침은 꺼내 비닐에 싸서 버린나.

• 인체 장기: 조직물류폐기물
• 사용한 주삿바늘, 주사침: 손상성 폐기물
• 알코올솜: 일반의료폐기물

심근 수축력과 심박출량을 증가시키고 맥박을 느리게 하는 효과가 있어 심부전 치료에 사용하는 약물은?

① 코데인
② **디곡신**
③ 헤파린
④ 이소니아지드
⑤ 아세트아미노펜

디곡신은 심근 수축력과 심박출량을 증가시키고 맥박을 느리게 하는 효과가 있어 심부전 치료에 사용되는데, 투여 전 맥박을 측정하여 60회/분 미만이면 투여하지 않는다.

약물을 일정한 간격으로 투여하는 목적은?

① 길항작용 촉진
② **혈중농도 유지**
③ 중독작용 촉진
④ 약물내성 증진
⑤ 흡수과정 지연

약물을 일정한 간격으로 투여하는 목적은 혈중농도를 유지하는 것 외에도 부작용을 최소화하고, 내성을 예방하기 위함이다.

구강질환의 삼차예방에 해당하는 것은?

① 칫솔질
② **치아 발거**
③ 치은염 치료
④ 치면열구전색
⑤ 전문가 불소 도포

구강질환의 삼차예방은 이미 진행한 구강병에 대해 치아 발거를 하거나 치료 후 회복기에 있는 환자에게 틀니 보철 등의 구강병을 관리하는 구강 보건 진료를 의미한다.

발치 직후 환자에게 제공해야 하는 간호보조활동으로 옳은 것은?

① **물을 마실 때 빨대 사용을 금지한다.**
② 격렬한 운동을 하게 한다.
③ 뜨거운 음료를 마시게 한다.
④ 침이나 피를 자주 뱉게 한다.
⑤ 발치 부위의 뺨에 온찜질을 해 준다.

음압을 유발하는 빨대는 출혈을 유발시킬 수 있으므로 며칠 정도는 금지한다.

한의 처치를 위한 간호보조활동으로 옳은 것은?

① 구요법을 위해 장침을 준비한다.
② 부항 시간은 30분 이상 유지한다.
③ **발침 후 뽑은 침의 개수를 재확인한다.**
④ 사용한 침은 솜으로 닦아 재사용한다.
⑤ 추나요법을 위해 쑥뜸을 준비한다.

침 시술 후 주의사항
발침 후 간호조무사는 반드시 뽑은 침의 개수를 재확인하며, 환자나 보호자에게도 재확인한다.

침요법 시 체침(滯針) 반응이 나타났을 때 간호보조활동으로 옳은 것은?

① 자침 부위의 관절을 운동하게 한다.
② 침관을 사용하여 침을 밀어 넣는다.
③ 자침 부위를 얼음찜질한다.
④ **잠시 기다렸다가 침을 돌리면서 발침한다.**
⑤ 자침 부위가 아래로 가도록 체위를 변경하게 한다.

체침 반응은 침이 조직에 박혀서 빠지지 않는 경우로, 이때는 잠시 기다렸다가 침을 돌리면서 발침한다.

임종을 앞둔 환자를 위한 간호보조활동으로 옳은 것은?

① 가족의 면회를 제한한다.
② 병실의 조명은 어둡게 한다.
③ **체위 변경을 규칙적으로 시행한다.**
④ 환자와 대화 시 큰 소리로 말한다.
⑤ 실내 온도는 30℃ 이상을 유지한다.

임종간호
• 실내 온도는 21 ~ 23℃로 유지한다.
• 임종을 앞두고 있더라도 불편감을 느끼므로 체위 변경을 규칙적으로 시행한다.

인슐린을 투여 중인 당뇨병 환자를 위한 간호보조활동으로 옳은 것은?

① **저혈당 시 설탕물을 마시게 한다.**
② 인슐린은 피내주사로 투여한다.
③ 발에는 보습제를 사용하지 않는다.
④ 절대 안정을 위해 운동을 제한한다.
⑤ 규칙적으로 아침 식사 직후 혈당을 측정한다.

• 저혈당 예방을 위해 항상 주스나 사탕 같은 당질 식품을 갖고 다닌다.
• 인슐린 주사 시 피하주사로 여러 부위를 돌아가면서 투여한다.
• 발 전체에 보습제를 바르되, 발가락 사이는 바르지 않는다.

덤핑증후군(dumping syndrome)을 예방하기 위한 간호보조활동으로 옳은 것은?

① 고탄수화물 식이를 제공한다.
② 식사 시 좌위를 취하게 한다.
③ 식사 중 물을 음식과 함께 섭취하게 한다.
④ 식사 직후 30분 동안 걷게 한다.
⑤ **조금씩 자주 천천히 식사하게 한다.**

덤핑증후군을 예방하기 위해 저탄수화물, 고지방, 고단백, 저수분 식이가 권장되고, 조금씩 자주 천천히 식사하게 한다.

만성 신부전으로 동정맥루가 있는 환자를 위한 간호보조활동으로 옳은 것은?

① 염분 섭취를 권장한다.
② 칼륨이 풍부한 음식 섭취를 권장한다.
③ **동정맥루의 진동을 수시로 확인하게 한다.**
④ 동정맥루가 있는 팔에서 혈압을 측정한다.
⑤ 동정맥루가 있는 팔로 고강도 근력운동을 하게 한다.

동정맥루 환자 간호
• 만성신부전으로 인해 신장이 기능을 거의 잃어가는 경우에는 동정맥루를 만들어 혈액투석을 한다.
• 동정맥루 기능 유지를 위해 진동을 수시로 확인하게 한다.
• 동정맥루가 있는 팔에서는 혈압 측정 · 채혈 · 주사를 피하고, 고강도 근력운동 등 과도한 부담을 피한다.

협심증 환자를 위한 간호보조활동으로 옳은 것은?

① **일상생활에서 추운 날씨에 노출되지 않게 한다.**
② 일상생활에서 많은 양의 식사를 하게 한다.
③ 호흡곤란 시 얼음물을 마시게 한다.
④ 흉통 발생 시 걷기 운동을 하게 한다.
⑤ 흉통 발생 시 나이트로글리세린을 물과 함께 삼키게 한다.

차가운 공기는 협심증 환자에게 좁아져 있는 관상동맥을 더욱 수축시켜 협심증의 증상을 악화시킬 수 있으므로 추운 날씨에 노출되지 않도록 한다.

뇌졸중 환자를 위한 간호보조활동으로 옳은 것은?

① 사지에 마비가 있는 경우 재활운동을 금지한다.
② 극심한 두통을 호소하면 침상 머리를 다리보다 낮게 내린다.
③ 삼킴 장애가 있는 경우 고개를 뒤로 젖혀 물을 삼키게 한다.
④ 증상이 호전되면 복용 중인 항응고제를 임의로 중단하게 한다.
⑤ **편측 시야 장애가 있는 경우 환자가 볼 수 있는 쪽에 물건을 배치한다.**

뇌졸중
편측 시야 장애가 있는 경우 환자가 볼 수 있는 시야 내에서 모든 간호를 진행해야 하며, 물건의 배치 또한 환자가 볼 수 있는 쪽에 배치한다.

객담이 많이 분비되는 만성폐쇄성폐질환(COPD) 환자를 위한 간호보조활동으로 옳은 것은?

① 앙와위 유지
② 수분 섭취 제한
③ 고열량식이 제한
④ 식사 직후 체위배액 시행
⑤ **입술 오므리기 호흡법 격려**

만성폐쇄성폐질환 환자를 위한 간호보조활동
입술을 오므려서 길게 숨쉬도록 하는 호흡법을 교육시켜 호흡
효율을 높이도록 한다.

분만 2기에 관한 설명으로 옳은 것은?

① 이슬이 비치기 시작한다.
② 자궁경부소실이 시작된다.
③ **태아가 만출되는 시기이다.**
④ 자궁수축의 강도는 약해진다.
⑤ 자궁수축의 지속시간이 점점 짧아진다.

• 분만 2기는 자궁경부가 완전히 개대된 후부터 태아가 산도를
통해 완전히 만출될 때까지의 기간으로, 흔히 태아 만출기라
한다.
• 분만 1기는 규칙적 진통 시작부터 경부 완전 개대까지, 분만
3기는 태반 만출기이다.

백내장 수술을 받은 환자의 다음 상황 중, 간호사에게 보고해야 하는 경우는?

① 앙와위로 누워 있다.
② 침대 난간을 올리고 있다.
③ **발작성 기침을 하고 있다.**
④ 머리를 천천히 움직이고 있다.
⑤ 수술받은 눈에 안대를 착용하고 있다.

백내장 수술 후 기침, 재채기, 코풀기나 배변 시 힘을 주는 것은
안압을 상승시켜 수술 부위에 위험을 초래하므로, 이러한 증상
발생 시 즉시 간호사에게 보고한다.

임신 32주에 태어난 미숙아의 신체적 특징 중 만삭아와 다른 것은?

① 솜털이 적다.
② **피하지방이 적다.**
③ 귀의 연골이 두껍게 발달한다.
④ 손바닥과 발바닥에 주름이 많다.
⑤ 피부에서 혈관이 관찰되지 않는다.

37주 이전에 태어난 아기를 미숙아라 하며, 미숙아의 신체적 특
징은 다음과 같다.
• 머리가 신체에 비해 크다.
• 솜털이 많고 피하지방이 부족하거나 없다.
• 피부색은 적색에서 분홍색이다.
• 체온 조절 능력이 미숙하여 저체온증의 위험이 높다.
• 폐 발달이 미숙하여 호흡곤란증후군의 위험이 크다.

빈출 25 #산후 감염

다음에서 설명하는 산후 감염 질환은?

> - 태반이 붙어 있던 부위로 세균이 침입하여 발생한다.
> - 오로(산후질분비물)의 양이 증가하고 악취가 난다.
> - 체온 상승(38℃ 이상), 전신피로, 심한 산후통이 발생한다.

① 유방염
② 신우염
③ 경관염
④ **자궁내막염**
⑤ 회음부 염증

- 제시문은 자궁내막염에 대한 내용이다.
- 침상안정을 취하고 오로의 배출을 촉진하기 위해 반좌위 자세(파울러 자세)를 취한다.

빈출 26 #태아 곤란증

유도분만 중 태아의 심박동수가 갑자기 분당 60회로 떨어지기 시작했을 때 산모에게 적절한 체위는?

① 슬흉위
② 앙와위
③ 반좌위
④ **좌측위**
⑤ 절석위

태아의 심박동수가 갑자기 분당 110회 미만으로 서맥이 되는 경우 태아 곤란증으로 이때는 산모에게 고농도의 산소를 공급하고, 좌측위로 눕게 하여 자궁으로의 혈류를 개선시킨다.

빈출 27 #신생아 반사

신생아 반사 중 발바닥을 발뒤꿈치에서 발가락 쪽으로 자극하면 엄지발가락은 발등 쪽으로 구부리며 나머지 발가락들은 펴지는 반사는?

① 모로반사(Moro reflex)
② 움켜잡기반사(grasp reflex)
③ 연하반사(swallowing reflex)
④ **바빈스키반사(Babinski reflex)**
⑤ 긴장목반사(tonic-neck reflex)

바빈스키반사(Babinski reflex)
발바닥을 자극했을 때 엄지발가락이 발등 쪽으로 젖혀지고 나머지 발가락이 벌어지는 반사로, 영유아기에는 정상이며 6~12개월 이후 소실된다.

빈출 28 #유아 대소변 훈련

유아의 대소변 가리기 훈련 방법으로 옳은 것은?

① 또래 아이와 비교한다.
② 옷에 대소변을 보면 벌을 준다.
③ **평소에 유아용 변기에 앉아보게 한다.**
④ 유아용 변기에 한 번에 20분 이상 앉혀둔다.
⑤ 36개월 이후에 대소변 가리기 연습을 시작한다.

대소변 가리기 훈련은 놀이처럼 자연스럽게 접근해야 한다. 평소 유아가 유아용 변기에 익숙해지도록 부담 없이 앉아보게 하는 것이 바람직하다.

질분만 후 하루가 지난 출산부에게 나타난 양상 중 비정상적인 것은?

① **체온이 38.7℃이다.**
② 맥박이 분당 65회이다.
③ 혈압이 110/60mmHg이다.
④ 소변량이 하루 2,500mL이다.
⑤ 적색의 산후질분비물이 있다.

분만 다음날 산모의 체온이 38℃ 중반 이상으로 상승하는 것은 정상 범위를 벗어나 감염을 시사할 수 있다.

다음에서 설명하는 의식 수준은?

> 어떠한 자극에도 반응하지 않고 수의적 운동이 전혀 없는 상태

① **혼수**
② 반혼수
③ 혼미
④ 기면
⑤ 명료

- 혼수(coma): 어떠한 자극에도 반응이 없고, 수의적 움직임이 전혀 없는 상태로, 기본적인 반사만 남아 있을 수 있다.
- 반혼수: 강한 자극이 있을 때에만 찡그리거나 잠시 눈을 뜨나 수의적 운동이 없는 상태이다.

자동심장충격기로 심장충격을 실시한 후 즉시 해야 할 행동으로 옳은 것은?

① 인공호흡
② **가슴압박**
③ 기도 유지
④ 의식 확인
⑤ 심장 리듬 분석

즉시 가슴압박을 시행하며 제세동 후 환자의 심장이 정상적으로 다시 박동할 때까지 심폐소생술을 계속 시행한다.

류마티스관절염 환자를 위한 간호보조활동으로 옳은 것은?

① 우유 섭취를 제한한다.
② 따뜻한 물에서 하는 수중운동을 제한한다.
③ **운동하기 전 강직 부위에 온열요법을 적용한다.**
④ 장시간의 칼질과 같은 반복적인 움직임을 권장한다.
⑤ 관절에 강한 힘이 들어가는 운동을 규칙적으로 하게 한다.

류마티스관절염 환자 간호
- 운동 전 온열요법으로 통증·강직을 완화한 뒤, 관절에 무리가 가지 않는 범위에서 규칙적으로 관절운동을 한다.
- 반복적·과도한 관절 사용이나 운동은 피한다.

자살 징후를 보이는 노인 대상자에 대한 간호 보조활동으로 옳은 것은?

① 가족에게 비밀로 한다.
② 조용한 방에 혼자 둔다.
③ 잘못된 생각이라고 설득한다.
④ 의미 있는 물건의 정리를 도와준다.
⑤ **자살 의도에 대해 구체적으로 질문한다.**

노인 자살 징후 인식
자살에 대해 어떻게 생각하는지, 왜 죽으려고 하는지 자살 의도에 대해 구체적으로 질문한다.

노인성 질병의 특성으로 옳은 것은?

① 질병의 경과가 짧다.
② 질병의 원인이 명확하다.
③ 치료 과정에서 합병증 발생 위험이 낮다.
④ 수분과 전해질의 균형을 유지하기가 쉽다.
⑤ **여러 가지 질병을 동시에 가진 경우가 많다.**

노인성 질환의 특성
• 질병의 원인이 명확하지 않아 치료가 어렵다.
• 비전형적인 경우가 많다.
• 항상성 유지가 어려워 수분과 전해질의 균형을 유지하기가 어렵다.
• 치료 과정에서 합병증 발생 위험이 높다.
• 질병의 경과가 길고 재발률이 높으며, 다약제 복용이 흔하다.

1시간 전에 발목을 삔 환자를 위한 응급처치 방법으로 옳은 것은?

① 손상 부위를 마사지한다.
② 손상 부위에 온찜질을 한다.
③ **손상 부위를 압박붕대로 고정한다.**
④ 손상 부위에 체중을 실어 걷게 한다.
⑤ 손상 부위에 수동관절운동을 적용한다.

염좌 초기 응급처치
• 염좌 부위를 심장보다 높게 올려 주고 냉찜질을 시행한다.
• 손상 부위는 사용하지 않고 충분한 휴식을 취한다.
• 손상 24 ~ 48시간 후에 온찜질을 하여 혈액순환 촉진 및 근육과 인대를 이완시켜 회복을 돕는다.

보건간호학 개요

보건교육 내용의 진행 방향으로 옳은 것은?

① 어려운 것에서 쉬운 것으로
② **친숙한 것에서 낯선 것으로**
③ 복잡한 것에서 단순한 것으로
④ 추상적인 것에서 구체적인 것으로
⑤ 간접적인 것에서 직접적인 것으로

보건교육의 진행 원칙
• 쉬운 것 → 어려운 것
• 단순한 것 → 복잡한 것
• 구체적인 것 → 추상적인 것
• 과거의 것 → 최신의 것
• 친숙한 것 → 낯선 것

당뇨 환자에게 인슐린 자가주사 방법을 교육하기 전에 환자가 손을 자유롭게 움직이는지 확인하였다. 이는 학습자의 어떤 영역의 준비상태를 사정한 것인가?

① 경험적 준비
② 내면적 준비
③ 정서적 준비
④ 지식적 준비
⑤ **신체적 준비**

신체적 준비: 건강상태, 신체상태

보건교육 진행 중 교육의 문제점을 파악하여 교육 방법이나 내용을 개선하기 위해 실시하는 평가는?

① 진단평가
② 구조평가
③ **형성평가**
④ 성과평가
⑤ 총괄평가

형성평가

교육 중 대상자의 학습 진행 상황 및 이해도 등을 지속적으로 조사하여 교육 내용을 조정·보완하거나 교육 과정을 수정·개선하는 데 활용할 수 있는 평가 예 교육 도중 퀴즈

흡연 청소년에게 금연 교육 후 해야 할 성과평가 항목으로 옳은 것은?

① **금연 시도율**
② 교육 참여율
③ 교육 실시 횟수
④ 교육 예산 확보율
⑤ 교육 인력의 전문성

성과평가
• 교육 이후 대상자의 지식, 태도, 행동 변화 등 교육목표가 얼마나 달성되었는지 평가하는 것이다.
• 금연 교육의 경우 금연 시도율, 금연 유지율 등이 예시 측정 항목이 될 수 있다.

우리나라 보건소에 관한 설명으로 옳은 것은?

① 중앙보건행정조직이다.
② 「의료법」에 따라 설치한다.
③ 매년 지역보건의료계획을 수립한다.
④ **건강 친화적인 지역사회 여건 조성의 업무를 수행한다.**
⑤ 읍·면·동 단위의 보건소 설치로 지역주민의 접근이 용이하다.

보건소는 「지역보건법」에 따라 설치하는 지방정부조직으로, 지역주민의 건강증진 및 질병예방·관리를 위하여 시·군·구에 1개소씩 설치한다.

세계보건기구에서 제시한 일차보건의료 요소 중 다음에 해당하는 것은?

> • 보건진료소에 운영협의회를 설치한다.
> • 일차보건의료가 성공하기 위한 가장 중요한 요건이다.

① 접근성
② 수용가능성
③ **주민의 참여**
④ 질적 적정성
⑤ 지불부담능력

적극적인 주민 참여
일차보건의료의 성공을 위한 가장 중요한 요소로, 계획, 실행, 평가 전 과정에서 지역주민들의 적극적인 참여가 필수적이다.

우리나라 국민건강보험의 특징으로 옳은 것은?

① 운영기관은 행정안전부이다.
② 개인의 선택에 따라 임의가입한다.
③ 가입자가 보험료의 전액을 부담한다.
④ 개인의 건강 위험 정도에 따라 보험료가 결정된다.
⑤ **보험료 부과 수준에 관계없이 균등한 보험급여를 받는다.**

국민건강보험은 가입자의 기여 및 부담 수준과 상관없이 모든 가입자에게 동등한 보험급여 혜택을 부여함으로써 의료서비스의 형평성, 공정성에 기여한다.

치질 수술을 받은 노인이 미리 정해진 일정액의 진료비를 부담하는 제도는?

① 인두제
② 봉급제
③ **포괄수가제**
④ 총액계약제
⑤ 행위별수가제

포괄수가제는 질병군별로 미리 정해진 진료비를 지불하는 제도로, 수정체 수술, 편도선 수술, 치질 수술, 탈장 수술, 충수절제술, 자궁 적출 수술, 제왕절개 수술 등 7개 질병군이 해당한다.

습지의 보호와 지속 가능한 이용에 관한 국제 협약은?

① 바젤협약
② 파리협정
③ 교토의정서
④ **람사르협약**
⑤ 몬트리올의정서

• 바젤협약: 유해폐기물 규제에 관한 협약
• 파리협정: 온실가스 감축 관련 협정
• 교토의정서: 지구온난화 방지 관련 협약
• 몬트리올의정서: 오존층 파괴 물질 규제에 관한 협약

공기의 오염과 인공열로 인해 도심의 온도가 주변지역의 온도보다 높은 현상은?

① 군집독
② **열섬 현상**
③ 기온 역전
④ 오존층 파괴
⑤ 엘니뇨 현상

열섬 현상
콘크리트, 아스팔트의 열흡수로 인하여 도시 지역이 주변 교외, 농촌 지역보다 높은 기온을 나타내는 현상

유기물질의 과다 유입으로 발생한 수질오염상태로 옳은 것은?

① 탁도가 낮아진다.
② 용존산소량이 높아진다.
③ 부유물질량이 줄어든다.
④ 암모니아성 질소가 줄어든다.
⑤ **화학적 산소요구량이 높아진다.**

유기물이 과다 유입되면 화학적 산소요구량, 생물학적 산소요구량 모두 높아지고, 용존산소량은 낮아진다.

음식찌꺼기나 낙엽 등의 가연성 쓰레기에 분뇨를 혼합하고, 세균, 방선균 및 곰팡이 등을 이용하여 비료를 만드는 방법은?

① 매립법
② **퇴비법**
③ 소각법
④ 적환장
⑤ 투기법

퇴비법
폐기물 중 음식찌꺼기, 낙엽 등 유기성 물질을 세균 등 미생물의 활동으로 분해하여 퇴비로 만드는 방법이다.

식중독을 일으키는 식품과 원인독소가 옳게 연결된 것은?

① **굴 – 베네루핀**
② 버섯 – 솔라닌
③ 조개 – 무스카린
④ 맥각 – 아미그달린
⑤ 청매 – 테트로도톡신

식품 관련 독소

복어	테트로도톡신
홍합	미틸로톡신, 삭시톡신
모시조개, 굴	베네루핀
버섯	무스카린
감자	솔라닌
매실	아미그달린
맥각	어고톡신, 어고타민
곡류	아플라톡신

빈출 49　#자외선

인체에서 비타민 D가 형성되도록 작용하고, 도르노선(건강선)이 있는 광선은?

① α선
② χ선
③ 적외선
④ **자외선**
⑤ 가시광선

자외선

인체 및 건강에 영향을 줄 수 있는 광선으로 비타민 D 합성을 촉진하여 뼈 건강 증진에 도움이 된다.

빈출 50　#작업환경 #유해요인

연마작업을 하는 근로자가 직업성 난청을 예방하기 위해 작업 시 착용해야 하는 개인 보호구는?

① 장갑
② **귀마개**
③ 안전화
④ 보호안경
⑤ 방진용 마스크

연마작업은 소음 노출이 커 직업성 난청의 위험이 있으므로 이를 예방하기 위해 귀마개, 귀덮개 등 개인보호구를 사용한다.

공중보건학개론

빈출 51　#역학

병원체가 숙주에 침입하여 증상(현성)감염을 일으키는 능력으로, 감염자 중에서 증상(현성)감염자가 차지하는 비율을 뜻하는 것은?

① 독력
② 저항력
③ 면역력
④ **병원력**
⑤ 감염력

- 병원력(pathogenicity): 숙주에 침입하여 임상적 증상을 나타내는 능력을 말하며, 감염된 사람 중 실제로 발병(현성감염)하는 비율로 표시된다.
- 독력(virulence): 질병의 중증도나 치사율과 관련된 개념이다.
- 저항력: 숙주의 질병에 대한 저항 능력을 뜻한다.
- 면역력: 병원체에 대항하는 면역 능력이다.
- 감염력(infectivity): 병원체가 숙주에 침입하여 감염을 일으키는 전염력으로, 실제 증상 여부와는 구별된다.

빈출 52　#인구구조 유형

생산연령인구가 많이 유출되어 전체 인구의 50% 미만인 농촌지역의 인구구조 유형은?

① 종형
② 별형
③ **호로형**
④ 항아리형
⑤ 피라미드형

인구구조 유형

- 호로형(표주박형): 주로 쇠퇴하는 농촌에서 생산연령인구가 다른 곳으로 이주하며 나타나는 인구구조
- 종형: 선진국, 인구정지형
- 별형: 도시형, 인구전입형
- 항아리형: 선진국, 인구감소형
- 피라미드형: 개발도상국, 발전형, 인구증가형

「암관리법」상 암과 대상자 기준·검진 주기를 옳게 나열한 것은?

	암	대상자 기준	검진 주기
①	간암	40세 이상 성인	1년 간격
②	위암	50세 이상 성인	1년 간격
③	대장암	50세 이상 성인	1년 간격
④	유방암	30세 이상 여성	1년 간격
⑤	자궁경부암	40세 이상 여성	1년 간격

암의 종류별 검진 주기와 연령 기준 등

암의 종류	검진 주기	연령 기준 등
위암	2년	40세 이상의 남·여
간암	6개월	40세 이상의 남·여 중 간암 발생 고위험군
대장암	1년	50세 이상의 남·여
유방암	2년	40세 이상의 여성
자궁경부암	2년	20세 이상의 여성

부양비에 관한 설명으로 옳은 것은?

① 총부양비가 높을수록 경제적 부담이 적다.

② 노인인구가 증가할수록 노년부양비는 감소한다.

③ 유년부양비를 계산할 때 분모는 0 ~ 14세 인구 수이다.

④ 총부양비를 계산할 때 분자는 15 ~ 64세 인구 수이다.

⑤ **총부양비는 생산연령인구에 대한 비생산연령 인구의 비이다.**

총부양비

$$\frac{\text{유소년인구(15세 미만)} + \text{고령인구(65세 이상)}}{\text{생산연령인구(15 ~ 64세)}} \times 100$$

「모자보건법」상 모자보건사업의 대상자와 그 정의로 옳은 것은?

① **모성: 임산부 및 가임기 여성**

② 영유아: 출생 후 7년 된 아동

③ 신생아: 출생 후 35일 된 영아

④ 임산부: 임신 중이거나 분만 후 7개월 된 여성

⑤ 선천성 이상아: 선천성 기형이나 변형, 염색체 이상이 있는 출생 후 10년 된 아동

영유아	출생 후 6년 미만인 사람
신생아	출생 후 28일 이내의 영유아
임산부	임신 중이거나 분만 후 6개월 미만인 여성
선천성 이상아 (先天性異常兒)	선천성 기형 또는 변형이 있거나 염색체에 이상이 있는 영유아

지역사회 정신보건 서비스 중 1차 예방 수준에 해당하는 것은?

① 조기치료

② 집단정신요법

③ **치매예방교육**

④ 낮병원 서비스

⑤ 정신건강 선별검사

- 치매예방을 위한 교육은 아직 병이 발생하지 않은 노인을 대상으로 인지훈련, 생활습관 개선 등을 지도하는 1차 예방에 해당한다.
- 치매 조기검진은 2차 예방, 치매환자 돌봄서비스는 3차 예방에 속한다.

빈출 57 #영아의 예방접종

영아의 예방접종 후 주의사항에 관한 교육 내용으로 옳은 것은?

① "접종 후 엎드리게 해서 재우세요."
② "접종 후 고열과 경련이 있으면 집에서 관찰하세요."
③ **"접종 후 귀가하여 3시간 이상 주의 깊게 관찰해 주세요."**
④ "접종 후 당일은 약물의 흡수를 위해 과격한 신체활동을 해도 됩니다."
⑤ "접종 후 이상반응을 관찰해야 하니 5분간 의료기관 내에 머물러 주세요."

- 접종 직후에는 20 ~ 30분간 의료기관에 머물며 아이의 상태를 관찰한다.
- 접종 후 3 ~ 8시간 이내에는 주의 깊게 아이의 상태를 관찰한다.
- 접종 후 3일 내에 심하게 보채고 울거나, 고열, 경련, 호흡곤란 등의 증상이 발생한 경우에는 의료진의 진찰을 받을 수 있도록 한다.

빈출 58 #감염병

감염병이 두 대륙 이상 또는 전 세계적으로 발생하는 양상은?

① 주기성(periodic)
② 유행성(epidemic)
③ 토착성(endemic)
④ 산발성(sporadic)
⑤ **범유행성(pandemic)**

범유행성(pandemic)
두 대륙 이상 또는 전 세계에 걸쳐 단시간 내에 감염병이 만연하게 발생하는 양상

빈출 59 #「구강보건법」 #용어 정의

「구강보건법」상 다음에서 설명하는 용어는?

> 구강질환의 예방 진단, 구강건강에 관한 교육 관리 등을 함으로써 국민의 구강건강을 유지·증진시키는 사업

① **구강보건사업**
② 구강건강실태조사
③ 구강관리용품 생산 지원
④ 수돗물불소농도조정사업
⑤ 초등학생 치과주치의사업

제시문은 「구강보건법」상 구강보건사업에 대한 설명이다.

빈출 60 #노인장기요양보험

뇌경색증을 진단받은 50세 남자가 가정에서 장기요양서비스를 제공받고자 할 때 신청할 수 있는 보험제도(A)와 보험급여(B)가 옳게 묶인 것은?

	A	B
①	국민건강보험	간병비
②	국민건강보험	재가급여
③	노인장기요양보험	간병비
④	**노인장기요양보험**	**재가급여**
⑤	노인장기요양보험	시설급여

노인장기요양보험 중 재가급여는 가정에서 생활하며 서비스를 제공받는다.

질병의 예방 수준과 정신보건서비스가 옳게 연결된 것은?

① 일차예방 – 알코올중독자 작업치료
② 일차예방 – 인터넷중독자 조기발견과 치료
③ 이차예방 – 청소년 대상 스트레스 예방교육
④ 삼차예방 – 우울증 조기선별검사
⑤ **삼차예방 – 정신질환자 사회복귀직업훈련**

삼차예방
질병 발현기의 증상기, 회복기 환자 등을 대상으로 사망, 추가 합병증 등을 예방하고 기능장애의 복구, 잔여기능 제고를 위해 시행하는 것으로 뇌졸중 재활치료, 직업훈련 및 작업치료 등이 포함된다.

다음에서 설명하는 방어기제의 유형은?

> • 받아들이기 어려운 인격의 일부가 자아의 통제를 벗어나 하나의 독립된 인격으로 행농하는 것이다.
> • 정서적 고통을 피하기 위하여 개인의 성격이나 정체감을 일시적으로 분리하는 것이다.

① 보상　　　　　　② **해리**
③ 퇴행　　　　　　④ 승화
⑤ 동일화

해리
• 괴로움을 느끼는 갈등을 해소하기 위해 본인격으로부터 분리하는 것
• 본인격 대신 다른 인격이 나와 본인도 모르게 활동하는 것

가정방문을 하려고 계획할 때 하루 동안 방문할 대상자의 순서로 옳은 것은?

① 신생아 → 결핵 환자 → 암 환자 → 임산부
② **신생아 → 임산부 → 성병 환자 → 결핵 환자**
③ 성병 환자 → 결핵 환자 → 신생아 → 임산부
④ 임산부 → 성병 환자 → 신생아 → 결핵 환자
⑤ 암 환자 → 결핵 환자 → 성병 환자 → 임산부

신생아 → 임산부 → 학령전 아동 → 학동기 아동 → 성병 환자 → 결핵 환자 순으로 방문을 시행한다.

건강관리실 활동과 비교할 때 가정방문 활동의 장점으로 옳은 것은?

① 간호 제공지의 시간을 절약할 수 있다.
② **가정 환경에 맞는 간호를 제공할 수 있다.**
③ 간호 제공 시 필요한 기구들을 충분히 활용할 수 있다.
④ 특수한 상담 및 의뢰 활동을 즉각적으로 실시할 수 있다.
⑤ 같은 문제를 가진 대상자끼리 서로의 경험을 공유할 수 있다.

가정방문 간호는 대상자의 집을 직접 찾아가서 간호를 제공하는 활동으로 가장 큰 장점은 대상자의 실제 생활 환경을 직접 확인하고, 그에 맞는 맞춤형 간호를 제공할 수 있다는 것이다. 또한 대상자가 거동이 불편한 경우에도 간호서비스를 제공할 수 있다.

「간호법」상 보건복지부령으로 정하는 교육과정을 이수하고 국가시험에 합격한 간호조무사의 자격을 인정하는 자는?

① 시 · 도지사
② 질병관리청장
③ 시장 · 군수 · 구청장
④ **보건복지부장관**
⑤ 행정안전부장관

간호조무사가 되려는 사람은 보건복지부령으로 정하는 교육과정을 이수하고 간호조무사 국가시험에 합격한 후 보건복지부장관의 자격인정을 받아야 한다(간호법 제6조 제1항).

「정신건강증진 및 정신질환자 복지서비스 지원에 관한 법률」상 누구든지 응급입원의 경우를 제외하고는 정신건강의학과전문의의 대면 진단에 의하지 않고는 정신질환자를 정신의료기관 등에 입원 또는 입소시켜서는 아니 된다. 이런 경우 대면 진단의 유효기간은 진단서 발급일로부터 며칠까지인가?

① 7일　　　　　　② 15일
③ **30일**　　　　　④ 60일
⑤ 90일

「정신건강복지법」상 응급입원을 제외하고 정신건강의학과 전문의의 대면 진단에 의하지 않고서는 정신질환자를 입원시키거나 기간을 연장할 수 없으며, 진단의 유효기간은 진단서 발급일로부터 30일까지이다.

「의료법」상 의료인이나 의료기관 개설자가 10년 동안 보존해야 하는 것은?

① 처방전　　　　　② **수술기록**
③ 환자 명부　　　　④ 간호기록부
⑤ 검사소견기록

진료기록부 등의 보존 기간

2년	처방전
5년	• 환자 명부　　　• 간호기록부 • 검사내용 및 검사소견기록
10년	• 진료기록부　　　• 수술기록

「결핵예방법」상 의료기관에 소속된 의사가 결핵환자를 진단한 경우 지체 없이 누구에게 그 사실을 보고하여야 하는가?

① **소속된 의료기관의 장**
② 관할 보건소장
③ 시장 · 군수 · 구청장
④ 질병관리청장
⑤ 보건복지부장관

의사, 의료기관 종사자는 결핵 환자 등을 진단, 치료 및 검안하였을 경우에는 지체 없이 소속된 의료기관의 장에 보고하여야 하며, 보고받은 의료기관의 장은 24시간 이내에 관할 보건소장에 신고하여야 한다.

빈출 69 #영아 예방접종

생후 4개월 된 영아에게 예방접종을 해야 하는 감염성 질환은?

① 수두
② 풍진
③ 홍역
④ **폴리오**
⑤ 유행성이하선염

- 생후 2/4/6개월: 디프테리아, 파상풍, 백일해, 폴리오
- 생후 12개월: 폐렴구균, B형간염 4차
- 생후 15개월: 수두, 풍진, 홍역, 유행성이하선염

빈출 71 #고압증기멸균법

고압증기멸균법을 적용할 수 있는 물품은?

① 내시경
② 파우더
③ 혈압계
④ 고막 체온계
⑤ **스테인리스 곡반**

고압증기멸균법 적용 물품
거즈, 가운, 방포, 면직류, 린넨류, 도뇨관 삽입 세트(도뇨관 제외), 드레싱 세트, 수술용 가위, 치과 기구

빈출 70 #법정감염병

「감염병의 예방 및 관리에 관한 법률」상 다음에서 설명하는 용어는?

> 전파가능성을 고려하여 발생 또는 유행 시 24시간 이내에 신고하여야 하고, 격리가 필요한 감염병

① 제1급감염병
② **제2급감염병**
③ 제3급감염병
④ 제4급감염병
⑤ 제5급감염병

제시문은 「감염병의 예방 및 관리에 관한 법률」상 제2급감염병에 대한 설명이다.

빈출 72 #체온 측정 방법

성인의 체온을 측정하는 방법으로 옳은 것은?

① 구강체온 측정 시 전자체온계의 탐침을 볼 점막에 삽입한다.
② 직장체온 측정 시 전자체온계의 탐침을 항문에 1cm 깊이로 삽입한다.
③ 이마체온 측정 시 적외선체온계의 센서가 환자의 눈을 향하도록 댄다.
④ 액와체온 측정 시 전자체온계의 탐침이 겨드랑이 전액와선 위치에 오도록 꽂는다.
⑤ **고막체온 측정 시 귓바퀴를 후상방으로 잡아당겨 적외선 체온계의 센서가 고막을 향하도록 삽입한다.**

고막체온 측정 시 귓바퀴를 성인은 후상방, 소아는 후하방으로 잡아당긴다.

아네로이드 혈압계를 이용하여 상완혈압을 측정하는 방법으로 옳은 것은?

① 팔을 심장보다 낮게 놓는다.
② 커프 안에 청진기를 깊숙이 넣어 감싼다.
③ 심박 소리가 약해지는 지점의 숫자를 수축기 혈압으로 기록한다.
④ 눈금이 10mmHg/초의 속도로 떨어지게 커프에서 공기를 뺀다.
⑤ **커프와 팔 사이에 손가락 하나가 들어갈 정도의 여유를 두고 커프를 감는다.**

정확한 혈압을 측정하기 위해서는 먼저 팔의 높이를 심장과 일치시킨 후, 팔오금에서 약 2 ~ 5cm 위로 커프의 위치를 조정하고 커프와 팔 사이에 손가락 하나 정도의 여유를 두고 감아준다.

영양액 주입용기로 간헐적 위관영양을 할 때 주의사항으로 옳은 것은?

① 영양액은 차게 하여 공급한다.
② 1분에 60mL의 속도로 주입한다.
③ 위관영양이 끝나면 주사기로 코위관에 공기를 충분히 넣어준다.
④ 영양액 주입용기를 코위관 삽입 지점에서 약 80cm 높이의 걸대에 건다.
⑤ **영양액을 주입하기 전에 주사기로 코위관에 15 ~ 30mL의 물을 공급한다.**

위관영양을 할 때 먼저 20mL 정도의 물로 관을 세척(플러싱)하면 관이 막히지 않고 원활하게 통과되도록 하며, 남아있는 이전 영양물을 밀어내고 수분을 공급하는 역할도 한다.

복도에 앉아 있는 환자를 일으킬 때 간호조무사가 자신의 무릎을 굽히는 이유는?

① 기저면을 넓게 확보할 수 있음
② **무게중심점을 낮게 유지할 수 있음**
③ 다리보다 등으로 힘을 지탱할 수 있음
④ 기저면 밖으로 중심선을 이동할 수 있음
⑤ 팔과 다리의 짧은 근육을 사용할 수 있음

신체역학의 원리
환자와 가깝게 위치하며, 두 발을 떨어뜨려서 기저면을 넓게 하고 천골의 약간 앞부분에 해당하는 무게중심점을 기저면(밑바닥)에 가까이 하여 신체의 안정성을 높인다.

오른쪽 편마비 환자의 식사를 돕는 방법으로 옳은 것은?

① 입의 오른쪽에 음식물을 넣어준다.
② 환자가 스스로 먹도록 자리를 비켜준다.
③ 앉지 못하는 경우 오른쪽 측위로 눕힌다.
④ 음식물을 삼키는 것이 어렵다면 물과 같은 액체 음식을 먹게 한다.
⑤ **머리를 앞으로 약간 숙이고 턱을 당긴 자세로 음식물을 삼키게 한다.**

편마비 환자의 식사 돕기
• 저작이 편한 쪽으로 식사를 하도록 한다.
• 앉아있거나 일어나기 어려운 경우에는 건강한 쪽이 밑으로 하여 옆으로 누운 자세를 취한다.
• 식사하는 동안 환자 곁을 떠나지 않는다.

호흡 측정 방법으로 옳은 것은?

① 운동 직후에 측정한다.
② **흡기와 호기를 합한 것을 1회 호흡수로 한다.**
③ 영아의 경우 15초간 측정된 호흡수를 4배 한다.
④ 환자에게 호흡 측정 시작을 알리고 호흡을 측정한다.
⑤ 호흡이 불규칙적이면 30초간 측정된 호흡수를 2배 한다.

맥박 측정 후 대상자에게 호흡을 측정함을 말하지 않고 손목을 잡은 상태에서 가슴의 움직임으로 호흡수, 호흡의 깊이, 리듬의 특징 및 규칙성을 관찰한다. 호흡의 리듬이 불규칙적이거나 영아, 아동의 경우 1분간 측정하여 호흡수를 구한다.

섭취량 및 배설량 측정에 관한 설명으로 옳은 것은?

① 위관영양액은 1g을 2mL로 환산한다.
② 소변량이 시간당 50mL이면 보고한다.
③ 주입된 복막투석액은 배설량으로 기록한다.
④ 정맥 주입 용액은 경구 섭취량으로 기록한다.
⑤ **섭취한 얼음양의 절반을 수분량으로 환산한다.**

- 섭취량 기록 시 섭취한 얼음양의 절반을 수분량으로 환산하여 기록한다.
- 위관영양액 등 음식에 해당되는 것은 1g을 1mL로 환산하며, 소변량이 시간당 30mL 이하인 경우 의료진에게 보고한다.
- 정맥으로 주입된 용액은 비경구이므로 '비경구적 섭취량'란에 기록한다.

수술 절개 부위를 드레싱할 때 간호보조활동으로 옳은 것은?

① 배액으로 흠뻑 젖은 거즈는 그대로 둔다.
② 수술 절개부위는 바깥에서 안쪽으로 닦는다.
③ **이동섭자의 끝을 아래로 향하게 하여 거즈를 집는다.**
④ 드레싱 세트 안에 남은 소독용액을 다시 용기에 넣는다.
⑤ 사용 후 혈액이 묻은 드레싱 세트는 뜨거운 물로 먼저 씻어낸다.

상처 드레싱 돕기
이동섭자를 사용할 때에는 무균을 유지해야 하므로 끝을 아래로 향하게 하여 멸균된 물품을 집어야 한다.

객담 배양 검사에 관한 설명으로 옳은 것은?

① 객담을 종이컵에 수집한다.
② 식사 직후의 객담을 수집한다.
③ 침이 많이 섞인 객담을 수집한다.
④ **수집된 객담을 신속하게 검사실로 보낸다.**
⑤ 협조가 가능한 환자는 객담 수집 전에 기침을 참게 한다.

객담은 멸균된 가래 검체통에 무균적으로 받아야 하며 이른 아침 첫기침 시의 가래가 가장 정확하다. 가래를 뱉기 전에는 입안을 물로 헹구고, 침이 아닌 가래를 검체통에 뱉는다.

자동심장충격기(AED)의 패드(pad) 부착 부위로 옳은 것은?

① 오른쪽 빗장뼈 아래, 왼쪽 유두 바로 위
② 오른쪽 어깨 뒤쪽, 왼쪽 견갑골 아래
③ 왼쪽 빗장뼈 바로 아래, 오른쪽 젖꼭지 옆 겨드랑이
④ 양쪽 유두 바로 위와 아래
⑤ **오른쪽 빗장뼈 바로 아래, 왼쪽 젖꼭지 옆 겨드랑이**

두 개의 패드 부착 시 오른쪽 패드는 오른쪽 빗장뼈 아래에, 왼쪽 패드는 왼쪽 젖꼭지 아래 중간 겨드랑이선에 붙인다.

석고붕대를 하고 있는 다리의 등척성 운동 방법으로 옳은 것은?

① 정해진 각 속도(angular velocity)로 움직이게 한다.
② 환자가 힘들어하면 보호자가 수동적 운동을 해 준다.
③ **다리의 근육을 수 초간 조였다가 푸는 것을 반복한다.**
④ 침대 위에 달려 있는 삼각대(trapeze bar)를 잡아당기게 한다.
⑤ 침대 가장자리에 걸터앉아 다리를 침상 아래로 늘어뜨리게 한다.

등척성 운동
관절을 움직이지 않고 근육을 몇 초간 조여서 수축시키고 힘을 풀어 이완시키는 운동이다.

외과적 손 씻기에 대한 설명으로 옳지 않은 것은?

① 손끝을 팔꿈치보다 항상 높게 한다.
② 손끝에서 팔꿈치로 물이 흐르게 한다.
③ **사용한 멸균수건을 이용하여 수도꼭지를 잠그도록 한다.**
④ 멸균수건을 사용하여 손에서부터 팔꿈치 방향으로 닦아 내린다.
⑤ 왼손과 오른손에 각각의 솔을 사용한다.

외과적 손 씻기는 무릎이나 발을 이용하여 페달을 눌러 물을 사용한다.

남자 환자의 회음부 간호를 돕는 방법으로 옳은 것은?

① 회음부는 찬물로 닦는다.
② 항문, 음경, 귀두 순서로 닦는다.
③ 요도구 부위는 직선모양으로 닦는다.
④ **포경수술을 하지 않은 환자는 포피를 뒤집어 닦아준다.**
⑤ 유치도뇨관이 삽입된 경우 주 1회 회음부 간호를 시행한다.

남성의 회음부 간호
• 성별과 무관하게 회음부 간호 시에는 43~46℃의 따뜻한 물을 사용한다.
• 음경에서 치골부위를 향해 요도구부터 요도구 바깥쪽으로 나선형으로 닦는다.
• 유치도뇨관이 있는 경우 매번 새로운 솜을 사용하여 닦는다.

난청 환자와 의사소통하는 방법으로 옳은 것은?

① 긴 문장으로 설명한다.
② 입을 작게 벌려 말한다.
③ 환자와 이야기할 때 입을 가린다.
④ 보청기 착용 시 입력을 낮게 조절한다.
⑤ **눈짓으로 신호를 주면서 이야기를 시작한다.**

난청 환자와 대화하는 방법
• 어깨를 가볍게 두드리거나 눈짓으로 신호를 주면서 이야기를 한다.
• 짧은 문장으로 설명하고, 입을 크게 벌려 말한다.
• 환자와 이야기할 때 입모양이 보이도록 입을 가리지 않는다.
• 보청기 착용 시 입력을 크게, 출력은 낮게 조절한다.

수동적 관절가동범위 운동을 시행하는 방법으로 옳은 것은?

① 힘을 주어 강하게 한다.
② 발끝부터 머리까지의 순서로 한다.
③ **가능한 관절가동범위 내에서 움직여 준다.**
④ 대상자가 피로감을 느낄 때까지 지속한다.
⑤ 좌우 양쪽 부위 관절을 동시에 움직여 준다.

• 순서는 머리부터 발끝까지의 순서로, 큰 근육에서 작은 근육 순서로 한다.
• 환자가 피로감을 느끼지 않게 한다.
• 여러 관절을 동시에 하지 않고 한 쪽을 끝낸 후 다른 쪽을 운동시킨다.

상체가 마비되지 않은 환자가 왼쪽 손에 수액을 주입받고 있을 때 환의 갈아입히는 방법으로 옳은 것은?

① 벗을 때 왼쪽 팔 환의를 먼저 벗긴다.
② **입을 때 왼쪽 팔 환의를 먼저 입힌다.**
③ 수액백과 수액관을 분리한 다음 환의를 갈아입힌다.
④ 오른쪽 팔 환의를 입히고, 왼쪽 팔 환의를 어깨에 걸쳐준다.
⑤ 주삿바늘을 제거하고, 환의를 입힌 후 오른쪽 손에 주입을 다시 시작한다.

수액 맞고 있는 환자의 옷 갈아입히기
• 옷을 벗길 때: 건강한 측 → 수액 → 마비된 측
• 옷을 입힐 때: 마비된 측 → 수액 → 건강한 측

병원에 화재가 발생했을 때 대응방법으로 옳은 것은?

① 거동이 불편한 중증환자부터 대피시킨다.
② 중요한 물건을 찾기 위해 병원 안으로 들어간다.
③ **환자에게 젖은 수건으로 코와 입을 막고 대피하게 한다.**
④ 바람이 불어오는 쪽을 마주보고 서서 소화기 분말을 뿌린다.
⑤ 출입문의 손잡이가 뜨거우면 천으로 감싸 쥐고 문을 연다.

복도의 연기를 최대한 마시지 않도록 자세를 낮추고 젖은 수건으로 코와 입을 막고 이동하도록 한다.

더운 물주머니 적용에 관한 내용으로 옳은 것은?

① 물주머니 준비 후 주머니를 거꾸로 들어 물이 새는지 확인한다.
② 물주머니에 물을 가득 채워 준비한다.
③ 물주머니 적용 부위 밑에 고무포를 깐다.
④ 20 ~ 30분 적용 후 2시간 이상의 휴식기를 갖는다.
⑤ 물주머니 적용 시 환자는 혼자 있도록 한다.

- 46 ~ 52℃의 물을 물주머니에 1/2 ~ 2/3 정도 채운다.
- 공기 제거 후 마개를 잠근다.
- 거꾸로 들어 물이 새는지 확인한다.
- 방포나 타월에 싸서 20 ~ 30분 적용한다.

붕대를 감을 때 주의사항으로 옳은 것은?

① 말단 부위 끝까지 감는다.
② 상처 부위 위에 매듭을 짓는다.
③ 체간부에서 말단부를 향해 감는다.
④ 관절을 충분히 신전한 상태에서 감는다.
⑤ **뼈 돌출 부위에 거즈나 면 패드를 대고 감는다.**

붕대 감을 때 팔꿈치, 무릎 등의 뼈 돌출 부위에는 패드를 대어 압력을 완화시킨 후 감아야 압박 궤양을 예방할 수 있다.

성인 환자의 배출관장 시 간호보조활동으로 옳은 것은?

① 우측 심스 체위를 취하게 한다.
② 관장액의 온도는 20 ~ 24℃로 한다.
③ 튜브를 직장 내로 삽입한 후 풍선을 부풀린다.
④ 관장액이 주입되는 동안에는 숨을 참게 한다.
⑤ **관장이 끝나고 적어도 10분 동안 참은 후에 배변하게 한다.**

배출관장 시 관장액이 장 내에 오래 머물수록 치료 효과가 높으므로 변의가 있더라도 적어도 10분 후 배변하도록 한다.

장기간 침상에 누워 있는 환자의 발뒤꿈치에서, 표피부터 진피층까지 침범된 찰과상과 수포가 관찰되었다. 욕창의 단계는?

① 1단계
② **2단계**
③ 3단계
④ 4단계
⑤ 미분류 단계

욕창의 단계

1단계	• 욕창 부위가 붉은색 또는 분홍색 • 피부 손상 없음
2단계	• 표피 ~ 진피까지 피부 손상 • 개방성 궤양 및 수포 발생
3단계	• 피하조직 일부까지 손상 • 노란 괴사 조직이 보임
4단계	• 심각한 조직 손상, 광범위한 조직 괴사 • 근육, 힘줄, 뼈 등이 노출되며 딱지, 가피가 관찰됨

입원 환자의 낙상을 예방하기 위한 방법으로 옳은 것은?

① 침대 난간을 내려 둔다.
② **병실 바닥의 전선을 정리한다.**
③ 침대 높이를 최대한 높게 한다.
④ 침대 바퀴의 잠금장치를 풀어둔다.
⑤ 야간에는 병실 내 전체 조명을 소등한다.

병실에서의 낙상 예방법
- 환자가 침대에 있는 동안에는 침대 난간을 올려 둔다.
- 침대 높이는 허리와 같거나 허리보다 낮게 조정하며, 침대 바퀴의 잠금장치는 걸어둔다.
- 야간에는 바닥에 간접조명을 켜 둔다.

신체보호대 적용방법으로 옳은 것은?

① 보호대 안쪽에 여유 공간을 두지 않고 묶는다.
② 손목보호대의 경우 의사의 지시 없이 시행한다.
③ 8시간마다 보호대를 풀고 피부 상태를 관찰한다.
④ 뼈가 돌출된 부위는 패드 없이 보호대를 적용한다.
⑤ **응급상황 시 쉽게 풀 수 있는 매듭법을 사용한다.**

- 모든 신체보호대는 반드시 의사의 지시하에 시행한다.
- 보호대 안쪽에는 여유 공간을 두어 혈액순환 장애가 일어나지 않도록 해야 한다.
- 2시간마다 30분 동안 보호대를 풀어 관절 운동과 피부 상태를 관찰한다.
- 뼈가 돌출된 부위는 패드를 댄 후 보호대를 적용한다.

얼굴과 가슴에 2도 화상을 입은 대상자의 응급처치 방법으로 옳은 것은?

① 수포가 있으면 터트린다.
② 손상된 피부 조직을 제거한다.
③ 화상 부위에 얼음을 직접 대어준다.
④ **기도를 유지하고 호흡곤란 유무를 관찰한다.**
⑤ 화상 부위에 붙어 있는 옷은 잡아당겨 제거한다.

- 화상 시 수포를 터뜨리지 않고 손상된 피부 조직을 제거하지 않는다.
- 얼음을 댈 경우 혈관을 수축시켜 순환장애를 일으킬 수 있으므로 얼음 대신에 흐르는 물을 사용한다.

벌에 쏘인 대상자에 대한 간호보조활동으로 옳은 것은?

① 쏘인 부위를 직접 압박한다.
② 쏘인 부위에 더운물 찜질을 한다.
③ **전신의 알레르기 반응을 관찰한다.**
④ 피부에 박힌 침은 족집게로 즉시 제거한다.
⑤ 쏘인 부위를 심장보다 높게 들어 올려 둔다.

벌에 의한 교상
- 벌 쏘임 후 즉시 또는 몇 시간 후 알레르기 반응이 나타날 수 있으므로 적어도 30분은 주의 깊게 관찰한다.
- 피부에 박힌 침은 손톱이나 신용카드로 옆으로 긁어 제거한다. 족집게 사용 시 독침 주머니의 독이 더 들어갈 수 있으므로 피한다.

빈출 **97**

전신마취하에 위장수술을 받은 직후 병실에 온 환자를 위한 간호보조활동으로 옳은 것은?

① **배액관이 삽입된 경우 눌리지 않게 한다.**
② 답답함을 호소하는 경우 침상 난간을 내려준다.
③ 수술 부위에 복대를 적용한 경우 기침을 제한 한다.
④ 목이 마르다고 하는 경우 미지근한 물을 마시 게 한다.
⑤ 오한을 호소하는 경우 체온이 오르지 않게 이 불을 제거 한다.

수술 후 병실 간호
• 답답함을 호소하면 침상 난간을 내리지 않고 간호사에게 보고한다.
• 복대 착용과 상관 없이 기침을 격려한다.
• 의사의 지시에 따라 금식을 해제한다.
• 오한을 호소하면 이불을 덮어 주도록 한다.
• 배액주머니는 배액관의 끝이 위치한 수술 부위보다 낮게 두어 야 한다.

빈출 **98**

내과적 손 씻기에 대한 설명으로 옳은 것은?

① 팔꿈치보다 손가락을 위로 하고 씻는다.
② 손목에 있는 시계는 착용한 채로 씻는다.
③ 손을 씻은 후 맨손으로 수도꼭지를 잠근다.
④ **손가락 끝을 다른 손의 손바닥에 문질러 씻는다.**
⑤ 손을 씻은 후 젖은 종이타월을 재사용하여 손 을 닦는다.

내과적 손 씻기
• 손과 팔에서 모든 보석류와 장신구를 제거한다.
• 손을 아래로 향하게 하고 수도꼭지를 잠글 때는 종이타월을 사 용하여 손이 직접 닿지 않도록 한다.

빈출 **99**

보호격리를 적용해야 하는 환자는?

① 발진이 있는 성홍열 환자
② 기침이 심한 백일해 환자
③ 가래가 있는 활동성 폐결핵 환자
④ **당일 조혈모세포이식을 받은 백혈병 환자**
⑤ 열이 있는 메티실린 내성 황색포도구균(MRSA) 감염 환자

보호격리는 면역저하 환자를 외부 감염으로부터 보호하기 위한 격리로, 동종조혈모세포이식을 받는 환자는 보호격리를 시행한다.

빈출 **100**

비뇨기계 감염을 예방하기 위해 지켜야 할 원 칙으로 옳지 않은 것은?

① 도뇨관을 삽입할 경우 무균술을 적용한다.
② 인공도뇨는 꼭 필요한 경우에만 시행한다.
③ **소변백은 방광 위에 위치하도록 한다.**
④ 소변백은 폐쇄된 상태로 유지한다.
⑤ 소변줄이 막혀 소변이 방광으로 역류하지 않도 록 한다.

소변백은 항상 방광보다 아래에 위치하도록 하여 역류를 방지 한다.

요추천자 직후 9세 남아가 소변을 보고 싶다고 할 때 간호보조활동으로 옳은 것은?

① 이동식 변기에 앉힌다.
② 화장실을 다녀오게 한다.
③ 유치도뇨세트를 준비한다.
④ 침대 위에 서서 소변을 보게 한다.
⑤ **누워서 소변기에 소변을 보게 한다.**

소아에서 뇌수막염 진단을 위해 요추천자를 시행할 수 있다. 요추천자 후 4 ~ 6시간 동안은 움직이지 않고 편평한 곳에 앙와위 자세로 누워 있도록 한다.

심전도 검사를 위한 간호보조활동으로 옳은 것은?

① 의치를 제거한다.
② 측위를 취하게 한다.
③ **검사실 오기 직전에 담배를 피웠는지 확인한다.**
④ 전날 저녁 8시부터 금식을 유지했는지 확인한다.
⑤ 검사 중 팔다리는 편하게 움직일 수 있다고 설명한다.

심전도 검사 전 결과에 영향을 줄 수 있는 흡연, 음주, 카페인, 무리한 운동을 금한다.

제왕절개 수술이 예정된 환자의 수술 전 피부 준비를 위한 간호보조활동으로 옳은 것은?

① 손톱의 매니큐어는 남겨둔다.
② 털이 난 반대방향으로 면도한다.
③ 제모의 범위는 수술 부위보다 좁게 정한다.
④ 다른 환자에게 사용한 면도날을 물로 씻어 재사용한다.
⑤ **제모제를 사용하기 전에 피부 민감성 반응을 확인한다.**

수술 전 피부 준비
- 손톱의 매니큐어는 수술 전에 제거한다.
- 제모 시 면도기를 털이 난 방향으로 면도하며, 제모의 범위는 감염을 예방하기 위해 수술 부위보다 넓게 정한다.
- 면도날을 재사용하지 않고, 살균된 새 면도날을 사용한다.

입원 환자에 대한 병실 생활 안내로 옳은 것은?

① **입은 옷을 환의로 갈아입으라고 한다.**
② 병동 내 흡연 가능한 장소를 알려준다.
③ 개인의 귀중품을 외래에 맡기라고 한다.
④ 화재 시 엘리베이터로 이동하라고 설명한다.
⑤ 콘센트 하나에 전기코드를 여러 개 꽂으라고 한다.

- 개인의 귀중품은 집으로 보내거나 환자 가족이 관리하도록 한다.
- 화재 시 비상계단으로 이동하도록 한다.
- 콘센트 하나에 전기코드 한 개씩 꽂도록 한다.

다음과 같은 상황에서 간호조무사의 반응으로 바람직한 것은?

> 화학요법을 위해 입원한 말기 후두암 환자가 "저도 제 친구처럼 건강했으면 좋겠어요. 여행도 마음껏 다니며 즐길 수 있잖아요."라고 이야기하며 눈물을 흘리고 있다.

① "조금 우울해지시니까 다른 이야기할까요?"

② "이번 치료를 받으시면 금방 좋아지실 거예요."

③ "저라면 다른 생각하지 않고 치료에 전념하겠어요."

④ **"마음껏 여행 다니시면서 즐겁게 지내고 싶으시군요.**"

⑤ "그렇게 마음이 약해지시면 어떻게 친구처럼 여행을 가실 수 있겠어요?"

반영

환자가 표현한 감정이나 경험을 되돌려주어 환자가 자신의 감정과 생각을 더 잘 이해하고 표현할 수 있도록 돕는 방법이다.

MEMO

박문각 자격증 시리즈
간호조무사 만점왕 합격모의고사 + 무료특강

초판인쇄	2026. 2. 20
초판발행	2026. 2. 25

편 저 자	박지혜
발 행 인	박용
출판총괄	김현실
개발책임	이성준
편집개발	김태희, 이보혜
마 케 팅	김치환, 최지희
일러스트	㈜ 유미지

저자와의
협의 하에
인지 생략

발 행 처	㈜ 박문각출판
출판등록	등록번호 제2019-000137호
주 소	06654 서울시 서초구 효령로 283 서경B/D 6층
전 화	(02) 6466-7202
팩 스	(02) 584-2927
홈페이지	www.pmgbooks.co.kr

ISBN	979-11-7519-656-8
정가	19,000원

이 책의 무단 전재 또는 복제 행위는 저작권법 제 136조에 의거, 5년 이하의 징역
또는 5,000만원 이하의 벌금에 처하거나 이를 병과할 수 있습니다.